麻醉学高级系列专著

总主编　曾因明

危重病治疗技术

主　编　熊利泽

副主编　袁世荧

王东信

审　阅　杨拔贤

编者（以姓氏笔画为序）

于湘友　新疆医科大学第一附属医院

王　鹏　华中科技大学同济医学院附属同济医院

孙荣青　郑州大学第一附属医院

朱正华　第四军医大学西京医院

朱科明　第二军医大学长海医院

李海波　哈尔滨医科大学附属二院

陈　淼　贵州遵义医学院附属医院

曹　权　南京医科大学附属一院

人民卫生出版社

图书在版编目（CIP）数据

危重病治疗技术/熊利泽主编. —北京：人民卫生出版社，2011.12

（麻醉学高级系列专著）

ISBN 978-7-117-11132-4

Ⅰ.危… Ⅱ.熊… Ⅲ.险症—治疗 Ⅳ.R459.7

中国版本图书馆 CIP 数据核字(2008)第 201374 号

门户网：www.pmph.com	出版物查询、网上书店
卫人网：www.ipmph.com	护士、医师、药师、中医师、卫生资格考试培训

危重病治疗技术

主　　编：熊利泽
出版发行：人民卫生出版社（中继线 010-59780011）
地　　址：北京市朝阳区潘家园南里 19 号
邮　　编：100021
E - mail：pmph @ pmph. com
购书热线：010-67605754　010-65264830
　　　　　010-59787586　010-59787592
印　　刷：北京中新伟业印刷有限公司
经　　销：新华书店
开　　本：787×1092　1/16　**印张**：17
字　　数：387 千字
版　　次：2011 年 12 月第 1 版　2011 年 12 月第 1 版第 1 次印刷
标准书号：ISBN 978-7-117-11132-4/R・11133
定　　价：43.00 元

打击盗版举报电话：010-59787491　E-mail：WQ @ pmph. com

（凡属印装质量问题请与本社销售中心联系退换）

序

《麻醉学高级系列专著》是我国麻醉学知识载体建设的一项重要举措，这项工作在2006年启动。当时广泛征求了国内麻醉学界专家教授的意见与建议，经认真研究后决定组织全国麻醉界优秀力量编写出版《麻醉学高级系列专著》。

鉴于这项工作是一系统工程，为能规范、顺利推进，按照卫生部规划教材的编写模式，2006年9月经有关部门批准，成立《麻醉学高级系列专著编审委员会》，其任务主要是按有关规定条件与程序遴选每本专著的主编、副主编人选，提出编写思路，宏观决策每本专著的编写内容，实行编审委员会领导下的主编负责制。2006年12月15～18日在浙江杭州召开了"第一次麻醉学高级系列专著编审委员会议"。会议审议通过《麻醉学高级系列专著》的编写思路，决定每本专著的主编、副主编人选，提出每本专著的编写思路和编写内容，并拟定了编写进程。会议认为本系列专著要能涵盖麻醉学科的各个重要领域，各本专著之间既要统一协调，又能相互呼应，从而成为统一的整体。本系列专著与其他专著的区别是：①涵盖麻醉学的各个重要领域，互相联系而不重复，各自独立而无遗漏，全面深入而讲究实用；②与住院医师培训教材（一套五册）相比，本系列专著对基本理论和基本知识不作系统介绍，而是突出临床应用，强调临床实际指导意义；亚专科麻醉在以往的著作中通常是一个章节，而在此则是一本专著，更为详尽、丰富与实用；③撰写技术操作时要求图文并茂，以成熟、通用为依据，以能规范临床技术操作；④撰写基础理论的目的是为临床诊断与治疗提供依据，因此以病理生理为主，发病机制为辅；⑤以人民卫生出版社编写指南为准则，统一体例、名称及计量单位，但每部专著可有不同的写作及表达风格，如插入病例分析、医学伦理等。会议强调本系列专著的读者对象应是各级医院麻醉科高年住院医师、主治医师以上人员，也可作为麻醉科住院医师培训及进修医师用书。会议决定，十九部《专著》的主编人（按"专著"先后为序）为姚尚龙、岳云、熊利泽、李文志、王保国、朱也森、喻田、李立环、邓小明、古妙宁、马正良、陶国才、郭曲练、王国林、田玉科、黄宇光、于布为、傅志俭、龙村教授。

根据"第一次麻醉学高级系列专著编审委员会议"的决定，2007年1月26～29日在湖北武汉召开了《麻醉学高级系列专著》（以下简称《专著》）主编人会议。这次会议遵循上述编写思路，通过主编人集体讨论，决定每本专著的编写大纲并遴选编者；统一编写格式；以专著质量为生命线，落实"过程管理"中的有关问题。期间，人民卫生出版社颁发了主编证书。

随后《专著》进入紧张的撰写阶段，通过全国207名作者辛勤的工作，经过近8个月的努力，《专著》陆续完成初稿。从2007年9月始《专著》进入审修阶段，在主编的领导

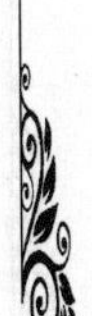

下，在全体作者交叉审稿的基础上，绝大多数《专著》均经集体讨论，逐章提出具体修改意见。经过反复审修，2008年5月始《专著》先后定稿，交由人民卫生出版社陆续出版，经过两年的努力，《专著》即将与全国广大读者见面。

有位读者给我来信说："主编很好当，把任务布置下去，稿件收上来，只要有出版社出就是一本书"，说实话，在接到此信前我已认真思考过这类问题，所以要兴师动众、认真地召开编审委员会和主编人会议就是证明。应当说每本《专著》的主编都是很认真负责的，为编好《专著》，主编与副主编们始终把"质量"放在核心地位，他(她)们一是有清晰的编写思路；二是有明确的编写大纲，大纲直落三级目录；三是遴选了一批既在临床第一线、又有写作基础、又能定下心来撰写的青年作者；四是在写好自己章节的基础上，抓紧过程管理，调控编写质量，有些章节曾五易其稿。因此，每位主编是为《专著》付出心血的，也确是不好当的。

能否出"传世之作"是一个学科成熟与先进的象征，麻醉学科的后来人要为此而奋斗。一套十九部书组成的《专著》在一定程度上是我国临床医疗、科学研究、学术骨干及带头人状态的一个缩影，而《专著》的编写确实对我国百余名中青年写作队伍起到促进与历练作用，尽管个别专著及章节可能会存在这样那样的问题甚至错误，但我还是祈望能以此作为起点，相对稳定篇章的写作人员，在前进中广纳群言与人才，在实践中磨砺一支临床经验丰富、学术造诣较高、能责任于白纸黑字的写作队伍，持之以恒，终能把"编"易为"著"，且有更多的原创与风格，届时麻醉学的知识载体将百花齐放，麻醉学科也将是一个强势学科。为了共同的目的，衷心希望广大读者化厚爱为书评，转参阅为参与，这种"求实"的氛围正是在当前缺乏而宜大力倡导的，因为这是学科发展的重要软环境。谨以此为序，不当之处盼批评指正。

曾因明

2008年8月

目 录

第一章

呼吸系统

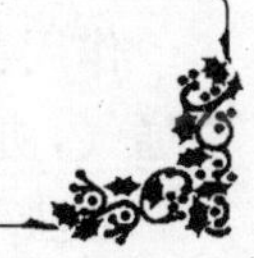

呼吸系统主要完成机体的氧气输送和二氧化碳的排出，是保障各脏器功能正常运转的基本必备前提之一，是危重病人常常受累的主要脏器之一，也是危重病医师每天都要面临的临床工作之一。本章将重点介绍危重病人呼吸管理治疗中常用的三方面技术：人工气道的建立及管理、呼吸治疗技术及其他特殊检诊技术。

第一节　人工气道建立及管理

正常的呼吸功能要求有通畅的气道、有足够的呼吸驱动力、神经肌肉反应能力、胸部解剖结构完整、肺实质正常以及咳嗽、叹气和防止误吸的保护能力。上述因素中一个或多个受到损害，均可导致呼吸功能障碍，需要进行人工气道的建立和通气支持。人工气道建立的方法很多，常用的有：简易面罩、口/鼻咽通气道、气管插管、喉罩、气管造口或气管切开等技术。可根据病情轻重缓急及气道评估进行正确选择应用。简易面罩、口/鼻咽通气道可辅助改善全身氧合状态，从而赢得时间对病人评估和作出决策，短期的呼吸支持可选择气管插管或喉罩技术，长期呼吸支持宜做气管切开，气管造口技术多用于气管插管无法实施的紧急状况。

对存有呼吸困难的病人，为建立有效气道，进行有效通气治疗，应迅速通过以下几方面进行气道和通气评估：①症状、体征及病史：利用视、触、叩、听简单的物理诊断手段，观察患者呼吸频率及幅度、左右侧呼吸动作的对称性、时限和协调性、呼吸音对称性等是否正常以及有无异常呼吸音，以评估有无气道和肺的异常病变；神志状态的改变和咽反射的消失常可引起呼吸道的问题，如气道阻塞、肺内误吸、肺不张和肺炎等；既往肺部病史，如慢性支气管炎、支气管扩张、肺气肿、肺心病及胸部创伤史等可迅速帮助明确呼吸困难的原因。②影像学检查：胸部X-线、CT及B超检查可进一步明确异常改变情况，如气道梗阻、狭窄、移位，血、气胸，肺压缩、肺不张、肺水肿，炎症，骨折等。③无创监测及实验室检查：脉搏血氧饱和度及呼吸末二氧化碳监测有助于氧合状态和通气状态的评估，动脉血气有助于准确评估疾病的严重程度及医疗干预的有效性。

一、简易通气道技术

在紧急或尚未建立可靠有效通气道之前，可借助口/鼻咽通气道及面罩技术迅速建立临时通气道，辅助通气实施。

（一）口、鼻咽通气道

类型：①口咽通气道：Guedel 口咽通气道，Berman 口咽通气道，带套囊口咽通气

道，辅助气管插管操作的专用通气道（Berman，Williams，Ovassapian）等。②鼻咽通气道：Bardex 鼻咽通气道，Rusch 鼻咽通气道，Linder 鼻咽通气道，双侧鼻咽通气道等。

作用：维持上呼吸道通畅，用作牙垫，或其他用途，如：协助进行口咽部吸引，协助面罩通气，协助插入口咽部和胃内导管，引导纤维支气管镜进行气管插管等。

方法：口咽通气道可利用舌拉钩或压舌板将口咽通气道直接插入正确位置，或反向插入法，即先将口咽通气道咽弯曲面朝腭部插入口腔至咽后壁，然后旋转 180°即可。鼻咽通气道在检查鼻腔无异常情况后，适当的局麻或表面麻醉，选择合适的型号，轻柔用力将鼻咽通气道顺自然曲度推送至合适位置。

注意事项：选择合适的型号，适当的局麻或表面麻醉以减轻局部刺激，尤其对会厌或声门的刺激，切忌暴力，注意手法。

并发症：口、鼻咽通气道使用不当反可引起呼吸道梗阻，局部创伤、出血，牙损伤，长时间使用出现局部溃疡或坏死，橡胶材料制品还可引起过敏反应。

（二）面罩技术

类型：解剖形面罩，Trimar 面罩，SCRAM 面罩，Ambu 透明面罩，Flotex 多裂叶面罩，Rendell-Bake-Soucek 面罩，Laerdal 面罩，Patil-Syracuse 内窥镜面罩，Ohio 解剖形面罩，无鼻梁面罩，一次性透明面罩等。

在口咽腔、鼻咽腔通畅的情况下，利用面罩技术可实施有效通气，但应注意以下问题：保持面罩密闭性，利用头后仰-提颏/托下颌-张口三步法保持气道有效开放，避免过度用力导致颈椎、眼、局部组织损伤或神经损伤等，为避免操作者疲劳，可借助四头带固定面罩，要防止呕吐、误吸等。

二、气管插管及拔管

（一）气管插管适应证

1. 各种原因引起的 PO_2 降低、PCO_2 升高而常规吸氧不能缓解。

2. 不能保持气道通畅或维持气道稳定。

3. 意识改变引起上述情况。

4. 可能出现心血管和/或呼吸功能衰竭。

（二）气管插管的准备

在开始插管之前应充分做好准备工作，为建立最佳可能的插管条件所费的时间是值得的。

1. 病情和气道评估　必要的病情和气道评估对气管插管的必要性、风险性及方法选择十分重要。因此，在准备插管所需设备的同时，应迅速询问病史和进行体格检查，包括：

（1）气道解剖评估：小颌症、口咽狭窄、上切牙突出、“牛颈”等，均有潜在的喉镜置入及插管困难；颈颌关节或颈椎固定使声门显露困难；颏-舌骨距离小于 3 指宽度，颞-下颌关节活动度下降使张口受限，成人小于 3 指等；如出现上述情况，应借助其他器械辅助完成气管插管。

（2）药物过敏史。

(3) 误吸危险性的评估:包括最近胃纳食时间、呕吐、上消化道出血、肠梗阻、食管反流史、创伤、咯血等情况及是否存在病态肥胖、糖尿病和精神状态抑制等。

(4) 心血管状态:缺血性心绞痛、心肌梗死、心律失常、充血性心力衰竭、动脉瘤和高血压等。

(5) 神经系统状态:颅内压增高、缺血症状、颅内动脉瘤和出血等。

(6) 肌肉骨骼状态:颈和下颌骨固定或不稳定、神经肌疾病(尤其是近期脊髓去神经创伤、近期挤压伤、烧伤)等。

(7) 凝血状态:血小板计数、抗凝治疗、凝血病(尤其拟做经鼻插管时)。

(8) 既往插管问题:包括会厌周围或会厌下狭窄史。因受诸多因素(如气道水肿、创伤、咯血)的影响,该病史并不完全可靠。

上述情况均会不同程度增加气管插管的难度和风险,应进行充分准备。

2. 插管用具　插管所需用具见表 1-1。

表 1-1　气管插管基本器械的准备

一、预氧和通气器械
1. 充足的氧源
2. 合适尺寸的面罩、口咽/鼻咽通气道
3. 处于工作状态的麻醉机或呼吸机
二、气管导管
1. 合适尺寸的气管导管小、中、大三根 成人:女性多用 7mm 导管、男性多用 8mm 导管、小儿推荐尺寸见表 1-2
2. 柔韧的插管芯
3. 注射器
4. 利多卡因胶胨和软膏,或其他润滑剂(如石蜡油)
三、局部麻醉药品
喷雾器、局部麻醉药、滴鼻剂
四、喉镜操作相关设备
1. 吸引管、吸引器
2. 插管钳、开口器
3. 光源正常的 3 号/4 号 Miller 喉镜片或 Macintosh 喉镜片
4. 枕头或薄垫使病人头部呈“嗅物位”
五、固定气管导管所需物品
1. 牙垫。
2. 胶布/胶带/丝线/绷带
六、确定气管导管位置所需的器械
听诊器/PET CO_2 监测仪/SpO_2 监测仪/纤支镜

表 1-2　小儿气管导管型号

年　龄	内径(mm)	年　龄	内径(mm)
早产儿	2.5	1.5～2.0 岁	4.5
足月儿	3.0	2.5～3.5 岁	5.0
1～4 个月	3.5	4～6 岁	5.5
4 个月～1 岁	4.0	7～9 岁	6.0～7.0

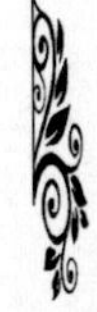

(1) 所需用具至少应包括:吸引器和吸引管,喉镜及合适喉镜片带有管芯的气管导管,用注射器充气检查套囊,导管固定器或牙垫,固定胶带等。

(2) 插管前一定要检查吸引器及其吸引效果。

(3) 气管导管尺寸大小应根据病人的年龄、体型和插管指征选择。女性多用 7mm 导管;男性多用 8mm 导管;小儿的推荐尺寸见表 1-2;最好能准备相邻尺寸导管三根。紧急插管时,选用比通常内径小 0.5mm 的导管有利于插管成功。

3. 病人体位

(1) 平卧位时咽和喉轴线相偏离,直接喉镜术下无法很好显露声门。可将病人枕部垫高(10cm)并使头伸展,置病人于头部后仰位,即通称的嗅物位,使口腔、咽、喉轴成直线,从而使切齿至声门的径路几乎在一条直线上。

(2) 将床推离墙壁,撤除头侧床栏以便在病人头侧操作。若头侧床栏固定,或病人处于特殊体位或牵引中,可将病人搬至床对角线位置以便在病人头侧操作和显露气道通路。将床调高至病人头部位于医师胸部正中水平。

(3) 创伤病人气管内插管时要考虑有无颈椎损伤,此种病人颈椎的过多活动可造成或加重脊髓损伤。插管时助手应协助沿着颈部牵引的方向将病人头颈部固定于正中位。

4. 开放气道,尽可能进行必要的氧储备　插管前,应以最快时间清理气道,保持气道干净;如果时间允许,立即通过面罩和自行充气袋(必要时可用前面介绍的口咽、鼻咽导气管辅助通气)进行纯氧辅助(或维持)通气,以提供必要的氧储备。

5. 静脉通路及麻醉用药　在气管插管前应确认静脉通路畅通无阻。在心搏骤停病人,不需使用镇静药和肌肉松弛药,故可在建立通畅的静脉通路之前进行气管插管;气管内导管可作为一种给药途径。

6. 插管期间监测　包括连续 ECG 和脉搏血氧仪监测及血压监测等。

(三) 插管方法

1. 常用插管方法　急症时,插管方法的选择因要求有经验、简便、无特殊的设备而受到限制。最常用的方法如下:

(1) 直接喉镜下经口气管插管

1) 优点:操作简单,设备要求少。它是医生最熟悉的方法,可在直视下置入气管内导管。

2) 缺点:下颌骨和颈部活动性必须充分才可以直视。常需要表面麻醉、区域麻醉(阻滞)或全麻。

(2) 经鼻气管插管:可在呼吸音引导下盲插,或在喉镜或纤维支气管镜直视下进行插管。

1) 优点:可保持头颈正中位,不需全麻或肌肉松弛即可进行盲探插入。当经口插管困难或不可能时(如病人张口受限),可经鼻插管。经鼻插管也不影响下颌骨或口咽部修补手术。

2) 缺点:快速插管比较困难。盲插时必须保持自主呼吸以起引导作用。在喉镜直视下(用或不用 Magill 钳)进行插管,与经口气管内插管有着同样的缺点。导管内径受后鼻孔大小的限制。有时可发生严重的、甚至是致命的鼻出血。插管过程中常发生一过性菌血症。经鼻置留的导管可在鼻咽部变软和扭折，使气道阻力增高，吸引管难以通过。若初步检查提示病人有鼻咽部创伤、鼻息肉、颅底骨折、鼻出血、凝血疾病、预计全身抗凝或溶栓治疗（如急性心肌梗死病人），或免疫系统功能受损，经鼻插管应相对禁忌。经鼻插管常并发鼻窦炎和耳炎。

（3）纤维喉镜：由集中成束的玻璃纤维组成可屈部分（置入导管），用以传输光和影像。经口或经鼻均可使用可弯曲纤维喉镜。

1）优点：当有解剖畸形或病人头颈部需最大限度的稳定时（如颈部不稳定骨折），此法最为有用。

2）缺点：此法对技术的要求比其他方法为高。对呼吸停止需紧急插管的病人不应选用纤维镜引导下插管的方法。因纤维镜吸引管路的清除分泌物的能力有限，在上气道出血或呕吐的病人，难以直视下辨认下咽腔解剖。

2. 操作方法

（1）经口气管插管

1）镜片选择：Macintosh 和 Miller 喉镜片最为常用。Macintosh 喉镜片为弯型，其尖端应置于会厌谷即舌根和会厌的咽面之间的间隙；压迫舌骨会厌韧带可上抬会厌，显露喉部；Macintosh 喉镜片为口咽和下咽部提供良好视野，因此为导管通路提供宽大的空间，且会厌损伤小；镜片规格有 1～4 号，大多数成人需用 3 号 Macintosh 喉镜片。Miller 喉镜片为直形，其尖端位于会厌喉面的下方，上抬会厌可显露声带；Miller 喉镜片可更好地显露声门开口，但允许经过的口咽和下咽部空间较小；镜片规格为 0-3 号，大多数成人需用 2 号或 3 号 Miller 喉镜片。

2）导管准备：可将柔韧的管芯插入导管（管芯尖端不能延伸超过导管的尖端），在导管尖端处使导管前弯曲成 40°～80°（“曲棍球杆”状），以便导管沿会厌后面插入，尤其适于插管困难时。

3）喉镜的置入：左手持喉镜，把持手柄与镜片连接处，右手拇指和食指置于病人上下前磨牙或牙龈处以剪样动作使病人口张开。沿病人右侧口角置入喉镜，注意绕过牙齿以避免口唇在镜片和牙齿之间夹伤。如果使用 Macintosh 喉镜片，可沿咽腔前部弧度无阻力地置入。一旦置入喉镜片，将镜片移至中线，用镜片的大翼将舌体推开后可看见会厌及会厌谷。镜片前进至会厌谷后，沿其长轴的平行方向上提手柄以显露声带和喉结构。如果使用 Miller 喉镜片，镜片尖端应越过会厌谷，压住会厌并上提手柄使会厌抬起。喉镜片不能以上切牙或上颌骨作为支点作杠杆使用，否则可损伤上切牙或牙龈。

4）暴露声门。如看不见声带，可采取以下措施：①如有异物或呕吐物，立即吸引或用手清除；②如因喉位置靠前，可按压甲状软骨或环状软骨，或改用直喉镜片；③增加头前屈程度。对易于面罩通气的病人，不允许因长时间置入喉镜而发生低氧血症。

5）插管：右手持导管，如同持铅笔状，将导管从右侧口角插入口腔直至通向将导管囊近端置于声带下方，撤除管芯（如果使用的话）。注意导管的标记与病人切牙或口唇的位置关系。导管尖端至上切牙的深度在女性成人约为 21cm，男性为 23cm。套囊充气至密闭效果良好即可。

6）气管导管定位。气管导管误入食管可导致致命后果，必须尽早排除。如果没有

直接见到气管导管通过声带，必须尽快确定气管导管位置是否适当，方法包括：观察导管通过声带，观察通气时的胸腹运动，听双侧胸部及腹部呼吸音，呼气相可在导管内观察到水蒸气，而吸气相时则消失，纤维支气管镜检查，摄X线胸片及连续呼气末 CO_2 监测。尽管可采用上述一种或全部方法，但每种检查均缺乏能可靠地排除食管内插管的充足的预测价值。呼出气末 CO_2 浓度测定是确定导管在气管内位置的标准方法。若没有 CO_2 检测仪，简易的比色法 CO_2 检测仪也可用以测定 CO_2 的存在。但应注意如果肺循环停止（即病人死亡或心肺循环复苏中未作充分的胸部按压），则呼出气中无 CO_2；如果气管导管进入食管，也可检测到低浓度的 CO_2，但呼出气 CO_2 含量应随着反复呼吸而逐渐下降。气管插管时，潮气末 CO_2 浓度在反复呼吸中保持恒定。如果不是这样，则必须用其他方法（如纤支镜）进一步确认导管位置。如果采用上述检查方法仍无法确定导管位置或病人状态出现无明显原因（如气胸）的继续恶化，应将导管拔出，在下次插管前需再用氧气袋和面罩通气。若导管插入过深，导管多易进入右主支气管，使左肺及右肺尖部呼吸音消失。在两侧腋窝顶听诊呼吸音可减少对侧肺呼吸音传导造成误导的机会。套囊放气后将导管外撤，且一边通气一边听诊左肺直至可闻及左肺呼吸音。

7）固定导管。当气管导管位置适当时，用胶带牢固固定导管，最好将骨性结构上的皮肤拉紧并固定于骨性结构处。记录导管至切牙或牙眼的深度以及插管的方法。

8）必要时，插管后可摄X线胸片进一步确定导管位置及双肺膨胀情况。导管远端应置于总气管中部，在成人距隆突约为5cm。

（2）经鼻气管插管

1）充分表面麻醉。以浸有0.25%去氧肾上腺素、3%利多卡因或2%利多卡因加1∶200000肾上腺素的棉签擦拭鼻黏膜使血管收缩和麻醉。即便是全麻，也建议局部应用血管收缩药，如羟甲唑林。

2）导管准备。常用的气管导管型号：女性为6.0～6.5mm；男性为7.0～7.5mm。插入深度：女性为26cm（以鼻孔为界），男性为28cm，此时导管位置适当。

3）经鼻插管的途径：充分润滑鼻孔及导管。先用润滑良好的鼻咽通气管探测哪侧鼻孔更通畅。若双侧鼻孔均通畅，根据气管导管的斜面多选用右鼻孔。当导管插入右鼻孔后斜面正对平坦的鼻中隔，可减少对鼻甲的损伤。与面部垂直，沿硬腭平行方向推进导管。没有经验的操作者经常将导管朝向头侧插入，易造成鼻甲损伤。当导管进入鼻咽部时，可顶在鼻咽后壁，轻微回撤导管，将病人颈部后仰再推进导管。若此处用力推进导管，可撕裂黏膜而造成假性通道。当导管经鼻孔进入咽部时，推进导管通过声门。

4）可通过几种方法完成气管内置管：

A. 在喉镜直视下可用Magill钳引导导管进入气管。在套囊的近端用钳子夹住导管，这样可减少插管过程中损坏套囊的机会，并使导管远端顺利通过声门。助手应在喉镜操作者指引下推进导管。

B. 盲插时需病人保持自主呼吸。当吸气时推进导管，并在导管近端听呼吸音。咳嗽后深吸气，呼气时可在导管内见到液体凝结，无法说话，均提示导管进入气管。呼吸音突然消失提示导管进入食管、会厌谷或梨状窝。此时，可采取以下措施：a 伸展颈部

或压迫环状软骨可有助于避免导管进入食管;b 前屈位可有助于导管不进入会厌谷;c 在喉高位的病人,向插管侧倾斜头部(而不是旋转头部)并向中线方向旋转导管有助于导管离开梨状窝;d 导管套囊充气可抬高导管使之离开咽后壁,在喉高位的病人可引导导管通过声门,但当导管通过声门时,套囊应放气。

C. Endotrol 气管导管,管的凹面侧有一条从导管近端直至尖端的索带,拉动索带近端的拉环可使导管前屈,有助于导管尖端指向声门。尤其当病人颈部无法搬动时,它有助于经鼻盲探插管。

D. 纤维支气管镜(纤支镜)可用于指引导管进入气管(见下述)。

(3) 纤支镜指引插管可用于经口和经鼻气管插管:预计存在气道困难时,应该作为首选而不是最后求助的方法。已知或怀疑颈椎病变、头颈肿瘤、病态肥胖、有通气量或插管困难病史时,应考虑选用纤支镜指引下插管。

1) 经口或经鼻纤支镜指引下气管插管所需的标准设备包括:灭菌的纤支镜(有光源)、牙垫或 Ovassapian 导气管、局麻药、血管收缩药、吸引器。

2) 方法:为实施纤支镜指引下插管,将已润滑的纤支镜套入一气管导管内,吸引端口与吸引管连接。一只手调控控制杆,另一只手推进并操纵插管。使用经口 Ovassapian 导气管可能有益,而且可很好耐受经口置喉镜。应用抗胆碱药可使分泌物干燥,否则分泌物可使视野模糊。表面麻醉或全麻后,将插入部分的纤支镜尖端向前弯曲,将其置于下咽部,并将纤支镜向会厌推进。为避免进入梨状窝,纤支镜的插入导管在前进过程中应保持在中线位置。如果视野模糊,可将纤支镜回撤至视野清楚、或取出镜,擦拭镜头后再沿中线插入。当纤支镜尖端滑下会厌,即可见声带。沿正中位推进纤支镜直至可见气管环。然后固定纤支镜,将套在纤支镜上的气管导管送进气管。有时气管导管尖端在推进过程中抵至勺状软骨;若有阻力,将气管导管逆时针旋转 90°便可通过声带。

3) 经鼻气管插管的方法相似。如上述,将鼻黏膜麻醉并收缩其血管。将导管套在纤支镜上,直视下经过鼻咽部将纤支镜送入气管。保持气管内纤支镜的位置,此时助手沿纤支镜将导管经鼻腔插入气管。另一种方法是将经鼻气管导管先按经鼻盲插法送至咽部,将已润滑的纤支镜通过此导管,直视引导导管通过声门置于气管内。

(4) 其他特殊气管插管方法,包括:喉罩导气管(Fasttrach LMA)引导下插管、逆行导丝引导下插管,应用发光管芯和触觉插管法等。

3. 特殊情况插管及注意事项

(1) 困难插管:当有经验的麻醉医师试插 3 次后仍无法成功置入气管导管时,即为插管困难。遗憾的是,还没有一种临床检查能准确预见哪些病人能发生困难。可参考图 1-1 选择应用。

1) 美国麻醉医师协会(ASA)的困难气道处理规则,规定了遇有气道困难时的处理方案。尽管该规则最初是为手术室内发生的气道困难制定的处理方案,但也适用于其他场合(如 ICU)紧急气道处理。其要点为:①病人有自主呼吸和发生气道困难,建立安全的气道管理方法选择包括:清醒状态下置直接喉镜、置纤维喉镜、经鼻盲探气管插管或选择性气道手术处理;②当插管尝试失败、自主呼吸消失或辅助通气不存在时,需采用其他方式快速建立氧合和通气;ASA 困难气道处理规则提出 3 种供氧和清除

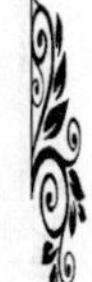

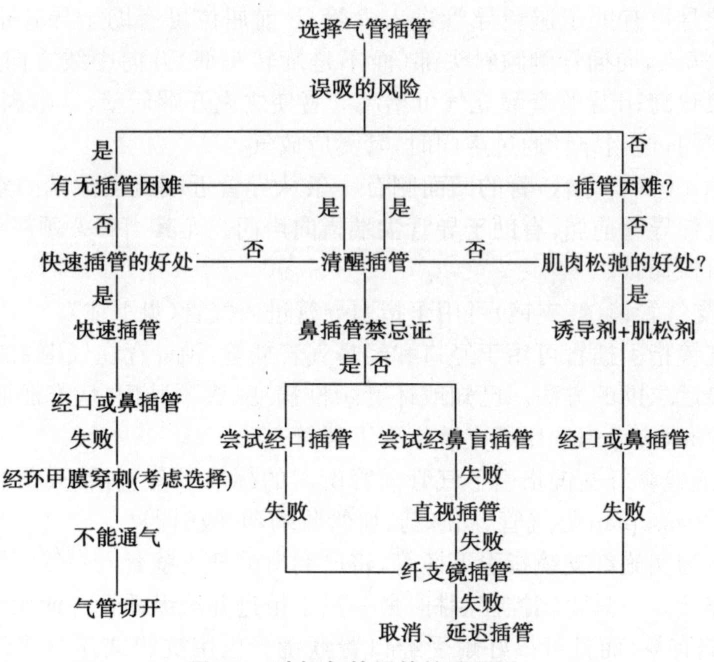

图 1-1 选择气管插管的流程图

CO_2 的临时措施:喉罩导气管、联合导管、环甲膜切开经气管喷射通气。

2) 预计有气道困难时(如严重面部创伤、气道烧伤、颈椎不稳定性损伤),应请后备人员协助。

3) 当面罩通气不充分且气管插管失败时,应考虑用喉罩(LMA)。

4) 若插管失败、气道无法应用氧气袋或 LMA 维持,应考虑气道手术处理。由受过训练的医师进行环甲膜切开术。如没有这样的医师在场,当用面罩、氧气袋或 LMA 通气或尝试气管插管失败时,应考虑用针或导管针经皮环甲膜穿刺造口。在紧急情况下进行穿刺造口时,出血和皮下气肿等严重并发症是常见的,并使以后无法进行环甲膜切开手术。

(2) 饱食、呕吐和气道出血可增加插管时误吸的危险性。若预计进行插管,应在插管前 8h 停止经口进食或胃管喂饲,但实际上很少能做到。如果有鼻胃管,应将鼻胃管连接吸引器。插管前置入鼻胃管可有效地引流液性胃内容物,但鼻胃管的置入不能保证病人胃排空。

1) 反应迟钝或神经肌肉功能不全的病人,若有口腔内异物,应立刻在喉镜直视下插管。应备有 Yankauer 型吸引管。在插管期间应估计误吸严重程度并测定吸引物的 pH 值。

2) 清醒病人,多施行清醒插管,除非有心血管或神经问题禁忌证。表面麻醉可减轻插管操作的痛苦,但可能减弱气道保护性反射,从而增加误吸的危险性。

3) 快速插管:若需全麻,可行快速气管插管(见上文)。

4) 颅内高压:疼痛或气管内刺激可增加颅内压,即使昏迷病人也是如此。因此对有颅内压升高危险的病人,应采取刺激性小的方法完成插管。宜于插管的辅助措施包括:局麻药阻滞;全身麻醉(包括巴比妥类药、依托咪酯、阿片类药);静脉注射利多卡因;

神经肌肉阻滞药。

(3) 心肌缺血或近期心肌梗死病人，需维持心率、血压于较稳定状态。高血压(或低血压)和心动过速可加重心肌缺血。插管辅助药物应用，包括阿片类药深度麻醉，局麻药阻滞气道反射及适当剂量β受体阻滞药。治疗低血压(如去氧肾上腺素)和高血压(如硝酸甘油)的药物应随时可用。

(4) 颈部损伤：伴潜在性颈椎不稳定的病人，插管过程有促发或加重脊髓损伤的危险。头、颈、胸应保持在正中直线位。紧急情况下宜采用经口气管插管。插管时，另一个人应保持轻度中线位牵引以维持头颈正中位。头部屈曲和头部向前运动有造成脊髓损伤的极大危险。头部伸展危险性较小，但也应尽量避免。若插管困难或喉、声带解剖不易看见，应谨慎采用清醒状态下纤支镜引导插管(经口或经鼻)、经 LMA 插管或更紧急时行环甲膜切开。

(5) 口咽部和面部创伤：如疑有颅底骨折，经鼻插管相对禁忌，因存在导管可能穿入大脑的潜在危险。一旦气道得以保证，如有必要，可选择性应用经鼻纤支镜引导下插管，以利于行手术修复。在面部大面积创伤病人，环甲膜切开或气道造口更为可取。

(6) 新生儿和小儿紧急气管插管：与成人相比，小儿多不合作，使某些方法应用困难(如清醒状态纤支镜引导下插管)。呼吸停止时，儿童较成人更快发生低氧血症。另外，青春前期机体的气管软骨还未完全发育成熟，易于发生气管软化和狭窄。通常避免选用带套囊导管，因为，若在小儿本已狭小的气道内应用套囊，需要导管的内径更小，且套囊充气后有造成黏膜受压导致缺血和气道损伤的危险。小儿病人插管后正压通气时应见到导管周围有气体漏出至咽部。在正压通气≤25cmH_2O(2.45kPa)时有气体漏出比较适宜。漏气过多可使通气发生困难；漏气过少可能导致拔管时气管水肿，增加气道损伤的危险性。

(7) 免疫功能受损的病人插管时需尽量减少气道污染。此类病人发生误吸的后果严重。因有发生鼻窦炎和菌血症的可能，应避免经鼻插管。直视下插管应注意通过声带前尽量保持导管无菌。

(四) 辅助插管药物

包括神经肌肉阻滞药、镇静药、麻醉性镇痛药(参考第九章第三节)和全麻药、局麻药。

1. 使用神经肌肉阻滞药诱导呼吸停止，抑制气道保护性反射。因为置喉镜和插管对病人产生的痛苦很大，所以用肌松药的病人必须用药物抑制反射和镇静。当需要肌松药物来保证气道通气时，病人的存活取决于迅速和熟练地置入喉镜和插管。肌松药起效较慢，因此若病人无法耐受几秒钟的通气抑制，应用肌松药是危险的。

(1) 琥珀胆碱：1.0～1.5mg/kg，静注，起效快，作用时间短，是许多病人紧急气管插管的首选肌松药。但要注意禁忌证。

(2) 非去极化肌松药一般起效相对较慢，作用时间较长。有些新型肌松药起效相对较快(如罗库溴铵)，作用时间较短(如米库氯铵)。这些药物也可在特定病人插管时使用。

(3) 当需要快速控制气道而又禁忌使用琥珀胆碱时，大剂量维库溴铵(0.1mg/kg，静注)或顺式阿曲库铵(>0.2mg/kg，静注)，可使神经肌肉阻滞起效时间减少至1～

5min。此两种药物作用时间较长。大剂量罗库溴铵(0.6mg/kg,静注)在60～90s后即可进行插管(可与琥珀胆碱相比),且无明显的心脏作用,但作用时间也较长。

(4) 所有需紧急气道管理的病人都有胃内容物误吸的危险。因此,当选用肌松药时,应进行快速气管插管。用丙泊酚、依托咪酯或氯胺酮等使病人意识迅速丧失后,立即给予肌松药。在意识开始丧失时压迫环状软骨(Sellick 手法)。为减少气体充入胃内和反流的危险,在理想状态下,应避免正压通气,直至气管插管完毕。如果插管未能立刻成功,可用氧气袋-面罩或喉罩导气管正压通气,此时仍需压迫环状软骨。

2. 镇静药和镇痛药在气道操作时的应用,主要为抑制自主神经反应和消除病人意识、疼痛和记忆。

3. 苯二氮䓬类药　尤其是咪达唑仑和地西泮,常在插管时用于静脉镇静和遗忘。单剂应用起效快(60～90s),持续时间短(20～60min),心血管副作用少。用于镇静,可分次静注咪达唑仑0.5～1.0mg或地西泮2mg,直至达到所需的效果。麻醉诱导剂量:咪达唑仑为0.1～0.2mg/kg静注,地西泮为0.3～0.5mg/kg,静注。

4. 阿片类药　芬太尼和吗啡常用于插管过程中镇静、镇痛和抑制咳嗽。静脉注射芬太尼起效快(1min),常用剂量(50～200μg)作用时间短。静脉注射吗啡(2～10mg)出现峰效应时间较长(5～10min),作用时间比较长(1～3h)。新型阿片类药阿芬太尼、舒芬太尼和瑞芬太尼起效更快(30～60s),常用剂量的作用时间比芬太尼短,但很少用于气管插管。

5. 肾上腺素能阻滞药　如艾司洛尔(成人10～20mg,静注),可抑制置喉镜和插管时的心血管反应。使用剂量应依其作用效果予以调整。

6. 利多卡因(1.0～1.5mg/kg,静注)可增强麻醉效果,抑制插管时的血流动力学反应。利多卡因必须在插管前几分钟应用以达最大效应。

7. 口咽部表面麻醉,可采用利多卡因黏胶喷雾剂喷入或利多卡因雾化剂吸入。采用无法计量的气雾剂进行表面麻醉,有造成用药过量和中毒的危险。

8. 在某些特殊病人,有时可用舌咽神经阻滞、喉上神经阻滞和经喉(经气管)喉返神经阻滞。通常这些阻滞减弱了防止误吸的保护能力。在凝血病的病人中相对禁止使用此种神经阻滞。

(五) 气管插管并发症及处理

并发症:①口咽腔至上呼吸道局部损伤、水肿、出血;②喉痉挛、气管痉挛;③误吸胃内容物或其他异物;④纵隔气肿和气胸;⑤误入食道;⑥插管失败;⑦窒息;⑧心脏血管意外。

主要预防处理措施:充分准备;操作轻柔、规范;尽可能充分的表面麻醉,必要时辅用镇静、镇痛和肌松药;合理选择插管方法及辅助用具;充分的氧储备;相应的对症支持治疗。

(六) 气管导管的维护

1. 一般处理

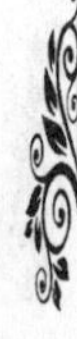

(1) 吸引:插管病人需及时吸引以清除咽部及气管内分泌物。

(2) 套囊压力应保持在30cmH_2O(2.94kPa)以下,且常规监测,不能监测应定时放气减压。阻塞压升高提示需更换大号导管或大套囊同型号导管。

（3）导管保护：如需要时应更换胶带或导管支架。经口气管导管应避免过度压迫口唇。经鼻插管的病人应定期检查有无鼻窦炎、中耳炎或鼻孔坏死。

2. 气管内导管留置常见问题

（1）套囊漏气：正压通气时，可于套囊周围听见咽部气流向前方流出。通常向套囊中再注入少量气体就可密封。如出现大的漏气则需迅速重新插入新导管。套囊持续漏气的原因包括：

1）套囊位于声门上：套囊充分充气却无法密封气道，其位置可能位于声带处或声带以上。可摄胸片或喉镜检查以确定套囊位置。将套囊放气，推进导管再重新确认导管在气管中的位置。

2）套囊受损：套囊无法充气，可能需立即更换。缓慢漏气可允许一定时间进行估测。小的漏气可发生于指示活瓣或气囊、套囊，或套囊-导管交界处。

3）气管扩张：此持续漏气的原因，摄胸片能协助诊断。套囊充气后胸片上可见组织-气体界面则提示气管扩张。可更换较大的导管或带有较大容量套囊的导管，也可试用充泡沫套囊导管（如 Kamman-Wilkinson 或 Bivona）。

（2）气道梗阻：是一种紧急情况。容量通气中高压限报警，或压力通气中低容量报警均可预报气道梗阻。应迅速评估气道。导管扭折时可手法通气，但吸引管无法通过。调整头颈位置可暂时增加通过扭折导管的气体。如不能手法通气，则应立即更换导管。

3. 更换气管内导管指征，多因导管机械性故障，或需改变导管型号或位置（如经鼻或经口）。更换导管常用的方法包括：

（1）喉镜直视。

（2）支气管镜下换管：将新导管套在纤支镜上，然后将纤支镜送至声带。在咽部及声门上区域吸引后，由助手松开旧导管的套囊，将纤支镜通过声门送入气管内，操作者保持纤支镜位置，助手缓慢拔出旧导管，将新导管沿纤支镜送入气管。该方法在置喉镜禁忌或困难的病人尤其适用。

（3）特制的可塑性长管芯（更换用导管）可用于盲插或直视下更换导管。从旧导管插入一长管芯后拔出导管，注意不要将管芯带出，然后沿管芯将新导管滑入气管。许多更换用导管有空腔以便供氧，必要时可进行喷射通气。

（4）当更换经鼻气管导管时，通过经口插入导管作为过渡步骤，而不是试图两侧插入经鼻气管导管。

不管用上述何种方法，换管前要充分评估气道可控难易程度，并作充分准备，进行充分氧储备，准备各种急救措施。

（七）拔管

1. 标准及时机

（1）全身麻醉的病人，停止麻醉后，病人生命体征平稳自主呼吸恢复，保护性反射恢复，即可拔管。

（2）呼吸治疗的病人，如呼吸功能衰竭已得到纠正，自主呼吸能维持满意的血气指标，循环功能稳定，病人清醒、合作且不能耐受气管插管，即可拔管，参考机械通气撤机指征。

2. 拔管前的准备工作

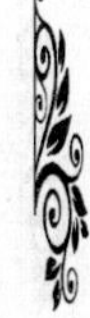

(1) 准备好吸引管的吸引器，以便充分清理分泌物或防止呕吐、误吸等。

(2) 充分的氧储备。

(3) 再次插管器具及必要的药品。

3. 拔管后处理

(1) 保持气道通畅，及时清理呼吸道分泌物，鼓励病人自行咳痰，加强自主呼吸。

(2) 进行适当的氧疗，长期呼吸支持者，必要时可复查血气、摄 X 线胸片，确保病人呼吸功能恢复正常。

三、喉罩技术

当病人面罩通气困难或无法进行时，或传统方法气管内插管未能成功时，喉罩导气管(LMA)是一种建立紧急气道的重要辅助手段。在手术室内气管管理中起重要作用，在其他场合也作为紧急气道处理的一种辅助用具。一般只需很少的经验，LMA 即可在大多数病人中容易置入并建立气道。另外，通过 LMA 管腔可盲插或在纤支镜指引下置入气管导管；Fasttrach LMA 是经过特殊设计的，可通过其管腔进行气管插管；LMA 也可作为施行气管造口术前的临时导气管。但 LMA 不能防止病人胃内容物误吸，也不适用于长期进行机械通气的病人。

(一) 优点与缺点

1. 优点　当其他方法失败时，LMA 是建立气道快速可靠的方法。用或不用纤维支气管镜的协助，将气管导管通过 LMA 管腔插入气管内。

2. 缺点　LMA 不能防止胃内容物误吸入；清醒或躁动的病人无法耐受 LMA。

(二) 常用型号

喉罩导气管(LMA)有成人和小儿的不同型号(表 1-3)。成人最常用 3-4 号。

表 1-3　喉罩导气管型号

病人年龄	体重(kg)	LMA 型号	套囊容量(ml)	气管导管内径(mm)
新生儿/婴儿	＜5	1.0	≤4	3.5
婴儿	5～10	1.5	≤7	4.0
婴儿/小儿	10～20	2.0	≤10	4.5
小儿	20～30	2.5	≤14	5.0
儿童至少年	≥30	3.0	≤20	6.0
正常体重成年人	50～70	4.0	≤30	6.0
超重成年人	≥70	5.0	≤40	7.0

(三) 喉罩的插入操作方法

1. 操作者用非优势手使病人颈部伸展头后仰，处于“嗅物位”，助手或操作者用优势手中指张开病人口腔。

2. 操作者食指和拇指握持 LMA，握持部位应尽可能靠近通气罩和通气导管的结合处，通气罩的开口面向病人的颈部。

3. 紧贴病人上切牙的内面将 LMA 的前端插入口腔内，并用力将 LMA 紧贴硬腭

推送入口腔。

4. 食指放在通气导管和通气罩的结合处向内用力推送 LMA 直至下咽部。

5. 用适量的空气充起通气罩，连接通气环路，评估通气满意程度，固定 LMA，如通气不好，则需拔出后重新插入。

(四) LMA 插入困难的常见原因

1. 麻醉深度不满意。

2. 张口受限。

3. 通过咽后壁困难。

4. 头、颈部活动受限。

5. 咽部病理改变，如咽后壁变形或水肿，扁桃体肥大咽部肿瘤等。

(五) LMA 位置的评估

1. 插入中遇到阻力。LMA 应是顺利置放到位，在 LMA 前端到达食道上端括约肌时可感到阻力。

2. 颈部隆起。当 LMA 的通气罩充气时，甲状腺和环状软骨上方的组织可稍隆起。

3. 胸部起伏和听诊：如 LMA 位置正确，加压通气时呼吸道通畅，无漏气感，气道压合适，双肺可听到清晰呼吸音，两侧胸廓起伏对称。

4. $PETCO_2$ 测定。

5. 纤维支气管镜检查可明确 LMA 位置是否合适。

(六) LMA 并发症

1. 误吸反流　LMA 不能有效防止胃内物误吸。可能原因有：部分病人食管开口可能处于通气罩内；LMA 在喉部有密完备性并检查；食管下端括约肌的屏障作用在应用 LMA 时可能降低，LMA 通气时如压力过高可将大量气体压入胃中，引起胃扩张。预防措施：选择合适型号的 LMA、正确操作使用、良好的肌松、低通气罩充气压及尽可能降低通气压、压迫环状软骨等。

2. 呼吸道梗阻　LMA 应用过程中可能出现部分或完全性呼吸道梗阻，主要原因：LMA 位置不当；通气罩折叠，颌下垂部分遮盖声门，环状软骨后区前移；通气罩充气过度；温度过高或 NO_2 弥散使充气罩内容量增加；通气罩旋转，通气导管扭折，异物，喉痉挛和声门闭合等。处理措施：①合适的麻醉深度；②正确的操作方法；③避免过度充气；④调整位置或重新插入。

3. 呼吸道损伤和咽喉疼痛　正确、熟练的操作有利于降低发生率。

4. LMA 意外性脱出　常见原因：病人头部位置改变，固定不牢，通气罩充气过量，LMA 型号不合适等。采取相应措施即可避免。

5. 通气罩周围漏气　多与通气罩型号、位置或充气量不合适所致，如能有效进行通气且通气的指标在正常范围则可不必更换或重插 LMA，否则应更换或重新插入。

6. 胃胀气　多因 LMA 不能准确占据下咽部或通气压力高等引起，调整 LMA 位置、正确适当的通气可减少发生率。

四、经皮气管造口术

通常作为开放性手术操作进行，在许多医疗机构中逐渐得到应用。但紧急气管造

口术因操作需一定时间且有出血的危险，妨碍了它在紧急气道建立方面的应用。

(一)优点及缺点

1. 优点　①使病人更舒适；②减少喉功能失常和损伤的危险性；③改善口腔卫生；④提高交流的能力，包括可以发声(当套囊放气时)。

2. 缺点　①造口部位可能发生气管狭窄；②造口感染；③侵蚀附近血管组织可造成出血；④手术并发症；⑤造口处瘢痕及肉芽组织形成。

(二)禁忌证

1. 已经紧急放置过气管造瘘管的患者。

2. 有甲状腺肿大或触摸不到环状软骨的患者。

3. 儿童患者。

(三)操作方法

1. 病人准备：置病人于气管切开位，肩下垫一枕头，使头颈部充分伸展，抬高床头30°～40°，消毒颈前区并铺巾。

2. 定位：取环状软骨和第一气管软骨或第1、2气管软骨之间做切口。

3. 用含肾上腺素的1%利多卡因做局部浸润麻醉，取环状软骨下缘沿正中线做1～1.5cm的皮肤垂直切口，用纹式钳逐层分离皮下组织直至气管前壁，用指尖轻轻分离气管，暴露环状软骨。

4. 再次局部浸润麻醉，用穿刺针向后、向下穿刺，回抽有气体后注入利多卡因(如操作前有气管内导管，宜提前退至声门下，下同)，更换套管针后进行同样操作，回抽有气体后送入外套管，退出针芯。

5. 置入J形导丝(注意导丝深度)，退出外套管。

6. 经导丝插入扩张器并轻轻旋转以扩张气管穿刺口。

7. 沿导丝置入引导管(注意根据管上标志将引导管放至合适深度)。

8. 每次用大一型号的扩张器反复进行扩张，直至将气管瘘口扩张至所需的造瘘管大小。

9. 选择合适型号的扩张器，表面加以充分润滑，然后外套已润滑过的气管套管，沿引导管同时推进扩张器和气管套管，直至气管套管套囊完全进入气管内。

10. 退出扩张器、引导管及导丝。

11. 调整气管套管位置，检查套囊是否漏气，清理管内、管周分泌物及血液等，固定。

12. 连接呼吸机。

(四)气管造口导管的更换

1. 时机　气管造口通道在术后早期插入导管极为困难，若在切开后7～10天之内需更换气管造口导管时，应插入可塑性管芯；一旦无法找到通道应立即进行经口气管插管；因有时需探查通道，故最好有施行此气管造口术的外科医师在场。

2. 方法　应定期检查导管的清洁度、功能及活动性，必要时应予以更换。

(1) 备用经口插管用具。

(2) 吸入100%氧，增加氧储备。

(3) 清洁气道造口处，吸净管内及管周分泌物。

(4) 检查新导管及套囊的完整性。

(5) 套囊放气,拔出旧导管。

(6) 检查造口通道,插入新导管,套囊充气后,用100%氧手法供氧。

(7) 评估气道内导管位置是否适当,方法同气管插管相关内容。

(五) 气管造口导管留置及拔管注意事项

1. 导管时间过长可能发生声带功能失常和误吸。此种功能失常可在拔管后数周内自行恢复。

(1) 气管造口导管持续留置,由于对吞咽协调功能产生机械干扰,可增加误吸的机会。采用小号无套囊气管造口导管(如 Shiley 4 号)以减少吞咽过程中气管造口导管的移动所造成的机械刺激,可减少此类问题。小号导管可保持造口通畅,且可以吸引气道。

(2) 鼻胃管可降低吞咽过程协调性。

(3) 保护病人防止误吸

1)有套囊气管造口导管可用于防止严重的误吸直至声带功能改善。

2)限制经口摄入,采用胃肠道或非胃肠道营养摄入,直至病人再无误吸危险。喂饲用的管应置入十二指肠内,以减少反流和误吸的危险。

(4) 加强对病人语言教育和训练可减少误吸危险,改善吞咽。

2. 气道出血　若从气道内吸引出血液时,应立即进行检查评估。

(1) 出血通常由于反复吸引造成损伤,导致黏膜受侵蚀。最直接的评估手段是纤支镜检查。若出血来源不明确,可沿纤支镜将导管回撤,以观察套囊压迫处的气管。如果检查后,持续出血的原因仍不明确,可请耳鼻喉科医师复查。若没有明显出血,应维持一段时间内不予刺激以促进愈合。也可在愈合前将气管导管或气管造口导管置于受侵蚀部位的远端。

(2) 气管造口时有侵袭纵隔血管的危险。如发生此种情况,病人可能发生大失血。若持续出血且出血量较多,则有导管内形成凝血块而阻塞气道的危险。有时必须紧急经口插管和手术探查。

3. 拔管　当病人恢复良好,不再需要气道支持时,即可考虑拔除导管。此时病人应该有充分的氧合和通气,清除分泌物及避免误吸的保护能力。可考虑采用如下方法处理:

(1) 窗孔式气管造口导管:可使病人通过气管造口或自然气道进行呼吸。当取出内导管套囊放气后,堵塞导管开口或加单向发音活瓣(one-way speaking valve),病人可正常讲话。但这样的窗孔式气管造口导管无法防止误吸。

(2) 小型号无套囊气管造口导管,如4号无套囊 Shiley,常是拔除导管前最后采用的气道装置。在多数情况下,它可作为一种气道安全装置和吸引通路。即使将导管开口堵塞,导管周围的气流阻力也无临床意义。

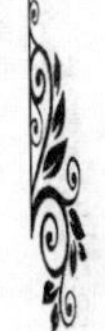

五、气管切开术

气管切开术(tracheostomy)是一种抢救急危重病人的急救性手术,将患者沿气管长壁切开，通过切口将适当大小的气管套管插入气管内，病人可以直接经气管套管进行呼吸。

（一）适应证

1. 喉阻塞。

2. 需长期进行机械通气病人。

3. 各种原因所致的下呼吸道分泌物潴留，如昏迷、咳嗽反射消失、呼吸肌瘫痪、胸部手术或外伤致胸廓活动受限等。

4. 其他手术的预备手术，如口咽腔、喉部等手术，为保证有效通气而进行气管切开术。

5. 某些下呼吸道异物可在气管切开术后去除。

（二）操作方法

1. 术前准备

（1）必要的实验室检查。

（2）充分氧准备。

（3）必要的药物处理，如镇静、镇痛、止血药、地塞米松、抗胆碱类药等。

（4）必要时先气管插管建立人工气道。

（5）器械准备：刀片、电凝器、气管拉钩、牵开器、气管套管、丝带、注射器、吸引器、支气管镜、气管导管、氧气等。

（6）气管套管的选择，见表 1-4。

（7）体位准备：仰卧、肩下垫枕、使颈部过度伸展。

表 1-4　气管套管选用表

型号	00	0	1	2	3	4	5	6
内径(mm)	4.0	4.5	5	6	7	8	9	10
长度(mm)	40	45	55	60	65	70	75	80
适用年龄	1～5 个月	6～12 个月	2 岁	3～5 岁	6～12 岁	13～18 岁	女性成人	男性成人

2. 操作步骤

（1）摆好体位。

（2）消毒、铺巾、局麻。

（3）切皮、分离皮下组织及肌层、暴露气管。

（4）在第 2～3 气管环之间作适当切口，置入气管导管。

（5）拔出气管套管内芯，充气，固定气管套管，清除分泌物，连接呼吸机。

（三）并发症及处理

1. 术中并发症

（1）突发窒息。处理：尝试建立其他方法人工通气、尽早完成气管切开。

（2）大出血。处理：压迫止血，仔细操作。

（3）气栓。左侧位，头高位，防气栓入右心室，从颈内静脉抽取气体。

(4) 气胸/纵隔气肿:多因手术操作引起,轻者可自行吸收,重者需立即对症处理。

(5) 其他。如假性通道、喉返神经损伤、气管后壁损伤、食管损伤等。

2. 术后并发症

(1) 早期

1) 肺不张。多与早期气管导管放入后低通气有关,加强呼吸道吸引及适当通气可预防此问题。

2) 出血。多与手术前面止血不完善有关,多采取有效压迫即可。

3) 感染。气管切开后易并发局部、气管及肺部炎症。加强局部处理、吸痰及合理应用抗生素可防治此问题。

4) 意外性脱管。多与病人的剧烈咳嗽或过度体动有关,尤其早期尚未形成窦道,脱出后再置入难度大,重点加强护理及观察。

5) 呼吸道梗阻。气道内分泌物或血凝块以及气管前端位置异常(如贴住气管壁)均可导致气道梗阻;加强气道清理及湿化,调整气管导管位置即可解决此问题。

6) 手术后皮下气肿。气管切开术后常见并发症,多出现在切口周围皮肤下,多不严重且很快消退,但要避免因气管导管位置错误并通气引起严重大范围皮下气肿。

7) 吞咽困难。多与面部疼痛或不适有关,采用鼻胃管或加强练习可解决此问题。

(2) 迟发

1) 气管食管瘘。发生率低,多与气管后壁缺血坏死向后侵蚀食管所致,与气管套管过度使劲,气管套囊压力过高及鼻胃等机械性活动有关,需采用手术解决。

2) 气管-无名动脉瘘。发生率低但后果严重,一旦发生需迅速手术处理。

3) 气管狭窄。

4) 拔管困难。

5) 皮肤-气管瘘。多表现为皮肤窦道创伤口持久不愈,可手术修补。

六、环甲膜切开术

当经面罩或 LMA 无法通气和气管插管失败时,可紧急施行环甲膜切开术。

环甲膜切开术(cricothyrotomy)是一种在甲状腺软骨前面下缘和环状软骨前面上缘之间(环甲间隙)进行呼吸道造口的方法,其目的是提供接近呼吸道的途径,根据紧急程度可分为紧急或择期环甲膜切开术。根据所采用方法分为:经皮环甲膜穿刺通气、经皮扩张环甲膜切开术和手术环甲状膜切开术。

(一) 适应证

经口或鼻和纤支镜引导气管插失败或急性上呼吸道梗阻需要建立人工通气道时可选择该方法。

(二) 禁忌证

绝对或相对禁忌证相对少,但以下情况需慎重:

1. 经喉气管插管 7d 以上病人不宜实施,因患者可能有声门下狭窄的倾向。

2. 既往有喉部疾病的病人,如癌症、急慢性炎症、会厌炎等。

3. 疾病或损伤引起颈部正常解剖结构变形或解剖标志移位使操作困难或定位困难。

4. 出、凝血机制异常，有出血倾向的患者。

5. 小儿慎用，经验不丰富的医师慎用。

（三）环甲膜定位

从外部观察和触摸喉结和环状软骨，两者之间即为环甲膜，通常为喉结下1个或半个手指宽；如上述解剖结构异常或标志确认困难，可以胸骨上切迹作为另外的标志，将右手小指放置在病人胸骨上切迹处，然后依次在颈部紧密放置环指、中指和食指，当头部处于正中位时，食指位置通常位于环甲膜上或周围。

（四）操作方法

1. 环甲膜穿刺术

（1）体位：平卧、头后仰，使颈部充分伸展。

（2）定位、消毒、局麻。

（3）用5ml注射器连接12G或14G静脉套管针，从环甲膜正中线以45℃角向下穿刺，回抽有空气即可送入套管。

（4）牢固固定导管，连接Y形管后接高频喷射呼吸机。若无喷射呼吸机，可与中心供氧流量计相连，并将其调节至最大流量。周期性阻断氧气流，使气体以吸呼比1∶2进行传送（开1s，关2s）。每次喷射通气可见胸壁起伏。

2. 经皮扩张环甲膜切开术

（1）器械准备。所需器具：器械包、气管套管、扩张器、导丝、穿刺针/套管针、切皮用刀片等。

（2）准备颈前部（同上）。

（3）定位环甲膜。

（4）局麻、切皮、穿刺。

（5）回抽有空气，保留套管针外管，移去内芯。

（6）经外套管置入导丝，然后利用扩张器沿导丝适当扩张切口。

（7）置入气管套管、固定、连接合适通气装置。

3. 环甲膜切开术

（1）体位仰卧位，颈部处于正常位置，头高15°。

（2）确定环甲膜位置。

（3）消毒、局麻。

（4）依次、逐层切开皮肤及浅层皮下组织，刺破环甲膜，钝性或使用解剖刀扩开环甲膜切口。

（5）插入粗细合适的气管造口导管（4～6号）或截取一段气管导管（内径6.0～6.5mm）送入气管内。

（6）给气管导管套囊充气并给患者通气。

（7）通过听诊或观察胸廓运动来确定插管位置及通气情况。

（8）固定导管。

（9）必要时摄X线胸片以确定导管位置。

（五）并发症

1. 早期　窒息、出血、误吸、气管套管放置不正确或失败、皮下气肿、纵隔破裂、声带和喉损伤等。

2. 迟发性　气管和声门下狭窄、误吸、吞咽困难、气管套管梗阻、气管食管瘘、声音改变、感染、永久性瘘口、气管软化等。

第二节　呼吸治疗技术

一、氧　　疗

氧是维持人体生命的必需物质。人体氧储备极小，体内存氧量仅 1.0～1.5L，仅可供机体 3～4 分钟消耗。缺氧可导致体内的代谢异常和生理紊乱，严重者可致使重要脏器组织损害和功能障碍，甚至细胞死亡危及生命。氧气疗法（Oxygen therapy，简称氧疗）是一种用以纠正缺氧的治疗方法。是危重病人救治中不可缺少的手段和措施。合理应用氧疗，能最大限度地发挥氧疗在危重病救治中的作用，应用不当，则不仅不能改善症状，反可使病情恶化，给机体带来危害。

（一）机体氧的运输及缺氧原因

空气中的氧经过机体肺、心血管和血液三大系统协同作用，最终将氧运输至组织并释放供组织使用，该过程主要包括外呼吸和内呼吸两个功能环节。外呼吸指肺的通气和换气功能。通气功能涉及吸入氧气浓度、呼吸道系统及呼吸动力系统；换气功能涉及通气/血流比、肺的弥散功能。内呼吸指氧气在血液中的物理溶解、运输及与组织细胞进行气体交换的过程。因此上述任何一个环节或因素出现功能障碍，均可引起低氧血症和组织缺氧。

成人男性在安静状态时平均耗氧量约 250ml/min，运动时耗氧量可增加 10 倍以上。正常成人每克血红蛋白完全饱和时可携带大约 1.34ml 氧，单位时间内将氧输送到人体组织的量由动脉血氧含量（CaO_2）和血流量，即心输出量（Q）决定。组织供氧量$=Q_T$（心血管）$\times CaO_2=Q_T\times$[（Hb（血液）$\times SaO_2$（肺）$\times 1.34+PaO_2\times 0.0031$]。

因此，根据缺氧发生不同环节和机制可分为：①缺氧型缺氧，包括大气性缺氧，肺性缺氧，肺性缺氧包括各种中枢、外周或全身性因素引起的呼吸动力障碍及心脏解剖等畸形或异常，如各种先天性心脏病引起的右-左的分流；②贫血型缺氧，主要指血红蛋白减少或变性使氧的输送发生障碍，导致组织和器官得不到充分氧供，如严重贫血、CO 中毒、高铁血红蛋白血症等；③循环淤滞型缺氧，如心衰、休克等引起的全身器官或局部的血流缓慢或淤滞，使组织和器官氧供减少；④组织中毒型缺氧，主要指组织和细胞利用氧的能力降低或障碍，如氰化物中毒等；⑤需氧型缺氧，主要指运动或高代谢状态引起组织相对氧供不足的状态。

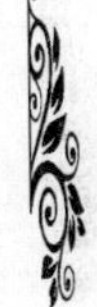

（二）氧疗的原理、适应证及原则

1. 原理　提高吸入氧浓度 FiO_2 增加氧在血液中的物理溶解度，间接提高血液中的氧分压（PO_2）从而改善或纠正缺氧。

2. 适应证

(1) 各种原因引起的机体低氧血症或组织缺氧均可适用氧疗。

(2) 临床有紫绀或 SaO_2<80%~85%、PaO_2<60mmHg 为绝对适应证。

3. 原则　从原则上讲，各种类型的缺氧均是氧疗的适应证，但从缺氧的发生机制和氧疗的原理角度分析，并非所有类型的缺氧应用氧疗均有效，在相当范围内其作用及临床疗效受到限制。尽管如此，临床实际应用中，一般将氧疗指征放宽，尤其对合并有心脏疾患及危重病人，早期，甚至预防性的合理氧疗，可保证充分的氧供，减少和避免缺氧引起的脏器功能障碍及病情恶化。

(三) 氧疗的实施

1. 氧疗的途径及装置

(1) 呼吸道内给氧：常用呼吸道内给氧方式有：鼻塞、鼻导管、面罩、气管导管或气管内直接由呼吸道吸入或输入的供氧方式、造口内给氧、呼吸机给氧。

1) 鼻塞、鼻导管方式。操作简便易行、经济、安全，对患者无损伤，舒适，易于耐受，一般情况下疗效可靠。应注意的问题：①合理、舒适的导管固定方式确保疗效；②经常检查、避免堵塞；③吸入气的氧浓度不恒定可受患者呼吸的影响；④氧流量不宜过大，否则易产生局部刺激性及鼻黏膜干燥，患者不易接受，因此应加强湿化装置，另外采用此方式时 FiO_2 不超过 40%。

2) 普通开放式面罩。可有效提高 FiO_2 至 40%以上，但需要较高氧流量 5~6L/min。耗氧量较大，需要湿化，易形成重复呼吸及影响患者饮水、吃饭、咳痰等是其缺点。各种加压面罩或带储气囊的面罩则能更有效提高 FiO_2 甚至可高达 70%。但不易密闭或密闭后患者难以接受(尤其清醒病人)、湿化效果不好、易形成重复吸入、影响患者进食、进水也是其显著缺点。

3) 利用带有湿化作用的 T 型管或气管造口项圈可有效为气管导管或气管造口患者提供氧疗。

4) 呼吸机给氧是最有效的氧疗途径和方法，在下一节机械通气之中将有进一步阐述。

(2) 呼吸道外给氧

1) 常见方法：氧帐、高压氧、体外膜肺氧合(EMCO)等。

2) 氧帐指将病人的头部或全身置于含有较高浓度氧气的帐篷内，以提高吸入空气中氧浓度的方式，主要用于儿童或重症不合作者。患者用之舒适、无损伤、吸入氧浓度恒定，但耗氧量大、价格昂贵、设备较复杂是其缺点。

3) 高压氧是指超过 1 个大气压的高压条件下给氧的方式，可显著提高吸入气的氧分压及增加动脉血中物理溶解的氧量。主要用于治疗一氧化碳中毒、有机磷中毒、氰化物中毒以及锑剂、安眠药等药物中毒及心肺复苏病人。高压氧疗法需专门受过训练的医护人员来实施，危重病人病房住院在做高压氧治疗过程中，要加强监护、监管，避免意外发生。

4) EMCO 将在下面有专节讨论。

2. 氧疗过程中 FiO_2 的控制与调节　所有非氧浓度控制装置给氧时可用以下公式推算氧浓度：FiO_2(%)=21+4×每分钟氧流量(L)。适用于鼻塞、鼻导管、开放面罩

等。但这种计算方法只是粗略估计，受患者潮气量、呼吸频率等因素影响。

3. 氧疗注意事项

(1) 氧疗仅能为病因治疗争取时间和创造条件，不能替代病因治疗，因此，氧疗同时要加强病因治疗。

(2) 保持呼吸道通畅及呼吸动力系统完整是有效氧疗的前提条件。

(3) 选择合适的 FiO_2 和给氧途径，充分利用各种方式的优点，扬长避短。避免盲目提高 FiO_2，增加氧中毒的机会。应根据病情变化及时调整 FiO_2，一般以能维持 $PaO_2 \geq 60mmHg$ 的最低 FiO_2 为最佳，应用时间以病情需要为准，但要避免长时间高浓度氧吸入。

(4) 做好气道湿化，避免因氧疗引起气道干燥破坏呼吸道的防御功能。

(5) 预防交叉感染，供氧装置均应专人使用，交叉重复使用前要定期、严格消毒。

(6) 注意防火、防爆及安全。

4. 氧疗副作用

(1) 氧中毒：自从氧疗在临床应用以来，人们就认识到了氧的毒性。但究竟给氧浓度的安全界限是多少？氧的毒性作用机制是什么？至今尚无一致认识。但长时间高浓度氧吸入可引起氧中毒已得到临床医师一致认可。氧中毒引起的肺损害可能与抑制细胞线粒体氧化酶活力后，使肺泡表面活性物质减少，引起肺泡内渗液，小灶性肺不张、肺间质纤维化等有关。临床表现包括：①肺部：胸痛、咳嗽、弥散功能障碍、肺顺应性下降、肺活量减少、$A\text{-}aDO_2$ 增加、X 线表现为散在小斑片状浸润阴影增加。②中枢神经系统：口唇、肌肉抽搐、惊厥、癫痫样发作、流涎、出汗、掌指发麻等。③眼部：晶状体纤维增殖、血管阻塞、视网膜成纤维细胞浸润、甚至失明。诊断：目前尚无独特的具有确诊意义的检查。参考依据：①长时间高浓度氧吸入史。②难以解释的吸氧后胸痛、咳嗽、呼吸困难或症状较治疗前进一步加重、甚至恶化。③胸片、肺功能检查提示肺部病变的存在或异常加重。处理：目前尚无特殊治疗，关键在于早期预防，正确、合理应用 FiO_2，$FiO_2 < 40\%$ 是安全的，40%～60% 有可能引起氧中毒，$> 60\%$ 氧中毒几率明显增加。

(2) 肺泡不张：高浓度氧气吸入后，肺泡内原有的氮气被冲洗出，肺泡内的氧含量增加，一旦支气管被阻塞，远端肺泡内的氧气被血液吸收后，即可导致局部吸收性肺不张。

二、机械通气

(一) 适应证

机械通气的主要目的是预防，减轻或纠正由各种原因引起的缺氧及 CO_2 潴留。因此，任何原因引起的常规氧疗不能缓解的机体缺 O_2 与 CO_2 潴留均可纳入机械通气适应证，其范围包括以下几种：①胸、肺部疾病或外伤引起低氧血症或 CO_2 潴留；②循环系统疾病；③神经肌肉疾病；④骨骼肌肉疾病；⑤中枢神经系统疾病；⑥心肺脑复苏；⑦围术期。(表 1-5)

(二) 应用指征

尽管机械通气适应证很广，但临床实际应用中其应用时机却是难点，不同操作者，可能有不同观点。一般应根据临床情况、基础疾病及其发展趋势，结合呼吸生理学指标

来确定；另外，还要根据医院的条件、医护人员的经验、患者及家属的态度等因素综合考虑。原则上有适应证时宜早不宜晚，以免延误治疗时机。

表 1-5 机械通气的适应证

肺部疾病：	包括各种肺实质或气道病变，如婴儿/成人呼吸窘迫综合征，限制性/阻塞性肺疾病，肺栓塞、肺炎、慢性支气管炎、肺气肿、重症哮喘，弥漫性肺间质纤维化、肺心病的急性恶化、血气胸等
循环系统：	心衰引起的急性肺水肿，心血管大手术后
骨骼肌肉疾病：	胸部外伤、骨折引起的连枷胸、脊柱侧弯后凸，肌营养不良、皮肌炎、严重营养不良
神经肌肉疾病：	多发性肌炎、格林巴利综合征，重症肌无力、肌肉弛缓症、有机磷中毒
中枢神经系统疾病：	外伤、出血、感染、水肿、镇痛、安定类药物中毒、特发性中枢性肺泡通气不足
心肺脑复苏病人：	
围术期：	各种外科手术的常规麻醉和术后管理的需要

1. 临床指征

（1）任何原因引起的突发呼吸停止或减弱，是气管插管和机械通气的紧急指征。

（2）任何原因引起的通气无法正常进行或气道得不到正常保护或窒息者。

（3）严重呼吸困难或极度呼吸窘迫。

（4）慢性Ⅱ型呼吸衰竭伴肺性脑病者。

（5）严重哮喘对药物治疗反应差伴高碳酸血症者。

（6）各种手术术后需要心肺功能支持者。

2. 呼吸生理指标：见表 1-6。

表 1-6 机械通气呼吸生理学指标

		参考值
通气力学：		
潮气量(ml/kg)	＜3	5～7
呼吸频率(次/min)	＞35	12～20
每分钟通气量(L/min)	＜3 或＞20	6～10
肺活量(ml/kg)	＜10～15	65～75
第 1 秒钟用力呼气量(ml/kg)	＜10	
最大吸气压力(cmH_2O)	＞－20～－25	－75～－100
生理死腔气量/潮气量(L)	＞0.6	0.25～0.4
气体交换指标		
PaO_2(FiO_2＝0.5)	＜6.7kPa	＞10.7kPa
$P_{(A-a)}O_2$(FiO_2＝1.0)	＞46～60kPa	3.3～8.6kPa
$PaCO_2$	＞6.7～8kPa	4.6～6.0kPa

（三）禁忌证

无绝对禁忌证，但有些特殊疾病需作必要的处理后才能行机械通气。如张力性气胸或气胸时需先行胸腔闭式引流术，否则机械通气实施正压通气时会导致气胸病情加重；大咯血、严重误吸等引起上呼吸道梗阻，需先清理上呼吸道血块及胃内容物，保持气道通畅后才能考虑机械通气；肺大泡患者机械通气时，需限制气道平台压，否则易引起大泡破裂导致气胸，发生气胸后需要进行胸腔闭式引流；严重心功能不全患者，实施机械正压通气可使胸腔内压增高，回心血流量减少，心脏前负荷减少，引起循环不稳定，需谨慎实施。

（四）通气模式选择

1. 通气方式及模式的选择原则　通气方式指辅助或控制、同步或非同步、胸外或胸内型、高频或常频通气、定容或定压通气等。通气模式有很多种，常用的有：IPPV (intermittent positive pressure ventilation)、CPAP (continous positive airway pressure)、SIMV (synchronized intermittent mandatory ventilation)、IMV (intermittent mandatory ventilation)、MMV(mandatory minute ventilation)、PSV(pressure surport ventilation)、PRVC(pressure regulated volume control)、BiPAP(bi-phasic positive airway pressure)等。各种通气模式各有优缺点，如何合理选择应用非常重要。

基本原则：根据病情进行合理选择，以产生最佳通气效能，而对病人的负面影响降至最低；熟悉各种通气方式/模式的优缺点及并发症，根据病情，指导合理正确选择应用医疗场所现有设备；加强监测和评估，提高通气效率，根据需要和实际情况适时调整模式；尽可能保留自主呼吸、最大程度提高通气和氧合效能而不增加病人额外自主做功和氧耗、对心血管系统及其他脏器影响最小；病人感觉舒适、易于接受、病情稳步改善。

2. 常用模式

(1) 持续气道正压(continous positive airway pressure，CPAP)

1) 主要特点：主要是通过呼吸机在整个呼吸周期向患者气道提供一个持续的气流，从而形成一个持续的气道基础正压，因而，增加肺容量和 FRC、改善 V_A/Q 比率，从而改善氧含量，增加 PaO_2。适用于不需要机械通气的自主呼吸病人，也可与控制机械通气方式联合使用。自主呼吸时通过密闭面罩或气管导管、气管套管实施，持续正压气流水平一般根据病情和治疗需要设定，一般在 0～25cmH_2O(0～2.5kPa)之间，合适的 CPAP 水平一定是可以有效改善患者的动脉血气、SaO_2 和生命体征。

2) 适应证：各种原因引起的肺容量降低，肺泡萎馅、肺不张或肺灌注区通气不足。

3) 禁忌证：①不能耐受 CPAP 或佩戴 CPAP 面罩难以满足配合治疗者；②胃部手术后胃扩张病人，易引起胃过度扩张或缝合裂开；③多数病人不能耐受＞1.2～1.5kPa (15cmH_2O)的 CPAP 面罩通气；④合并有 CO_2 蓄积的病人对单纯 CPAP 面罩治疗效果不佳者。

(2) 呼气末正压(positive end-expiratory pressure，PEEP)

1) 主要特点：主要通过调节呼吸机呼气阀门的开放程度使患者在呼气相维持于一定的正压水平，从而使小气道在呼气末仍保持开放状态，使 FRC 增加，有利于 CO_2 的

排出，改善机体的氧合。合适的 PEEP 水平一般用最佳 PEEP 值来衡量，指对循环无不良影响而达到最大肺顺应性、最小肺内分流、最高的氧运输、最低的 FiO_2 时的最小 PEEP 值，选择 PEEP 时宜逐步增加 PEEP 水平至有效改善血气状态而对血流动力学影响最小为止；撤去 PEEP 时，尤其高水平长时间应用，应逐步减少 PEEP 水平至完全撤去，以避免病情反复甚至恶化。

2）适应证：①低氧血症单纯提高 FiO_2 效果不理想，可加用 PEEP；②肺炎、肺水肿，加用一定 PEEP 除增加氧合外，有利于水肿或炎症消退；③大手术后预防治疗肺不张；④COPD 患者加用适量的 PEEP 有利于 CO_2 排出。

3）禁忌证：①严重循环功能衰竭；②低血容量；③肺气肿；④气胸、支气管胸膜瘘。

（3）同步间歇指令通气（synchronized intermittent mandatory ventilation，SIMV）

1）主要特点：在病人自主呼吸的基础上，由呼吸机提供一定的机械通气以弥补患者存在的通气不足，一般通过预先评估患者自主呼吸通气量和正常所需分钟通气量来确定需要用呼吸机额外提供的通气量。然后将此通气量以一定的 V_T 和 f 来实施。SIMV 在弥补患者通气量不足的情况下可有效减少自主呼吸做功，保留锻炼自主呼吸功能，灵敏的触发装置和合理的触发水平设置将有利于真正实施“同步”而减少不利效应。

2）适应证：①自主呼吸存在但通气不足时；②与 CPAP 联用，提高患者耐受能力；③对于气压伤高度危险的病人或需要低气道压通气患者，可减少气压伤，增加静脉回流，改善心功能；用于长期机械通气患者的撤机。

3）禁忌证：①自主呼吸的存在不必要或无益时；②高代谢率或低心排出量或两者都有的不稳定病人；③自主呼吸的存在导致氧耗明显增加的病人。

（4）控制性机械通气（control mechanical ventilation，CMV）

1）主要特点：患者通气完全由呼吸机以一定的 V_T 和 f 来完成，通过血气和血流动力学来调整合适的 V_T 和 f，避免人机拮抗是保证 CMV 有效实施的一个重要环节。

2）适应证：各种原因引起的患者自主呼吸功能丧失，无法自主进行有效通气者。

3）禁忌证：无绝对禁忌证，当患者自主呼吸功能有一定恢复且不能耐受 CMV 或出现人机拮抗时可改变方式。

（5）辅助（assisted ventilation，AV）和辅助-控制通气（assisted-control ventilation，A/C）

1）主要特点：AV 是指保留有自主呼吸运动，由患者自主触发机械通气，根据设定的触发灵敏度，启动机器给病人输送预设的 V_T。辅助-控制通气则是在辅助呼吸间隔有一定数量的控制通气。

2）适应证：存在自主呼吸运动但通气功能不良的病人。优点是保留病人自己的吸气运动和呼吸肌的活动，根据病人自主呼吸强弱，灵活设置触发灵敏度和 V_T，弥补自主呼吸的通气不足，锻炼自主呼吸，减少自主呼吸做功。

3）禁忌证：有呼吸暂停或可能引起呼吸暂停的情况不宜作辅助通气。

（6）高频喷射通气（high frenquency jet ventilation/HFJV）：HFJV 是一种不同于传统通气方式、由低于传统呼吸机驱动压实施一种高频率（150～400 次/分）、小潮气量

的通气方式；主要调节参数：驱动压、呼吸频率、吸呼比，潮气量的大小与驱动压和呼吸比有关系。

开放性低气道压通气是其特点，但不能湿化气道及监测气道压力等是其缺点，对于一些气道开放性操作或手术可保证有效通气，对气管-胸膜瘘及存在高气道压的病人是一种可选择的有效通气方式。

(7) 压力支持通气(pressure surport ventilation/PSV)：是指自主呼吸与正压呼吸相结合，由自主呼吸触发，呼吸机按设定的压力水平完成正压呼吸过程。主要优点：降低病人自己呼吸做功、改善氧合。主要调节参数：压力支持水平，呼吸频率及触发灵敏度。

(8) 分钟指令通气(mandatory minute ventilation，MMV)：是一种保证病人获得最小的分钟通气量的方式，分钟通气量包括自主呼吸部分和机器辅助呼吸部分，根据设定的最小分钟通气量，自主呼吸部分不能完成的通气量由机器以一定 V_T 和 f 完成。目前多被 SIMV 取代。

(9) 压力控制通气(pressure controlled ventilation，PCV)：是以预设气道压力来完成的一种控制通气方式，调节参数：气道压力、呼吸时间及呼吸频率，由于气道压力较低，没有峰压，因此可避免气压伤，并有利于肺泡充气，改善氧合，缺点对气道阻力及肺顺应性的监测很重要，是有效安全通气的重要保障。

适用于新生儿、婴幼儿及 ARDS、COPD 等引起的呼吸衰竭。

(10) 气道压释放通气(APRV)：是一种间歇地释放并降低呼吸道的静态压力，结果产生双峰的 CPAP 模式，CPAP 的实施代表吸气，通气特制 APRV 释放阀门实施 APRV 的过程代表呼气，APRV 最大优点有效降低平均气道压和峰吸气压，主要调节参数：CPAP 水平、APRV 水平和持续时间。适用于轻、中度 ARDS 患者，尤其有肺气压伤可能者。

(11) 压力调节容积控制通气(pressure regulated volume control，PRVC)：压力调节容积控制是一种按预设的 V_T 实施的控制通气模式，但机器能根据自动连续测定的胸廓/肺顺应性和容积/压力关系，反馈调节通气和吸气压力，确保 V_T 准确实施而又不会引起过高气压而减少气压伤。与容积控制不同的是实施预设的 V_T 过程中采用减速气流，可有效控制气道压。与压力控制不同的是可以直接设定并检查实施 V_T，而单纯压力控制模式时 V_T 是变化的。

适应证：①无自主呼吸能力的患者；②肺各部时间常数明显不等的患者；③需要用较高初始气流速度才能打开处于关闭状态的部分区域；④支气管哮喘病人，尤其需要加用 PEEP 时；⑤适于应用 PCV 且需要 V_T 稳定时；⑥患者 V_T 接近肺活量时。

(12) 容积支持通气(volume support ventilation，VSV)：是一种自主呼吸启动呼吸机，并通过呼吸机自动测定胸/肺顺应性、通气频率等调节每次支持水平，确保自主呼吸通气量按预设的每分钟通气量实施。

优点：①能够保证有效 V_T 和分钟通气量稳定在理想水平；②能够使自主呼吸能力和支持压力水平匹配在理想状态；③可自动维持气道压在较低水平；④可减少调节呼吸机的次数。

适应证：①自主呼吸能力存在但不健全，如大手术恢复期、麻醉苏醒期、慢性阻塞性

支气管炎合并感染、呼吸功能衰竭、流产后败血症合并呼吸功能衰竭、肺损伤等；②协助呼吸机脱机。

PRVC与VSV的共同点：①可保持较低的峰气道压；②减少镇静药和肌松药的用量；③改善机械通气对循环功能的不良影响；④辅助通气取代控制通气；⑤缩短呼吸机撤离时间；⑥减少病人留住ICU的时间；⑦减少机械性肺损伤；⑧可提高生存率。

(13) 适宜支持通气(adaptive support ventilation，ASV)：是一种全新的全自动化智能型通气方式，可以根据病人的需要和自主呼吸的能力自动调节辅助通气和频率，避免发生气压伤、容积伤、呼吸暂停，通气适度和自发性PEEP，有利于呼吸机的撤离。

设置参数：①体重：用于计算分钟通气量(MV)，成人0.1ml/(kg·min)、儿童0.2ml/(kg·min)和解剖无效腔量(V_D、2.22ml/kg)；②需达到的MV百分数(%MV)，即目标MV；③体温增高1℃，MV增加10%；海平面升高500m，MV增加5%；④吸气压上限和PEEP。⑤FiO_2。

(五) 脱机指征

机械通气的目的是缓解、减轻或纠正低氧血症，避免机体因缺氧而导致脏器、组织进一步加重损伤，它只是一种暂时的人工替代装置，一旦患者病情好转，即应适时撤离呼吸机，能否顺利，安全地撤离呼吸机，既是机械通气实施的最后必经程序，也是机械通气是否成功的最后关键环节。能否撤机成功，要看患者的原发病是否得到成功的治疗，诱发呼吸衰竭的原因是否已去除，患者的肺功能是否已得到恢复。要将临床体征，撤机生理参数指标和患者基础状况结合起来综合评估后确定撤机时机，经过撤机试验过渡阶段以后，最后完全撤机。

具体撤机步骤如下：①撤机前评估，确定撤机时机；②撤机试验；③脱机、完全自主通气；④拔除气管插管或气管切开套管。

1. 撤机前的评估

(1) 导致呼吸衰竭的原发病因是否解除或正在解除之中，即引起呼吸衰竭的可能的各种肺内、肺外、循环、代谢等因素是否得到纠正或控制。方法：临床症状、体征，综合必要的客观检查，如胸部X线片、超声检查、心电图、各种生化检查，必要时CT、MRI等，其中生命体征是否稳定或恢复正常非常重要。

(2) 通气和氧合能力。通气和氧合能力是肺功能状况的主要体现，此方面已建立一系列撤机参数，如表1-7，应注意的是，建立撤机参数只是为了帮助医生更好地评估患者临床情况和撤机条件，但不能代替医生对患者病情的全面分析评估，更不能视为撤机的绝对标准，一定要理解各参数的意义及对撤机的价值。

(3) 咳嗽和主动排痰的能力：病人咳嗽和主动排痰的能力是保持呼吸道通畅和预防呼吸道感染的重要因素，也是间接反应通气功能恢复的指征。

综合以上三点，停机的必要条件如表1-8。

2. 撤机试验　撤机试验是机械通气病人撤机前一个不可缺少的步骤，尤其是长期机械通气患者脱机前必不可少的过渡阶段。也是检验机械通气治疗效果和确定能否撤机的“金标准”，有四种常用的撤机试验见表1-9。

表 1-7　撤离通气机的生理参数

参　　数	预计失败的值	预计成功的值
1. 呼吸机功能		
最大吸气压力	>-1.9kPa(-20cmH_2O) 负值减少	<-2.94kPa(-30cmH_2O) 负值增加
2. 通气需要		
A. 自主呼吸频率	>35 次/min	<30 次/min
B. 每分钟通气量(V_E)	>10L/min	<10L/min
C. V_D/V_T	≥0.6	<0.4
D. 气道闭合压	>0.6kPa(6cmH_2O)	<0.4kPa(4cmH_2O)
E. 呼吸系统顺应性	<25ml/cmH_2O	>25ml/cmH_2O
F. 呼吸功	>1J/L	<0.75J/L
3. 通气能力		
A. 肺活量(VC)	<10ml/kg	≥15ml/kg
B. 最大自主通气量	<2×静态 V_E	≥2×静态 V_E
4. 氧合		
A. 肺泡-动脉氧分压差	>46.7kPa(350mmHg)	<40kPa(300mmHg)
B. 肺内右至左分流	>20%	<20%

* V_D/V_T=死腔气量/潮气量

表 1-8　停机的必要条件

呼吸衰竭病因消除或改善
停用镇静药物和神经肌肉阻滞剂
意识和肌肉功能处于正常状态
不存在脓毒症、贫血或高温
心血管系统稳定
电解质和代谢失常的纠正
足够的气体交换
　　PaO_2>60mmHg 和 SaO_2>90%，同时 FiO_2≤40%及 PEEP≤5cmH_2O
　　PaO_2:P_AO_2≥0.35；$P_{A-a}O_2$ 梯度<350mmHg
　　PaO_2/FiO_2≥200
足够的呼吸系统容量
　　呼吸频率<35 次/分钟
　　自主潮气量>5ml/kg
　　快速浅呼吸指数：呼吸频率/潮气量<100
　　肺活量>10ml/kg
　　每分钟通气量<10～15L/min
　　最大吸气负压≤-20cmH_2O
适当的套囊泄漏，表明没有喉头水肿
完整的咳嗽、呕吐反射

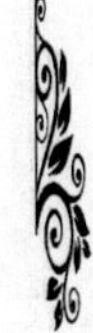

表 1-9 常用撤机试验的优缺点

试验方法	优　　点	缺　　点
“T”型管试验	简单方便，不需通气机辅助	没有容量监测和报警装置
CPAP 方式	仍需连接呼吸机回路，有完全监护报警系统	不是自由呼吸，仍需呼吸机辅助完成部分呼吸功
SIMV	可逐步诱导自主呼吸	自主呼吸时需呼吸机辅助部分呼吸功、撤机时间长
PSV	减少患者的辅助呼吸功、相对舒适、易于接受	需不断的调整 PSV 水平

以上方法各有优缺点，合理的单独或结合应用上述方法将有利于顺利撤机，使用不当不仅可导致撤机失败，甚至可引起病情反复或恶化，可遵循以下原则应用：

(1) 基础肺功能状况良好，机械通气时间短，治疗后呼吸功能恢复良好，基本达到撤机指征和具体指标，可考虑直接撤机，即采用“T”型管试验，经过短期观察，病情稳定，即可完全撤机。

(2) 对有慢性肺功能不全、或原发病对肺功能损害严重或并发严重肺部感染、机械通气治疗时间长的患者，在撤机指征和具体指标基本成熟后，一般可遵循循序渐进的原则，采取分次或间断脱机方式，逐渐锻炼患者自主呼吸能力，促进自主呼吸功能恢复。

(3) CPAP、SIMV、PSV 各有优缺点，使用过程中要因人而异，因时而异，根据患者具体情况和自身条件，合理使用，可单用，可复合使用，可交替使用，但原则是逐步有计划地降低呼吸机条件，减少呼吸机辅助成分，使患者自主呼吸得到锻炼和恢复，切忌急功近利，模式选择和辅助呼吸条件设备是否合理的标准是病人是否舒适、易于接受、患者额外呼吸做功是否最小、呼吸生理指标是否稳步改善及生命体征是否平稳。

(4) 撤机过程中，要有耐心，要严密观测，随时调整方案，防止病情反复，确保撤机有序、按计划顺利完成。

脱机失败的可能原因见表 1-10。

3. 完全自主通气　经过撤机试验过渡阶段以后，评估患者自主呼吸能耐受、生命体征和全身情况稳定，即可完全脱机，此时重点观察患者咳痰是否有力，呼吸是否感到费力，复查血气并对全身情况进行严密监测，如果经过 12～24 小时的观察，患者自主通气稳定、动脉血气水平理想，即可拔除气管插管。

4. 拔管　在患者完全依赖自主呼吸、咳痰有力、全身情况稳定后即可拔除气管套管，此时应加强气道护理。拔管指征参考表 1-11。

以上仅为拔管的相关指征，评估每一个病人时必须考虑个体的病理生理变化。

(六) 并发症

机械通气与自主呼吸不同，吸气时的气道正压对呼吸生理，血流动力学及重要脏器的血流灌注均可产生不利影响，使用不当，不仅不能有效改善患者呼吸功能，还可能因

各种并发症导致病情加重、恶化,甚至危及患者生命。因此,在机械通气实施过程中要加强监测与护理,调整机械通气方案以产生最佳疗效,减少并发症的发生,促进病情稳定恢复。

表 1-10　脱机失败的可能原因

呼吸中枢输出不足
残余的镇静作用
CNS 损伤
代谢性酸中毒
呼吸系统工作负荷增加
每分钟通气量增加(如过度通气、代谢率增加、死腔量增加)
胸廓或肺的顺应性低
内生的 PEEP
较轻的呼吸阻塞
大量的分泌物
气管内插管口径太小
COPD
呼吸系统衰竭
胸壁异常或疾病(如连枷胸、肋骨骨折)
外周神经疾病
肌肉功能障碍(如营养不良、肺过度膨胀、电解质或代谢异常、延长的神经肌肉阻滞)
左室衰竭或冠状动脉疾病

表 1-11　拔管指征

病人清醒、有定位能力,并能够清除呼吸道分泌物和保护呼吸道
呼吸频率<30 次/分钟
PaO_2>60～70mmHg 于 FiO_2<40%情况下
$PaCO_2$<50mmHg
吸气负压<－20cmH_2O
潮气量>5～8ml/kg
肺活量>10ml/kg
pH>7.25(除非慢性 COPD)
感染、脓毒症、营养不良、电解质紊乱、呼吸肌无力、CHF、肺栓塞等已经完全纠正
潮气量/呼吸频率比值>10

1. 与气管插管或气管切开相关的并发症。如插管过深进入右主支气管、与通气机管道脱离、气囊漏气、气囊压力过高、管腔内阻塞、插管过程引起的上呼吸道损伤、气管软化等。见气管插管相关章节内容。

2. 病人与呼吸机不同步(dyssynchrony),包括吸呼相切换、流量及周期不同步,导致人-机之间的不协调性,进而引起肺通气-分布紊乱,降低呼吸机改善氧合的功能,应进行相应参数调整,减少人机拮抗,提高通气效率。

3. 气压伤。过度通气引起肺泡过度膨胀或通气不足引起肺泡长期萎陷、关闭,均

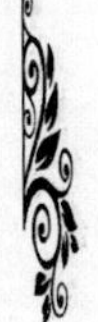

可导致肺损伤，过度通气导致肺泡破裂，还可引起严重的气胸、气肿（纵隔、皮下、心包等）等。

4. 氧中毒。多与长时间吸入高浓度氧有关。在满足基本的氧供/氧耗的基础上，尽可能尽早降低吸入氧浓度，尤其避免长时间吸入高浓度的氧是主要预防措施。

5. 自动 PEEP(auto-PEEP)。多因呼气时间不充分或呼气阻力增加或两者同时存在，引起气体肺内残留增多而形成压力，自动 PEEP 可引起肺泡压增高，对血流动力学产生影响，还可导致切换的不同步，引起通气效率降低等。改善呼吸系统顺应性，调整合适的呼吸参数可有效降低自动 PEEP 的发生。

6. 血流动力学的紊乱。多因正压通气对心脏、肺血管及静脉回流系统的影响导致血流动力学的紊乱。加强监测，合理调整呼吸参数，在维持血流动力学稳定的基础上，逐步改善通气氧合功能。

7. 呼吸机相关性肺炎(VAP)。易感因素：患者严重的基础疾病，经常应用广谱抗生素、激素等或伴有营养不良致机体免疫力下降；人工气道的建立失去了正常气道对病原的屏障作用；吸痰等操作使气道受污染的机会增加；胃食管反流；通气机和湿化器管道的污染。措施：加强无菌操作和消毒隔离措施，避免交叉感染，及时更换通气机管道，防止咽喉部分泌物滞留和误吸，避免胃食管反流，加强护理，加强细菌监测与培养、合理应用抗生素非常重要。

8. 对中枢神经系统、消化道、肝、肾等脏器功能的影响。主要通过对血流动力学的影响或氧合功能恶化、酸碱紊乱等改变相应脏器血供，另外，继发的神经内分泌改变也可影响相关脏器功能改变。

三、体外膜肺氧合

体外膜肺氧合(extracorporeal membrane oxygenation，ECMO)是体外生命支持的一种，是利用体外循环和气体交换技术以提供临时生命支持，用于心脏或肺衰竭的病人。其目标及参数设置见表 1-12。

表 1-12 ECMO 支持目标

病重期给予暂时性心肺支持
提供心输出量血流（部分/全部）
CO＝100～150ml/(kg·min)
维持氧输送（呼吸支持）
DO_2＝2～6ml/(kg·min)
ECMO 参数选择
肝素化：肝素 100U/kg，并持续维持使 ACT189～220ms
ECMO 循环流量：50～150ml/(min·kg)
提供低频指令通气：6～10bpm＋PEEP
氧流量：1～10L/min
目标：SpO_2＞85％，$PaCO_2$ 正常，SvO_2＞70％，血压稳定，无活动性出血

（一）ECMO的模式及特点

见表1-13。

表1-13 VA-ECMO与VV-ECMO的比较

	特　点	缺　点
VA-ECMO	提供心脏和肺脏两方面的支持 气体(O_2,CO_2)交换效率高 需外科手术介入:动、静脉置管	减弱了人体自身的搏动性血流 需结扎右颈内动脉和右颈内静脉 体内氧合不均匀 颅内出血、脑缺氧损伤等 气栓并发症
VV-ECMO	无颈动脉损伤,动脉系统保持完整的搏动血流 对机体自身循环影响小 意外栓子阻滞在肺脏,减轻了严重程度 降低动脉肺阻力 流量可低于VA-ECMO 可进行经皮穿刺置管,不需大动脉结扎 栓塞并发症轻	不提供心功能支持,要求心功好 静脉系统内氧合血重复循环 氧合效率不如VA-ECMO

1. VA-ECMO　从插入右房的管道引出静脉血,通过插入右颈总动脉的导管将氧合血回输动脉系统。VA-ECMO通过膜肺氧合静脉血,并提供机械性循环支持(通常80～150ml/(kg·min))。代谢产生的二氧化碳由膜肺排除。

2. VV-ECMO　通过颈静脉或股静脉插管。该法可保留右颈总动脉,保持正常的搏动性动脉血流,以氧合血灌注肺脏。VV-ECMO病人的动脉血氧饱和度常较VA-ECMO为低。

3. 体外CO_2排出和低频正压通气($ECCO_2R$-LFFPV)　使用旁路循环,仅排出二氧化碳。此法用低流量静脉旁路循环及大面积的膜式氧合器。此种体外气体交换的目的是用膜肺排出CO_2,同时减少呼吸频率和机械通气压力。使用高水平的持续气道内正压(CPAP)和低频正压通气及气管内供氧,以保证氧合。

（二）操作要点

1. ECMO的设备　包括压闭式滚动泵、泵座、静脉回流监测器、加热装置、凝血时间计时器、膜载板(mernbrane mounting board)、氧混合器、二氧化碳罐、O_2和CO_2流量计、内置测温探头和内置氧饱和度监测电极。血从右房引进一小的可膨胀的静脉储血器。该储血器的设计可防止对右房的直接负压吸引。如静脉回流减少,储血器塌陷,滚动泵停止工作。血一旦通过该装置,就可在泵的驱动下进入膜氧合器。气体通过膜弥散,提高氧张力,排出血中二氧化碳。然后血被加热至体温,在VV-ECMO中输入右房或在VA-ECMO中输入主动脉弓。在动脉和静脉导管间做一搭桥,以保证钳闭导管时行持续体外循环。

2. 血管插管

(1) VA-ECMO需行颈内静脉和颈总动脉插管。还常将第二根静脉引流管向头

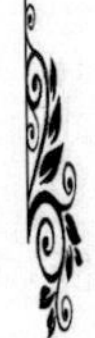

侧方向插入颈静脉球中。此引流管可提供额外的血液引出，以防止颅内静脉压升高。

（2）新生儿静脉-静脉（VV）ECMO是经颈内静脉向右房插入14F双腔导管。导管的“动脉”回流部分应置于有利于血流通过三尖瓣的位置，以保证右房内再循环血流量最小。向头侧方向安置的静脉引流管可与双腔静脉导管联合使用。

（3）较大儿童和成人的VA-ECMO和VV-ECMO插管可按新生儿的相似方法进行。成人可用市售的产品行经皮穿刺插管。根据病人的体形和预期流量，可选择经颈静脉和股静脉，或双侧股静脉插管。体形肥胖病人需行VA灌注时，可用股动脉代替颈动脉。

3．抗凝　为减少循环环路内血栓形成或产生栓塞的可能性必须用肝素抗凝。肝素化环路可减少体循环中抗凝药用量。

4．血小板减少　因血液与循环环路直接接触，常发生血小板减少，血小板计数少于100×10^9/L或150×10^9/L且有出血，为输血小板的指征。

5．ECMO的维持和停止　为控制快速液体转移、失衡综合征和高钾血症，ECMO灌注应以低流量开始，逐渐增至80～150ml/(kg·min)。连续监测ECMO环路内静脉血氧饱和度维持在65%以上。

6．脱机　在VA-ECMO灌注期间当可降低体外支持水平时，即将流量减少至10～20ml/(kg·min)或初始流速的20%～30%。钳闭导管试验脱离ECMO成功后，可拔除导管。如用VV-ECMO灌注，脱机时只需降低供应膜肺气体的流速。

（三）适应证

成人呼吸衰竭经常规治疗无效，但原发病变为可逆性，可考虑用ECMO；新生儿持续肺高压、新生儿透明膜肺疾病、败血症、肺炎、先天性膈疝等可采用ECMO。

（四）禁忌证

通气术使用＞10天；败血症休克合并代谢性的中毒、BE值低于－5mmol/L、持续12h；心脏停跳、脑损害、终末性疾病。

（五）并发症

包括凝血障碍、惊厥、颅内出血和神经精神障碍。

（六）临床应用

体外膜肺支持治疗急性呼吸衰竭病人始于20世纪70年代初。膜肺灌注在解除病人原肺气体交换负担的同时，可纠正低氧血症和高碳酸血症。灌注期间，可继续处理气道，安全地进行气管内吸引和肺灌洗，同时可降低FiO_2和呼吸机压力这两个引起肺损伤的诱因。此外，动静脉灌注为血流动力学提供支持。因此，理论上可有效用于急性呼吸衰竭的体外支持。但来自成人急性呼吸衰竭治疗的一组多中心随机研究指出，用ECMO治疗成人的生存率与传统通气治疗相比无明显差异；ECMO可能对亚组或个别病人有益；且目前尚未证实呼吸衰竭病人ECMO支持可降低其病死率或缩短住院时间；正面的报道来自新生儿的两个随机、对照研究提示，ECMO与传统疗法相比可明显提高生存率；但新生儿的生存率因其病理状态不同而异：胎粪误吸综合征（93%）、肺动脉高压（83%）、脓毒症或肺炎（77%）、透明膜病变（84%）和其他诊断（77%），先天性膈疝生存率最低（为59%）。因此，从80年代中晚期，新生儿ECMO治疗中心迅速增加。

1．新生儿ECMO

（1）ECMO的指征：氧合指数（OI）＝［FiO_2×平均气道压（cmH_2O）×100%］/动

脉导管后 PaO_2。其指征为:①在积极应用常规治疗后 OI≥40 持续 4h 或 OI>25 连续 12～24h;②有显著的气压伤;③常规治疗失败。随着高频振荡通气(HFOV)及吸入 NO 等新方法的应用,ECMO 应用的标准也正在发生变化。

(2) ECMO 禁忌标准:体重<2000g、孕龄<34 周、Ⅰ级以上的脑室内出血、严重神经系统损伤及无法存活的先天性紫绀型心脏病。

2. 儿童及成人 ECMO

(1) 儿童及成人应用 ECMO 的指征尚不清,因其益处还不明确。经典的"ECMO 标准"为虽充分供氧(FiO_2>0.5)和呼气末正压(PEEP)>5cmH_2O(0.49kPa),但肺静脉血掺杂仍超过 30%或 PaO_2<50mmHg(6.67kPa)。

(2) 禁忌标准:其他脏器有不可逆的致死性疾病(如癌症扩散和严重的免疫功能抑制)。活动性出血是一相对禁忌证,但创伤病人应用 ECMO 治疗有获得成功的报告。

以上资料基本来自国外,由于设备、技术及昂贵的费用,ECMO 在国内应用非常少,处于非常落后的状态。尽管近年来通气技术不断发展成熟,但显然 ECMO 并非无用武之地,但要更好地用于临床,在设备和技术上仍有待更新:①减小创伤:用经皮穿刺放置导管替代切开;②特殊管道:肝素抗凝涂层,高表面生物相容性;③泵型改进:减少溶血,抵抗外因影响,安全可靠;④氧合器:高效、低渗透性,易快速预冲和低容积;⑤较少系统容积和重量:便于转运。

第三节　特殊检诊技术

一、胸腔穿刺术

(一) 适应证

1. 诊断性穿刺　胸部外伤后疑有血、气胸,需进一步明确者;胸腔积液性质待定,需穿刺抽取积液作实验室检查者。

2. 治疗性穿刺　大量胸腔积液或积血影响呼吸、循环功能,且尚不具备条件施行胸腔引流术时,或气胸影响呼吸功能者。

(二) 操作方法

1. 患者反向坐在椅子上,健侧手臂搭在椅背,头枕在手臂上,患侧上肢伸举过头顶;或取半侧卧位,患侧向上,患侧手臂上举过头,以使肋间相对张开。

2. 穿刺抽液宜取叩诊实音处,一般在肩胛下角第 7～8 肋间,或腋中线第 5～6 肋间。包裹性积液穿刺部位应根据 X 线透视或超声检查定位。

3. 气胸抽气,一般取半卧位,穿刺点取第 2～3 肋间锁骨中线处,或第 4～5 肋间腋前线处。

4. 术者应严格执行无菌操作,戴口罩、帽子及无菌手套,穿刺部位皮肤用碘酊、酒精常规消毒,铺手术巾。局部麻醉应浸润至胸膜。

5. 进针应沿下一肋骨之上缘缓慢刺入,与穿刺针相连的乳胶管应先以止血钳夹住。当穿过壁层胸膜进入胸腔时,可感到针尖抵抗突然消失的"落空感",然后连接注射

器，放开乳胶管上的止血钳，即可抽液或抽气（抽气时亦可在证实抽出胸腔积气时连接人工气胸器，行连续抽气）。

6. 抽液完毕，拔出穿刺针，针孔处以无菌纱布按压1～3min，并胶布固定。嘱患者卧床休息。

7. 危重症患者穿刺时，一般取平卧位或头高位，不宜为穿刺而过于移动体位。

（三）注意事项

1. 穿刺抽液量　以诊断为目的者，一般为50～100ml；以减压为目的时，第一次不宜超过600ml，以后每次不要超过1000ml。创伤性血胸穿刺时，宜间断放出积血，随时注意血压，并加快输血输液速度，以防抽液过程中突然发生呼吸循环功能紊乱或休克。

2. 穿刺过程中应避免患者咳嗽及体位转动，必要时可酌情应用镇静、镇痛止咳药等。术中若出现连续咳嗽或胸闷、眼花、出冷汗等虚脱表现，应立即停止抽液，对症处理，必要时皮下或静脉注射肾上腺素。

3. 液、气胸胸腔穿刺后，应继续临床观察，可能数小时或一二天后，胸腔液、气体又增多，必要时可重复穿刺。如仍不能有效解决问题，可行胸腔闭式引流术。

二、胸腔闭式引流术

胸腔闭式引流术是指经过胸壁切口在胸膜腔内置入粗口径的引流管并连接于负压引流装置以对胸膜腔内的积气或积液进行充分引流的技术方法。危重病人常可因气压伤、外伤、感染和肿瘤等引起胸膜腔积气、积血和积液而导致通气功能障碍，严重者甚至引起呼吸衰竭。因此及时正确的实施胸腔闭式引流术，充分有效的引流出胸腔内的气体或液体，可促使受压萎陷的肺泡充分复张以改善或恢复肺的正常通气促进患者的病情恢复。

（一）适应证

1. 外伤性血、气胸，影响呼吸、循环功能者。

2. 气胸压迫呼吸者（一般单侧气胸肺压缩在50%以上时）。

（二）操作方法

1. 器具准备　胸腔闭式引流手术包、无菌大头（蕈状）导尿管或直径8～10mm的前端多孔硅胶管、消毒水封瓶一套。穿刺闭式引流时需直径4mm、长30cm以上的前端多孔硅胶管、直径5mm以上的穿刺套管针、水封瓶等，消毒备用。

2. 体位　患者取半卧位（生命体征未稳定者，取平卧位），积液（或积血）引流选腋中线第6～7肋间进针（必要时床旁B超协助定位），气胸引流选锁骨中线第2～3肋间。常规消毒铺巾。

3. 常规局麻逐层浸润切口区胸壁各层，直至胸膜（必要时可酌情静脉适量用镇静镇痛药）。沿肋间走行切开皮肤2cm，沿肋骨上缘伸入血管钳，分开肋间肌肉各层直至胸腔；见有液体流出时立即置入引流管。引流管伸入胸腔深度不宜超过4～5cm，以中号丝线缝合胸壁皮肤切口，并固定引流管，敷盖无菌纱布。引流管末端连接水封瓶，引流瓶置于病床下不易被碰倒的地方。

（三）注意事项

1. 如系大量积血（或积液），初次放引流时应密切监测血压，以防病人突然休克或虚脱，必要时间断施放，以免突发危险。

2. 注意保持引流管畅通，避免受压或扭曲。

3. 每日帮助患者适当变动体位，或鼓励病人作深呼吸，使之达到充分引流。

4. 记录每天引流量（伤后早期每小时引流量）及其性状变化，并酌情X线透视或摄片复查。

5. 更换消毒水封瓶时，应先临时阻断引流管，待更换完毕后再重新放开引流管，以防止空气被胸腔负压吸入。

6. 如发现引流液性状有改变，为排除继发感染，可作引流液细菌培养及药敏试验。

7. 拔引流管时，应先消毒切口周围皮肤，拆除固定缝线，以血管钳夹住近胸壁处的引流管，用纱布覆盖引流口处，术者一手按住纱布，另一手握住引流管，迅速将其拔除。将引流口处的纱布完全封贴在胸壁上，48～72h后可更换敷料。

（四）套管针胸腔穿刺引流术的方法

穿刺闭式引流主要适用于张力性气胸或胸腔积液。

1. 咳嗽较频者，施术前需对症处理，以免操作时突然剧烈咳嗽，影响操作或针尖刺伤肺部。

2. 穿刺定位同胸腔闭式引流术。

3. 皮肤常规消毒，铺无菌手术巾，常规局部麻醉直至胸膜层。

4. 穿刺处皮肤先用尖刀做一小切口，直至皮下；自皮肤切口徐徐刺入套管针，直达胸腔；拔除针芯，迅速置入前端多孔的硅胶管，退出套管；硅胶管连接水封瓶；针孔处以中号丝线缝合一针，将引流管固定于胸壁上。若需记录抽气量时，需将引流管连接人工气胸器，可记录抽气量，并观测胸腔压力的改变。

5. 注意事项

（1）整个操作应该严格无菌程序，以防止继发感染，穿刺引流处应以无菌纱布覆盖。

（2）严格执行引流管“双固定”的要求，用胶布将接水封瓶的胶管固定在床面上。

（3）其他注意事项同胸腔闭式引流术。

（五）并发症

1. 出血　多因肋间血管和肺组织损伤引起，应加强监测和对症处理，出现持续动脉出血，应考虑进行紧急开胸手术。

2. 肺和其他胸内结构损伤　仔细小心的手术操作多可避免此类问题的发生。

3. 皮下气肿　常见原因：胸膜腔引流管插入通道明显大于胸膜腔引流管直径、胸膜腔引流管置入深度不够，有侧孔仍留在胸膜腔外、支气管或肺破裂导致大量气体外漏等。皮下气肿多具自限性，谨慎准确实施手术操作多可预防。

4. 胸膜腔引流管被误置于胸膜腔外　置入胸腔引流管后及时观察有无气体、液体引流出，引流管中液体是否随呼吸波动，必要时胸部X线检查等均可及时发现，及时纠正。

5. 感染　插入胸膜腔引流管后，脓胸发生率大约2%～4%。严格无菌操作是关

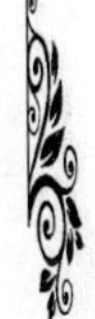

键，术后加强护理和细菌学监测也很重要。

6. 其他　如气胸引流失败、持续气体外漏、复发性气胸等，主要的预防措施就是精心实施手术。

三、支气管镜检查及支气管镜肺灌洗

（一）支气管镜检查

纤维支气管内窥镜检查是20世纪70年代应用于临床的一项新的检查技术。由于它具有可弯曲性好、直径小、视野广、操作方便安全、病人痛苦小等优点，其应用越来越广，技术也日臻完善，不仅用于疾病的诊断上，而且在疾病的治疗中也已成为不可缺少的技术手段，在重症病人的救治中也有广泛的用途。

1. 适应证

（1）不明原因的咯血、血痰、长期顽固性咳嗽、声带麻痹和气道阻塞需明确诊断和出血部位者。

（2）胸部X线检查发现块影、阻塞性肺炎及肺不张，或痰瘤细胞阳性而胸片无异常者。

（3）诊断不明的支气管、肺脏疾患，需作支气管活检或肺活检者。

（4）肺叶切除前后检查，以确定手术切除范围和判断手术效果。

（5）需作叶、段支气管选择性碘油造影。

（6）协助吸痰排除呼吸道分泌物，取出气管内较小异物；向病变的肺叶或肺段支气管内注药。

（7）纤支镜引导下气管插管术，尤其适用于困难气管插管。

2. 禁忌证

（1）上呼吸道及肺部急性炎症、晚期肺结核或喉结核。

（2）心肺功能不全、心肌梗死、严重高血压、体力极度衰竭、主动脉瘤及严重出血倾向或凝血障碍。

（3）新近有支气管哮喘或正在大咯血者，宜在缓解后二周进行检查，喉及气管有狭窄且呼吸困难者。

3. 术前准备

（1）了解病史及做必要的体格检查，完成各项常规检查，如血小板、出凝血时间、心电图、胸片等；通过与病人交流，解除病人紧张及顾虑以取得配合。

（2）术前禁食4～6小时。

（3）必要的监测及各种急救设备。

（4）术前肌注或静注抗胆碱能药，必要时可适当给予镇静镇痛药。

4. 操作要点

（1）用1%地卡因反复喷雾鼻腔、咽部、声门，以达到充分表面麻醉，另外，亦可用1%利多卡因5ml作环甲膜穿刺注入，检查过程中，还可用利多卡因在喉头、气管、左右支气管及活检部位滴入。

（2）患者一般取仰卧位，术者在窥视下由鼻孔插入，看清声门，待声门开大时将支

气管镜送入气管，徐徐前进，先查健侧后查病侧，及时吸出呼吸道分泌物，在看清病变的部位范围及形态特征后，可以照相及采取活体组织，或用细胞刷刷取分泌物及脱落细胞，制成薄片，立即送检。

(3) 如有大出血，局部滴1∶2000 2ml左右肾上腺素，止血后方可取镜。

(4) 密切观察全身状况，必要时给氧。

5. 术后处理

(1) 术后禁食2小时。

(2) 术后有声嘶及咽部疼痛者，可予雾化吸入。

(3) 一般不用抗生素，若肺活检或术后发热，可适当应用抗生素。

6. 并发症

(1) 局麻药过敏或毒性反应。根据皮试，合理适量应用局麻药。

(2) 喉头痉挛或支气管痉挛。充分表面麻醉，轻柔操作，必要时静脉辅助给药，术中充分供氧。

(3) 加重缺氧。术中尽可能给氧。

(4) 出血。加强局部止血，参考操作要点，必要时加强静脉止血药应用。

(5) 因操作粗暴，可致声带或声门损伤。

(6) 心血管反应及心律失常。充分的表面麻醉、必要时静脉镇静镇痛及相应的对症支持治疗。

(二) 支气管镜肺泡灌洗技术及临床应用

20世纪60年代后期随着可曲性光纤维支气管镜（纤支镜）的开发和应用，逐渐兴起支气管肺泡灌洗(Broncho Alveolar Lavage/BAL)。自1974年Reynolds和Newball报道BAL技术以来，为研究某些肺疾病，特别是某些间质性肺疾病，如结节病、特发性肺纤维化、过敏性肺泡炎、肺泡蛋白沉积症、胶原血管病伴间质性肺疾病、组织细胞增多症、尘肺、肺损伤与修复和免疫受损患者的肺部感染等疾病，开辟了一个新的研究途径和检测手段。在直接获取肺内炎症免疫效应细胞，探讨肺局部炎症免疫过程是一个划时代的检测方法。因此，有人将支气管肺泡灌洗液(BALF)检查称之为"液性肺活检"，说明它的有用性。近二十年间无论从BALF检测范围和检测项目上都有了长足的进展。从BALF中细胞学、单克隆抗体标记T淋巴细胞亚群、可溶性蛋白、酶类到细胞因子、生物活性介质等方面检测，发表了大量研究结果，对某些肺疾病的发病机理、诊断、鉴别诊断和病变活动性、疗效及预后判定等方面已显示出重要临床价值。近些年来，随着技术的成熟及应用的推广，在危重病人中也得到越来越多的应用，如辅助治疗肺部重症感染、肺脓肿、严重的哮喘、尘肺、ARDS、呼吸衰竭等。

1. 支气管肺泡灌洗操作方法　常规纤支镜气道检查后在活检刷检前做BAL。对弥漫性间质性肺疾病通常选择右肺中叶(B4或B5)或左肺舌叶，局限性肺病变则在相应支气管肺段进行BAL。首先对拟在要灌洗肺段经活检孔注入2%利多卡因1～2ml，做灌洗肺段局部麻醉，然后将纤支镜顶端楔入段或亚段支气管开口处，再从活检孔快速注入37℃灭菌生理盐水，立即以50～100mmHg(6.66～13.3kPa)负压吸引回收液体，每次注入30～50ml，总量100～250ml，一般不超过300ml，通常回收率可达40%～60%。立即将回收液用双层无菌纱布过滤，除去黏液，并记录总量。装入硅塑瓶或涂硅

灭菌玻璃容器中(减少细胞黏附),置于含有冰块的保温瓶中,立即送往实验室检查。在支气管肺泡灌洗的技术操作时,必须注意以下几点:①纤支镜选择,用于灌洗纤支镜末端直径5.5～6.0mm,适宜于紧密楔入段或亚段支气管管口,防止大气道分泌物混入和灌洗液的外溢,保证BALF的满意回收量;②在灌洗过程中咳嗽反射必须得到满意的抑制,否则易引起支气管壁黏膜的损伤而造成灌洗液的混血,同时也影响回收量;③灌洗的生理盐水需加温至37℃,过冷或过热将引起支气管痉挛和刺激性咳嗽;④负压吸引应保持在50～100mmHg,负压过大时导致支气管陷闭和损伤,并影响回收量。

2. 支气管肺泡灌洗的安全性、副作用及并发症 虽然目前认为BAL是一种安全检查方法,但随着BAL应用范围不断扩大,其副作用和并发症亦在增加。并发症发生率为<3%,低于TBLB的7%和开胸肺活检的13%,至今尚未见到直接由BAL引起死亡的病例。

BAL的副作用多不严重,包括灌洗时咳嗽、喘息、灌洗后数小时出现发热、寒战、术后24小时灌洗肺段短暂的肺泡浸润、肺功能如VC、FEV1、PO_2 可有暂时减低。有基础疾病者肺灌洗影响要比健康人更明显,但也与操作者技术熟练程度有关。

其他并发症同支气管镜检查。

四、血 气 分 析

(一) 原理及概况

血气分析是目前临床用于测定和评价患者机体氧合、通气和酸碱状态的可靠技术,也是目前指导临床纠正氧合、通气和酸碱异常的金标准。

随着血气分析技术的提高和经济的发展,血气分析仪越来越智能化、自动化,临床应用越来越广泛,许多监护室、手术室均有血气分析仪,完成操作的人也相对普及化。因此,了解和掌握有关血气分析仪的工作原理和各种参数测定方法的基本知识,将有助于临床医师更好地利用这些指标,及时发现、处理和纠正由于操作或技术误差造成的不正确结果。

现代血气分析仪多采用电极技术直接测定pH、PCO_2、PO_2,以及光电比色法测量血液中的血红蛋白,利用此四项参数计算出 HCO_3^-、TCO_2(二氧化碳总量)、ABE(实际碱剩余)、SBE(标准碱剩余)、SBC(标准碳酸氢)、SAT(氧饱和度)、O_2CT(氧含量)等其他参数,从而完成血气检测。电极系统主要是将pH、PCO_2 和 PO_2 电极测得的化学讯号转变为电压或电流形式的化学换能器,通过放大器进一步放大电讯号,然后由数字显示装置取得读数。

pH电极系统:多采用毛细血管玻璃电极作为测量电极,甘汞电极作为参比电极,样品中的 H^+ 即可改变两电极之间的电位差,由此电位差即可读出pH值。

PCO_2 电极系统:PCO_2 电极实际上是一种改良的pH电极,由稀释的碳酸氢钠溶液所包绕的pH玻璃电极,以一层仅能透过 CO_2 的薄膜将测量室与电极外溶液隔离开,注入样本后,CO_2 在薄膜两侧形成平衡并发生反应,$H_2O+CO_2 \rightleftharpoons H_2CO_3 \rightleftharpoons H^+ + HCO_3^-$,$H^+$ 即可改变pH,然后根据 $pH=C-PCO_2$ 换算出对应的 PCO_2 值。

PO_2 电极系统:由铂丝为阴极,Ag/AgCl为阳极共同组成电极套,其一端装有聚丙烯薄膜,仅能通透 O_2,测量时,在两电极间施加一额定极化电压0.630～0.72V,使铂阴

极不断产生电子，从而与 O_2 产生反应，形成电解电流，电流大小与样本中的氧分压呈线性相关，由放大器捕获此信号后显示并转化为 PO_2 值读数。

目前，血气分析仪包括四个主要部分：①气体混合器，能够产生特定分压的 O_2、CO_2 的标准气体；②测量设备，包括三电极系统、阀，管、泵及加热装置；③各种标准液的试剂包和冲洗液、保养液；④仪器自身质控部分：包括校准，诊断试验及打印结果等。

市场上常见血气分析仪有：①瑞士 AVL 公司生产的 AVL 系列血气分析系列仪，特点：样本量 25～40μl，试剂消耗量少，电极寿命长；②美国美中互利公司生产的 NOVA 系列血气分析仪；③丹麦雷电公司制造的 ABL 系列的血气分析仪；④IL 系列血气分析仪；⑤便携式的血气分析仪，如美国 GEM-STAT 公司生产的宝石牌血气分析仪。

血气分析仪技术的发展趋势：①功能增强，通过增加离子选择电极，融入电解质、HCT、BUN、Cr、BS、乳酸等检测功能，使一台仪器的测试系统构成一微型实验室，实现一机多用；②样品微量化、操作自动化、智能化；③体外-血管内（In-Line）血气监测或持续动脉内血气监测技术（CIABG）可望完成床旁时实血气监测。

（二）样本采集及检测注意事项

血样为动脉或混合静脉血，采集时多选择体表较易扪及或较易暴露部位动脉进行穿刺或从动脉留置套管采集动脉血或经肺动脉导管采取混合静脉血。

注意事项：

1. 普通注射器必须用肝素液进行抗凝处理，肝素液浓度以 1∶1000 为宜，穿刺采样前要将多余肝素排出。

2. 采样时避免产生气泡或尽快排出标本内可能存在的气泡并加塞封闭。

3. 不能即时检测样品，需置于 4℃以下冰箱保存，不宜超过 2h。

4. 检测应在仪器稳定工作状态下进行，这就要求仪器最好持续通电运转或预热工作 1h 以上达到稳定状态，而且要使电极定标液、气体等完全符合标准，处于正常状态，定期进行质控检测，保证仪器测量的准确和精确。

5. 测定前要充分混匀血样，尤其从冰箱中取出的样本，要记录并输入采集血样时的一些条件，如 FiO_2、体温，尤其体温对检测结果影响非常大。

（三）结果解读

要正确解读一份血气报告，两点非常重要：①正确理解每一项参数指标的正常值及意义（表 1-14）；②熟悉理解采样时患者的病情，只有紧密结合病情才能更快，更准确地评估异常值的意义及指导处理措施。下面重点介绍各种参数的正常值及意义、酸碱及代谢失衡的判定。

1. 氧合状态的指标

（1）PO_2（氧分压）：PO_2 是指血液中物理溶解氧的张力，在一个大气压下，正常体内物理溶解的氧 100ml 血液中仅占 0.3ml，因此体内氧的需要实际上主要依赖 Hb 化学结合的氧 HbO_2 提供。

PaO_2（动脉血氧分压），指在海平面呼吸空气（21％的氧）时的 PaO_2，正常值为 10.67～13.3kPa（80～100mmHg），PaO_2 低于 10.67kPa（80mmHg）即为缺氧。随着年龄增长，PaO_2 有进行性下降趋势。PaO_2 下降常见原因：吸入氧浓度（FiO_2）过低、肺泡通气量不足、肺泡弥散功能障碍、肺内分流增加或通气血流比例失调等。

表 1-14　常用血气分析指标

指　标	定　义	正常值	意　义
酸碱度(pH)	血液中 H^+ 浓度的负对数	7.35～7.45	<7.35 失代偿性酸中毒；>7.45 失代偿性碱中毒 7.35～7.45 正常或代偿型酸碱中毒
二氧化碳分压(PCO_2)	溶解在血浆中的 CO_2 分子所产生的压力	4.66～6.0kPa (35～45mmHg)	反映肺泡 PCO_2 值，PCO_2 增高示肺通气不足(原发或继发)，CO_2 潴留；PCO_2 降低示肺通气过度(原发或继发)，CO_2 排出过多
氧分压(PO_2)	溶解在血浆中的 O_2 分子所产生的压力	9.98～13.30kPa (80～100mmHg)	判断缺氧程度及呼吸功能，<7.3kPa 示呼吸功能衰竭与氧含量、氧容量有密切关系的一项参数
缓冲碱(BB)	血液中一切具有缓冲作用的碱性物质的总和，也即血液中具有缓冲作用的负离子的总量	45～55mmol/L	BB 降低为代谢性酸中毒或呼吸性碱中毒，BB 增高为代谢性碱中毒或呼吸性酸中毒，BB 降低而 AB 正常则提示 Hb 或血浆蛋白含量降低
碱剩余(BE)	在标准条件下，即 38℃、$PaCO_2$ 5.32kPa(40mmHg)、血红蛋白 150g/L 和氧饱和度 100%的情况下，用酸或碱将 1L 全血或血浆滴定到 pH 7.40 时所用酸或碱的 mmol 数	±3	BE 为正值，表示 BB 增高，为代谢性碱中毒；BE 为负值，表示 BB 降低，为代谢性酸中毒或呼吸性酸碱中毒，因代偿关系，BE 也可能升高或降低
标准碳酸氢盐(SB)	经过标准条件下，即 38℃，血红蛋白氧饱和度为 100%、$PaCO_2$ 5.32kPa(40mmHg)的气体平衡后测得的血浆 HCO_3^- 浓度	22.0～27.0mmol/L	表示血液 HCO_3^- 的储备量，SB 增高示代谢性碱中毒；SB 降低为代谢性酸中毒，血液实测 HCO_3^- 量，AB>SB 为呼吸性酸中毒，AB<SB 为呼吸性碱中毒，AB 增高和 SB 增高为代偿型碱中毒；AB 降低和 SB 降低为代偿型酸中毒
实际碳酸氢盐(AB)	AB 是指隔绝空气的血液标本，在实际 $PaCO_2$ 和血氧饱和度的条件下测得的 HCO_3^- 浓度	22.0～27.0mmol/L	
阴离子间隙(AG)	血浆中未测定的阴离子减去未测定的阳离子的差值	12±4mmol/L	AG 增高是代谢性酸中毒，AG 正常的酸中毒可见于高氯性代谢性酸中毒

PvO_2(混合静脉血氧分压)：正常范围 5.33～8.0kPa(40～60mmHg)，反映组织细胞的呼吸功能，<5.33kPa(40mmHg)提示组织摄氧增加，<4.0kPa(30mmHg)提示细

胞缺氧。

$Pa\text{-}vO_2$(动-静脉氧分压差):正常人吸入空气时是2.67～8.0kPa(20～60mmHg)反映组织对氧的利用能力,差值增大说明组织摄氧能力增加,差值小说明组织摄氧能力受到损害。

(2) SO_2(氧饱和度):SO_2 指血液在一定的 PO_2 下,HbO_2 占全部Hb的百分比值,每克Hb的氧达到饱和时可结合氧1.39ml。

SaO_2 与 PO_2 之间呈"S"型的氧离解曲线关系,SaO_2 仅仅表示血浆内氧与血红蛋白结合的比例,多数情况下也作为缺氧和低氧血症的客观指标,但与 PaO_2 不同的是它在某些情况下并不能完全反映机体缺氧的情况,尤其是当合并贫血或血红蛋白减低时,此时 SaO_2 可能正常,但机体仍可能存在一定程度的缺氧,对曲线上两个"拐点"的理解非常重要,一是当 PaO_2 达到一定值时,所有血红蛋白均饱和,SaO_2 达100%,此时 PaO_2 继续增加,SaO_2 只能为100%。反之,SaO_2 从100%降至97%时,PaO_2 可能会有很大变化,由于 PaO_2 和 FiO_2 有直接关系,理解此点对理解呼吸机治疗低氧血症时调整 FiO_2 及避免氧中毒有指导意义。二是 P_{50},即血液pH为7.40、$PaCO_2$ 为5.33kPa(40mmHg)、温度为37℃条件下,SaO_2 为50%时的 PaO_2 值,正常值为3.5kPa(26.3mmHg),P_{50} 实际反映的是氧与Hb的亲和力状况,许多因素可对其产生影响,使曲线发生所谓"左移或右移",即氧与Hb的结合与解离能力,直接影响 O_2 的运输和释放从而影响组织氧供。其中pH升高,PCO_2 下降,体温降低,2,3-DPG减少均可使 P_{50} 下降,即曲线左移,Hb和 O_2 亲和力增加,Hb易结合氧但在组织末梢不易释放 O_2,上述因素发生相反变化,则可使 P_{50} 升高,即曲线右移,Hb与 O_2 的亲和力下降,影响Hb携 O_2 能力。

(3) 氧含量(O_2CT):是指每100ml血液内所含的氧的毫升数,包括了物理溶解在血液内的氧和以化学结合形式存在的氧。$O_2CT(\%)=SaO_2\times Hb(g\%\times 1.34+PaO_2\times 0.03$[氧的溶解系数]),正常值18～21ml%。意义:能真实反映动脉血液内氧的含量。是较可靠的诊断缺氧和低氧血症的客观指标,O_2CT 下降提示缺氧或低氧血症。

(4) $D_{(A-a)}O_2$(肺泡-动脉氧分压差):$D_{(A-a)}O_2=P_AO_2-PaO_2$ 是一项换气功能的指标,正常值2.0～4.0kPa(15～30mmHg),主要反映有无静脉血掺杂,即静-动脉分流(Qs/Qt),肺内Qs/Qt增加常是低氧血症的重要原因之一。$D_{(A-a)}O_2>2.0$kPa(30mmHg)即提示有分流。另一重要原因即为肺泡弥散功能障碍,如ARDS。

2. 酸碱平衡指标

(1) pH:血液酸碱度(pH)是指血浆中 H^+ 浓度的负对数值,是反映人体酸碱状况的重要指标,受呼吸成分和代谢成分双重影响。正常范围7.35～7.45,<7.35属酸中毒,>7.45属碱中毒。

(2) PCO_2(二氧化碳分压):PCO_2 是指物理溶解在血浆中的二氧化碳能力,由于二氧化碳分子具有很强的弥散能力,因此动脉血 PCO_2 基本反映了肺泡的 PCO_2,正常值为5.33kPa(40mmHg)[4.07～6.01kPa/35～45mmHg]。$PaCO_2$ 与肺泡通气功能密切相关,是反映呼吸性酸碱平稳的重要指标。<4.67kPa(35mmHg)为低碳酸血症,反映通气过度。>6.0kPa(45mmHg)为高碳酸血症,反映通气不足。

(3) CO_2 结合力(CO_2 C.P.):指血浆中 HCO_3^- 中所含的 CO_2 含量,即化合状态下

的 CO_2，实际上是代表 HCO_3^- 的含量，正常值 50～70vol%或 23～31mmol/L，CO_2C.P 代表的是血中 HCO_3^- 的含量变化而非 CO_2 的含量。

(4) CO_2 总量(T-CO_2)：指血浆中以化合与游离状态下存在的 CO_2 总量，其中物理方式存在的 CO_2 仅为 1.2mmol/L(0.33×40mmHg＝1.2mmol/L)，其余绝大部分以结合状态下存在的 CO_2 约 24mmol/L，因此，T-CO_2 也主要代表 HCO_3^- 的含量。

(5) HCO_3^- 碳酸氢根分 SB(标准碳酸氢根)和 AB(实际碳酸氢根)：SB 指在隔绝空气的全血标本，在 37℃，PCO_2 为 40mmHg、血红蛋白完全氧合的条件下所测得的血浆 HCO_3^- 含量，后者指实际测得的人体血浆的 HCO_3^- 值，正常值 22～27mmol/L，SB 与 AB 代表体内 HCO_3^- 含量，SB 不包括呼吸因素影响，仅反映代谢因素，不能反映体内 HCO_3^- 的真实含量，而 AB 则受呼吸因素影响，反映体内 HCO_3^- 的真实含量。AB 与 SB 的差值反映呼吸对酸碱平衡影响的程度。①AB＞SB 提示呼吸性酸中毒，AB＜SB 提示呼吸性碱中毒；②AB＝SB，均低于正常值时，提示失代偿性代谢性酸中毒；③当 AB＝SB，但均高于正常值时，提示失代偿性代谢性碱中毒。

(6) 缓冲碱(BB)：是血液中所有缓冲碱的总和，包括 HCO_3^-，B^- 蛋白质，Hb^-，HPO_4^- 等，正常值 50mmol/L。碱剩余或碱储备(BE)，表示体内碱储备的增加或减少，是判断代谢性酸碱失衡的重要指标。正常值 2.5～3mmol/L。

(7) 阴离子间隙：指血浆中非常规测定的阴离子量，包括各种有机酸，是根据血浆中可测定的主要阳离子与可测定的主要阴离子数目的差别计算而来。即 $AG=(Na^+ + K^+)-(HCO_3^- + Cl^-)$，正常值 8～16mmol/L，主要用于鉴别代谢性酸中毒的类型，识别混合性酸碱失衡，尤其三重性酸碱失衡具有临床意义。

3. 临床意义

(1) 通过氧合指标判断低氧血症和呼吸衰竭类型：根据 PaO_2 和 SaO_2，低氧血症分级：轻度：PaO_2 6.7～8.0kPa(50～60mmHg)，SaO_2＞80%；中度：PaO_2 5.33～6.7kPa(40～50mmHg)，SaO_2 60%～80%；重度：PaO_2＜5.33kPa(40mmHg)，SaO_2＜60%。

结合 CO_2 进一步明确呼吸衰竭类型：Ⅰ型：PaO_2＜8.0kPa(60mmHg)，PCO_2 正常或降低；Ⅱ型：PaO_2＜8.0kPa(60mmHg)伴 PCO_2 升高＞6.7kPa(50mmHg)。

(2) 通过酸碱指标判断酸碱失衡性质及程度：通过一份血气分析报告，在酸碱平衡方面我们要解决以下几个问题：①是否有酸碱平衡紊乱？②何种类型？③有无代偿？

1) 酸中毒和碱中毒：通常可由 pH 值确定是酸中毒或碱中毒。正常 pH＝7.35～7.45。

pH＜7.35 指示为酸中毒：PCO_2＞44mmHg 指示为原发性呼吸性酸中毒，HCO_3^-＜22mmol/L 指示为原发性代谢性酸中毒。

pH＞7.45 指示为碱中毒：PCO_2＜36mmHg 指示为原发性呼吸性碱中毒，HCO_3＞26mmol/L 指示为原发性代谢性碱中毒。

2) 代谢紊乱

A. 特点：原发改变为 HCO_3^-；pH 和 PCO_2 出现同方向改变。

B. 代谢性碱中毒时，pH 值升高。

C. 代谢性酸中毒时，pH 值降低，阴离子间隙正常或增大(取决于基础疾病)。

D. 合并呼吸紊乱：代谢性酸中毒，预期 $PCO_2=1.5\times HCO_3^-+8(\pm2)$；代谢性碱中

毒，预期 $PCO_2 = 0.7 \times HCO_3 + 20(\pm 1.5)$；若 PCO_2 高于预期值，则同时存在原发性呼吸性酸中毒；若 PCO_2 低于预期值，则同时存在原发性呼吸性碱中毒。

3）呼吸紊乱

A. 特点：原发改变为 PCO_2；pH 和 HCO_3^- 出现反方向改变。

B. 呼吸性酸中毒，pH＞7.45，PCO_2＞40mmHg；在急性失代偿性呼吸性酸中毒时，PCO_2 每改变 1mmHg，pH 改变 0.008U；在慢性代偿性呼吸性酸中毒时，PCO_2 每改变 1mmHg，pH 改变 0.003U。

C. 呼吸性碱中毒，pH＜7.40，PCO_2＜40mmHg；在急性失代偿性呼吸性碱中毒时，PCO_2 每改变 1mmHg，pH 改变 0.008U；在慢性代偿性呼吸性碱中毒时，PCO_2 每改变 1mmHg，pH 改变 0.017U。

D. 合并代谢性紊乱：pH 改变低于计算值，即同时合并存在原发性代谢性酸中毒；pH 改变高于计算值，即同时合并存在原发性代谢性碱中毒。

4）混合性紊乱：pH 正常但 HCO_3^- 和（或）PCO_2 不正常指示为混合性紊乱。需要结合临床实际情况进行分析判断。

5）代偿：机体酸碱失衡时，来自血液和组织细胞内的缓冲系统，如 H_2CO_3/Na_2HCO_3、NaH_2PO_4/Na_2HPO_4、HPr/Pr^-、HHb/Hb、$HHbO_2/HbO_2$ 等迅速启动，从而使 pH 值趋于正常。另外还可通过肺和肾两种机制进行代偿，肺代偿较快，而肾代偿较慢。若无外源机制一般不可能达到代偿过度。对原发性代谢性紊乱的代偿是呼吸改变（PCO_2 变化），对原发性呼吸性紊乱的代偿是代谢性改变（HCO_3 变化）。

五、酸碱失衡的治疗

目前认为凡能释放 H^+ 的物质称为酸，凡能接受 H^+ 的物质称为碱，因此酸碱平衡的实质就是体液$[H^+]$的平衡。酸碱平衡由呼吸和代谢两个部分组成，机体新陈代谢可产生两种酸：呼吸酸和代谢酸。酸碱平衡与机体的呼吸、代谢状态以及肺、肾功能有着直接的关系。

呼吸酸为 H_2CO_3：$CO_2 + H_2O \Longleftrightarrow H_2CO_3 \Longleftrightarrow H^+ + HCO_3^-$。

代谢酸一般来自氨基酸、脂肪和碳水化合物的中间代谢产物，由肾脏排出。

正常人体不断的摄取和生成酸、碱性物质，但血液 pH 值却是相对恒定的。这是因为人体内存在包括血液缓冲系统、以及来自组织细胞、肺脏和肾脏的精细酸碱平衡调节机制。

酸碱失衡基本类型四种：呼吸性酸中毒、呼吸性碱中毒，代谢性酸中毒、代谢性碱中毒，即单纯性酸碱失衡，一旦发生，机体常常会通过体内调节引发继发性改变从而代偿或部分代偿原发酸碱失衡，当内源性机制不足以代偿时则可引起更严重的酸碱失衡状态。

（一）酸碱失衡的监测及治疗原则

判断人体的酸碱平衡状态，特别是确定酸碱紊乱的性质和程度，是提供临床诊断和治疗的依据。但酸碱失衡的变化只是临床疾病的一些伴随改变，不是独立的疾病，因此，在临床实际工作中，掌握原发病特点及加强对重要脏器功能的监测，如呼吸、循环、

肝、肾功能和血气、电解质、尿量等，结合反映呼吸因素的指标和反映代谢因素的指标，才能做出准确判断。

酸碱失衡的治疗原则：①积极治疗原发病。酸碱失衡多继发于某种原发疾病基础上，因此，只有去除病因，才能使酸碱失衡得到彻底纠正。②纠正水和电解质紊乱。酸碱失衡常伴有细胞内外离子的交换和转移，尤其引起重要脏器功能障碍时可引起严重水、电解质紊乱，而水、电解质的平衡是维持脏器功能正常的基本保障，脏器功能正常又是保证代谢正常的前提，由此可见，水、电解质紊乱常是酸碱失衡的直接诱因，两者互为因果，相互影响。因此，治疗酸碱失衡时，一定要同时监测水、电解质状态并及时加以纠正。③在监测条件下，适量补充酸碱剂。④呼吸性酸碱失衡以解除原发因素和改善通气功能为主；代谢性酸碱失衡以纠正循环和电解质，维持脏器功能正常为主；复合型酸碱失衡则应仔细分析原发病，抓住主要矛盾，根据相关监测指标和临床表现相应调整治疗措施，不宜急于求成。

（二）酸碱失衡临床表现及治疗

1. 酸中毒

（1）代谢性酸中毒：其特征是血浆 HCO_3^- 浓度原发性减少，主要见于两种情况：①H^+ 产生增多和（或）排出受阻并积聚时。前者主要发生在组织血流减少（如休克、心力衰竭）、缺氧以及代谢障碍时，后者见于肾功能不全或衰竭。②HCO_3^- 丢失过多，例如肠瘘、肠液丢失过多以及急性腹泻时。一般根据阴离子间隙（AG）分为三类：正常AG代谢性酸中毒：多由胃肠道或肾脏丢失富含碳酸氢盐的液体所致，多见于以下情况：醛固酮缺乏、高渗性非酮症昏迷、乙酰唑胺应用、肾小管酸中毒、腹泻、输尿管乙状结肠造口吻合术、回肠造口术、胰漏；高AG代谢性酸中毒多见于：服用了甲醇、乙醇或乙二醇、尿毒症、糖尿病酮症酸中毒、铁、乳酸酸中毒、使用了水杨酸盐、饥饿等。

临床表现：代谢性酸中毒患者常有乏力、疲倦、肌肉软弱、感觉迟钝、反应迟缓等症状，严重可出现嗜睡和昏迷。酸中毒可使大量毛细血管网开放，回心血量减少；干扰心肌收缩机制，降低心肌收缩力；酸中毒时细胞内外离子发生转移可形成高钾血症，严重高钾血症可引起心脏传导阻滞、甚至发展为心室纤颤和心跳骤停。因此酸中毒患者常出现心功能障碍和心律失常，而且容易伴有低血压甚至休克。

治疗措施：纠正基础紊乱；若为轻到中度代谢性酸中毒，则不需立即处理，在循环稳定、肾功能好的情况下，通过体内机制多能自行纠正；若 pH＜7.20 或 HCO_3^-＜15mmol/L，则一次用碳酸氢钠纠正碱缺失的一半：HCO_3 需要量＝0.4×体重(kg)×(25－HCO_3 测定值)，剩余部分根据病情和血气结果酌情补充。

（2）呼吸性酸中毒：其特征是体内 CO_2 潴留，血浆 H_2CO_3 浓度原发性增高。

呼吸性酸中毒的主要原因是肺泡有效通气量不足，此时体内 CO_2 蓄积，$PaCO_2$ 升高。可见于呼吸中枢高度抑制、呼吸肌麻痹、呼吸道阻塞、胸廓及胸腔疾患、广泛的肺组织病变及 CO_2 吸入过多等情况。

临床表现：呼吸性酸中毒时，中枢神经系统的功能障碍要比代谢性酸中毒时更为显著，患者早期常有持续头痛，稍久后可出现精神错乱、震颤、谵妄、嗜睡甚至昏迷，典型的病例是肺性脑病。酸中毒最常见的病因是肺和呼吸道的感染，而在此情况下也最容易合并感染性休克，酸中毒对微循环的扩张效应对此具有促进作用；酸中毒对心肌有直接

损害，并能抑制心肌收缩功能，造成心排量降低。

治疗措施：主要可通过以下方式改进肺泡通气：供氧、积极排痰等、治疗肺炎、给予支气管扩张剂、祛除阻塞、机械通气。

2. 碱中毒

(1) 代谢性碱中毒：其特征是血浆 HCO_3^- 浓度原发性增高，可发生在 H^+ 丢失过多和(或)HCO_3^- 增多时。

临床表现：碱中毒时，氧解离曲线左移，此时虽然氧含量正常，但由于血红蛋白不易向组织中释放氧气，组织可发生缺氧，而脑组织对缺氧敏感，耐受能力差，容易出现功能障碍；与酸中毒时相反，碱中毒时γ氨基丁酸生成减少而分解增强，因此出现中枢神经系统兴奋的症状。严重的代谢性碱中毒时，患者可有烦躁不安、精神错乱及谵妄等症状。急性碱中毒时，最常见的症状是手足抽搦、面部和肢体肌肉抽动，严重者可有癫痫样发作。

治疗措施：治疗基础疾病；用生理盐水纠正低血容量；纠正低钾血症；给予乙酰唑胺用以抑制碳酸酐酶从而限制碳酸氢盐回吸收及合成的作用；若存在氯缺失，则可用0.1N盐酸溶液补给氯：氯缺失量＝0.4×体重(kg)×(100－Cl测定值)；长期使用胃肠减压及引流装置者需要使用抑酸药减少胃酸分泌；适当补钾；对容量过负荷且对乙酰唑胺治疗无反应者可用含氯液进行持续血液滤过(CAVH)。

(2) 呼吸性碱中毒：其特征是血浆 H_2CO_3 浓度原发性降低。

临床表现：急性呼吸性碱中毒时，患者常有头痛、头晕、易激动等症状，严重者甚至意识不清，这些症状可能与低碳酸血症时引起的脑血管收缩、脑血流量减少有关。呼吸性碱中毒的发展过程比较快、因而出现神经肌肉应激性增高的症状也比较多见，症状和代谢性碱中毒时相似，但程度较轻。

治疗措施：令患者安静；重呼吸二氧化碳；治疗基础疾病；必要时给予镇静剂；使用机械通气。

3. 复合型酸碱失衡　指两种和(或)多种单纯性酸碱失衡同时存在的情况。临床表现不一。主要应区分其中引起失衡的原发性的改变和代偿性改变。以纠正原发病因和原发改变为主。

(朱正华)

参考文献

1. Hall JB, Schmidt GA, Wood LH. Principles of critical. Second edition. 西安：世界图书出版公司，1998
2. Tobin MJ. Principles and practice of intensive care mornitoring. First edition. 西安：世界图书出版公司，1998
3. Spector SA, Coppola CP, Bell RL. Critical care. Lippincott Williams & Wilkins, Philadephia, USA, 1999
4. Hurford WE. Critical care handbook of the Massachusetts General Hospital. Lippincott Williams & Wilkins, Philadephia, USA, 2000
5. Hurford WE, Bailin MT, Davison JK. Clinical anesthesia procedures of the Massachusetts General Hospital. Lippincott Williams & Wilkins, Philadephia, USA, 1998

6. 薛富善.现代呼吸管理学:麻醉与危重症治疗关键技术.郑州:郑州大学出版社,2007
7. 宋志芳.现代呼吸肌治疗学.北京:人民军医出版社,1999
8. 俞森洋.危重病监护治疗学.北京:北京医科大学中国协和医科大学联合出版社,1996
9. 佘守章.临床监测学.广州:广东科技出版社,1997
10. 庄心良,曾因明,陈伯銮.现代麻醉学.第三版,北京:人民卫生出版社,2003

第二章 循环系统

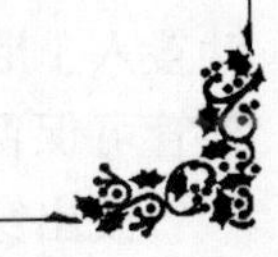

第一节 常用治疗技术

一、心包穿刺术

心包穿刺术(pericardiocentesis)是将穿刺针和/或引流导管置入心包腔,抽吸心包积液用于诊断和治疗的方法。

(一) 适应证

心包穿刺的适应证包括:病人出现心包填塞症状;大量心包积液压迫其他器官(如气管、肺脏);需要明确心包积液的病因;化脓性心包炎需行心包积液引流;需行心包腔注射药物进行治疗。

(二) 手术方法

1. 术前准备　术前应对病人询问病史、进行必要的检查(包括体格检查、实验室检查、心电图、胸部X线);应进行超声心动图检查,以确认存在心包积液并确定穿刺部位;应向病人解释操作目的和步骤,并签署知情同意书。

准备穿刺用品,包括消毒治疗盘、无菌心包穿刺包(内有心包穿刺针和/或心包引流导管,5ml、10ml、50ml注射器,7号针头,血管钳,洞巾,纱布等)及其他用品(如局麻药,无菌手套,标本采集试管,液体收集瓶等);准备心电监护仪、测压计(用于测定心包腔压)、抢救药品、心脏除颤器和人工呼吸器。

开放静脉通路,监测心电图、血压,必要时给予镇静剂。

2. 操作方法　病人取头高30°~45°半坐位。皮肤常规消毒、麻醉;检查器械是否正常完好。穿刺针尾接三通,三通尾端接注射器(抽有1%利多卡因),三通侧孔接换能器,穿刺针尾的金属部分连接消毒的心电图电极(V1导联)。

穿刺部位:①胸骨下穿刺:取胸骨剑突与左肋弓交点处为穿刺点,穿刺针与腹壁成30°~45°角,针刺向上、后、内方向缓慢推进,边进针边抽吸并注射利多卡因,直至吸出液体;②心前区穿刺:于左侧第5肋间隙、心浊音界左缘向内1~2cm处,沿第6肋上缘向内向后指向脊柱进针。

当针尖触及心肌时会出现ST段抬高(触及心室肌)或PR段抬高(触及心房肌)。如果心电图出现ST段或PR段抬高但未回吸到液体,可保持负压缓慢退针,然后改变方向再缓慢进针,直至吸到液体。

如果回吸到血性液体,透视下可注入少量造影剂,显示出心脏轮廓说明针头在心包腔,造影剂很快消失说明针头在心腔内;超声引导下可注入少量生理盐水,显示出心包

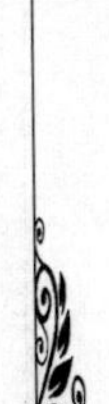

间隙说明针头在心包腔，否则说明针头在心腔内。

抽出液体后固定针头，由助手协助将心包腔内液体基本抽尽；或穿刺成功后经穿刺针置入J形引导钢丝，然后撤出穿刺针置入导管，经导管抽吸心包积液。通常心包引流导管可保留24小时，导管留置时间过长会增加感染机会。

拔出穿刺针或引流导管，局部盖以纱布、胶布固定。

抽出液体根据需要分别作细菌学、生化学和细胞学检查。

3. 注意事项

(1) 在心电图、血压监测下进行，发现异常及时处理或停止操作。

(2) 穿刺过程中病人不要咳嗽或深呼吸。

(3) 抽液过程中应注意随时夹闭胶管，以免空气进入心包腔，抽液速度要慢，首次抽液量不超过500ml。为减轻急性心包填塞症状，可抽500～1000ml，抽液时多过快可导致心脏急性扩张或回心血量过多而引起肺水肿。

(4) 如留置心包引流管，应注意保持导管通畅。

(5) 术后静卧，定期监测血压、心率，定期检查穿刺或留置导管部位有无感染征象。如术后数日内病人出现持续出血、突发眩晕、呼吸困难或胸痛等应立即进行检查、处理。

(三) 并发症及禁忌证

心包穿刺的并发症包括：冠状动脉撕裂、冠状静脉撕裂、心包填塞、急性左心室衰竭伴肺水肿、任一心腔刺伤或撕裂、出血、心律失常、低血压、气胸和肺水肿等。

心包穿刺的禁忌证包括：心脏破裂、主动脉夹层、穿刺部位皮肤感染和严重凝血功能障碍。

二、主动脉气囊反搏术

主动脉气囊反搏术(intra-aortic balloon pump counterpulsation, IABP)是严重心脏病病人最常用的循环辅助治疗手段。其基本工作原理是在心脏舒张早期使位于降主动脉内的气囊充气，推动相应容积的血液，以增加动脉舒张压和冠脉灌注压；在心脏收缩开始前使气囊放气，造成主动脉压的迅速下降，从而降低左室后负荷和心肌氧耗量(图2-1)。

(一) 适应证

见表2-1。需要强调的是在大多数情况下IABP并不是最终的治疗措施，而只是提供循环辅助，以便病人能在稳定的状态下接受进一步的诊断与治疗。

(二) 手术方法

1. IAB导管的置入　早期的IAB置入需经过手术，即在腹股沟部作一切口暴露并游离股动脉，将一段人工血管以端-侧方式吻合于股动脉主干，然后经人工血管置入气囊；拔除IAB时需要进行二次手术。1979年以后经皮股动脉穿刺IAB置入法逐渐普及，因该方法简便、实施迅速。以下主要介绍经皮股动脉穿刺IAB置入术。

IAB置入一般在ICU进行，也可在有适当监护设备的治疗室、导管室甚至急诊室进行。

病人的两侧腹股沟均应备皮、消毒，从头到脚均应铺巾。

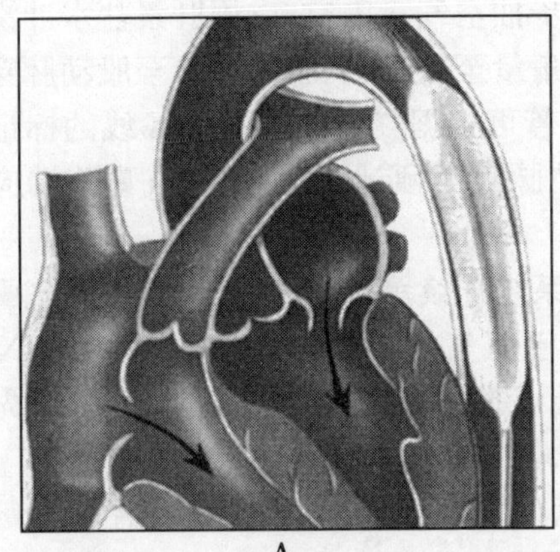
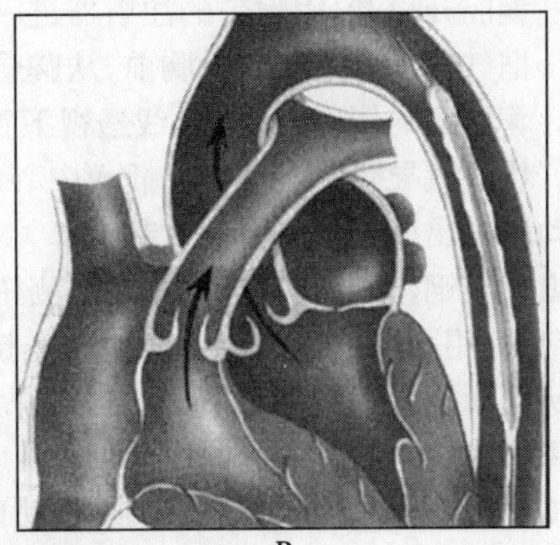

A　　B

图 2-1　降主动脉内反搏球囊的充气与放气

A. 球囊在舒张期充气；B. 球囊在收缩期放气

表 2-1　IABP 的适应证

各种原因引起的左心室衰竭或心源性休克病人	左主干病变
心肌梗死	血流动力不稳定
心肌炎	某些多支病变病人
心肌病	某些拟行血管成形术的急性心梗病人
严重心肌挫伤	经皮冠脉介入治疗失败的病人
感染性休克	接受溶栓治疗的急性心肌梗死病人
药物性	体外循环脱机失败病人
合并机械合并症的急性心肌梗死病人	低心排综合症病人
急性二尖瓣反流	高危病人的术前稳定治疗
室间隔穿孔	某些左室功能差的病人
心肌梗死后心室易激惹病人	某些高危冠脉病变的病人
内科治疗无效的不稳定心绞痛病人	某些临床症状不稳定的病人
药物治疗无效的顽固性心肌缺血	某些出现急性二尖瓣反流的病人
血流动力学不稳定	心脏移植病人的过渡期支持治疗
拟行经皮冠脉介入治疗的高危病人	心肌顿抑(stunned myocardium)病人
左室功能严重障碍	

在腹股沟触摸股动脉搏动，选择搏动较强的一侧以减少血管合并症。动脉入路选择股动脉主干，穿刺点应在腹股沟韧带以下，股动脉分叉之前。穿刺点过高动脉损伤后不易压迫止血，但如穿刺点过低从股动脉分支置入 IAB 则易于造成肢体缺血。

穿刺部位行完善局麻，用套件附带的穿刺针刺入股动脉，置入 J 头引导钢丝至胸部降主动脉，移去穿刺针。如遇引导钢丝置入困难，可在 X 线透视下明确原因(如严重髂动脉粥样硬化狭窄等)；可从对侧股动脉穿刺置管。

将扩张器穿入导管鞘内，沿引导钢丝一同置入股动脉，移去扩张器，留导管鞘(一般为 8Fr)和引导钢丝在股动脉内，把导管鞘固定于皮肤。现在也有无鞘穿刺套件，以减少穿刺点远端肢体缺血的风险。

将气囊导管从包装盒内取出时应严格遵守操作规程以免损伤气囊，把附带的单向

瓣接在气囊腔开口端，用附带的注射器进一步抽空气囊内空气；用肝素盐水冲洗导管的导丝腔。把气囊导管置于病人胸前，从胸骨角量至脐、再从脐拐弯量至股动脉穿刺点的长度为导管置入的深度；如在X线透视下置管可根据气囊顶端不透X线的标记判断插管深度。将气囊导管沿引导钢丝插入中心动脉直至预计深度，此时气囊前端应位于左锁骨下动脉发出以远的降主动脉起始部。

抽出引导钢丝，导丝腔末端接动脉测压系统连续示波中心动脉压；去除气囊腔开口端的单向瓣，用附带的连接导管把气囊连接于氦气桶。导管连接完毕，并经X线胸部透视确认气囊位置正确，即可充盈气囊、开始反搏。如需调整气囊位置，必须先把反搏泵置于暂停模式再调节气囊深度。

反搏开始后应检查左侧桡动脉搏动以确保反搏气囊不会堵塞左锁骨下动脉，检查并记录气囊导管置入侧肢体的远端脉搏。除非存在禁忌证，病人应给予肝素抗凝以减少气囊引起的血栓栓塞。如无明确指征，不必预防性给予抗生素。操作完成后应行X线胸部摄片以确认IABP导管位置的正确，尤其是未行X线透视的病人。

2. IABP的调节　选择气囊充气和放气的合适时间是使病人从气囊反搏中获益的关键。

气囊充气应发生于主动脉瓣关闭后即刻，相当于动脉波形的重搏脉切迹和心电图T波终点附近；气囊放气一般设定在心室收缩前即刻，这样当主动脉瓣开放时气囊已经放气完毕。

时间调节一般在1∶2的反搏模式下进行，以便观察比较有反搏和无反搏时动脉压波形变化。

当反搏的舒张压波形与原有动脉压波形在重搏脉切迹处形成V形曲线、反搏舒张峰压高于未反搏收缩峰压、而反搏舒张末压低于未反搏舒张末压10～15mmHg时，反搏的循环辅助作用最佳(图2-2)。

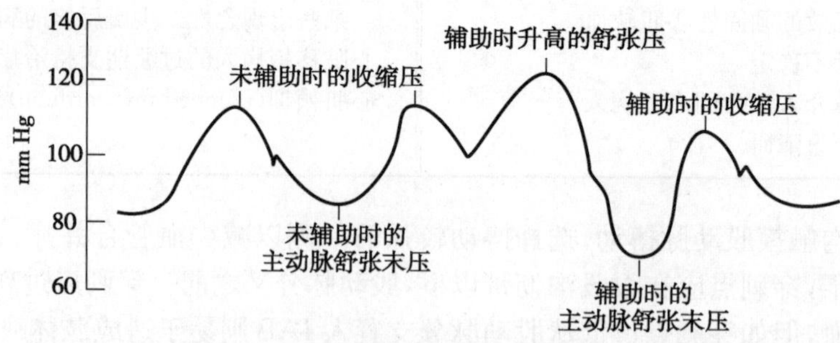

图2-2　正常动脉压波形和主动脉内气囊反搏辅助下的动脉压波形
当反搏的舒张压波形与原有动脉压波形在重搏脉切迹处形成V形曲线、反搏舒张峰压高于未反搏收缩峰压、而反搏舒张末压低于未反搏舒张末压时，反搏的循环辅助作用最佳

不恰当的时间匹配可降低反搏的循环辅助效果，甚至可导致血流动力和心肌功能的恶化(图2-3)。

气囊充气过早：气囊在主动脉瓣关闭前充气会明显增加心室收缩晚期的射血阻力，

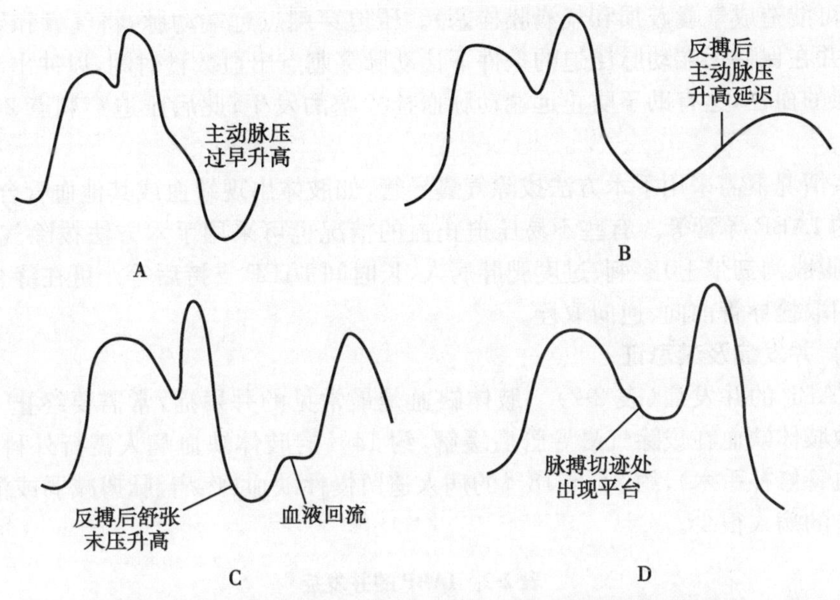

图 2-3　时间匹配不正确时主动脉内气囊反搏的动脉压波形

A. 气囊充气过早，导致心室收缩期后负荷增加和主动脉瓣过早关闭，从而造成每搏量和心输出量的降低；B. 气囊放气过晚，心室被迫克服气囊产生的高舒张压射血，结果造成左室后负荷和心肌氧耗量的明显增加；C. 气囊放气过早，导致动脉舒张压增加，从而增加了左室后负荷；D. 气囊充气过晚，会减弱舒张压升高的作用

造成主动脉瓣过早关闭和左室不全射血，从而导致每搏量和心输出量的降低；气囊充气过早还可导致心肌需氧量增加和血流动力恶化。

气囊放气过晚：如果气囊在主动脉瓣开放后才放气，心室就被迫克服高主动脉压射血，结果造成左室后负荷的明显增加。这可导致心肌耗氧量增加、缺血加重，甚至血流动力的恶化。

气囊放气过早：气囊在心室收缩前过早放气会导致动脉舒张压增加，从而增加了左室后负荷。虽然这种时间匹配的失当不致产生有害作用，但可降低反搏辅助的效果。

气囊充气过晚：气囊在主动脉瓣关闭后才充气会减弱其升高舒张压的作用。这种匹配失当本身也是无害的，但同样降低了反搏辅助的作用。

3. IAB 导管的撤除　病人心脏功能改善后，IABP 循环支持可逐渐撤离，但不能突然停机。为安全起见，病人可使用小剂量血管活性药和正性肌力药，但最好已脱离呼吸机。IABP 的撤机过程如下：

将气囊反搏的比例从 1∶1 减至 1∶2，再减至 1∶4，每次降低反搏比例后应评价病人的血流动力、神经功能状态、心输出量和混合静脉血氧饱和度变化。

当反搏比例减至 1∶4 或 1∶8 而病人情况仍保持稳定后就可停止抗凝药，但仍继续反搏以减少血栓形成的危险；待抗凝药作用减弱安全水平即可停止 IABP 辅助，拔除气囊导管。

拔除气囊导管前应充分抽空气囊内气体，然后将其拔至导管鞘（但不能拔至导管鞘

内，否则可能造成气囊破损和气囊膜栓塞）。压迫穿刺点远端动脉，将气囊和导管鞘一起拔除，并在保持远端动脉压迫的条件下让动脉穿刺点出血数秒时间，以冲出动脉腔内可能存在的血栓，这有助于防止远端动脉血栓栓塞的发生；此后压迫穿刺点 20～40 分钟止血。

有些情况下需采用手术方法拔除气囊导管，如肢体出现缺血或其他血管合并症、手术置入的 IABP 导管等。有些不易压迫止血的情况也可采用手术方法拔除气囊导管，如高位（腹股沟韧带上）穿刺、过度肥胖病人、长时间 IABP 支持后等。可在缝合动脉穿刺点前用取栓导管前向、逆向取栓。

（三）并发症及禁忌证

1．IABP 的并发症（表 2-2） 肢体缺血是最常见的并发症，常需要终止 IABP 治疗。多数肢体缺血在拔除气囊导管后缓解，约 14％的肢体缺血病人需行外科手术（取栓术或血管修补手术），约 2％～18％的病人遗留慢性缺血（疼痛，脉搏减弱或消失），但需行截肢的病人很少。

表 2-2 IABP 的并发症

血管合并症	胆固醇栓塞
肢体缺血——急性或慢性	其他合并症
血栓、栓塞	血小板减少
血肿、出血	感染——表层或深层
假性动脉瘤	溶血
主动脉夹层或穿孔	气囊破裂

其他血管并发症包括主动脉破裂或撕裂；主动脉夹层（可导致截瘫）；血肿、出血或假性动脉瘤；局部血栓、远端栓塞、其他部位的栓塞（如小肠栓塞）及胆固醇栓塞等。

有周围血管疾病的病人血管合并症发生率明显增加。胸主动脉粥样硬化斑块显著增加栓塞合并症的危险。其他危险因素包括女性、糖尿病、吸烟史、休克等。大的气囊容积和长时间 IABP 支持也增加合并症的危险。

约半数病人出现血小板数量减少，但一般程度较轻，即使继续反搏仍能维持稳定，拔除气囊导管后可迅速恢复。

气囊破裂发生率约 5％，表现为导管和气腔内出现血液，此时需要即刻拔除导管。

偶有与 IABP 有关的少尿，原因包括主动脉夹层、气囊离肾动脉过近、反搏时间匹配失当导致的低心输出量等。

其他罕见的并发症还有溶血、浅层感染、深层感染、足下垂等。

2．IABP 的禁忌症（表 2-3） 包括绝对禁忌证和相对禁忌证。

在绝对禁忌证中，最主要的是中重度主动脉瓣反流、主动脉夹层动脉瘤和真性主动脉瘤。有主动脉瓣反流时，IABP 产生的舒张压升高会加重反流，可能导致心肌破裂或心梗后假性动脉瘤；在主动脉夹层动脉瘤的病人，IABP 误入假腔充气可能导致主动脉破裂；真性主动脉瘤的病人也存在潜在的破裂危险。绝对禁忌证还包括动脉导管未闭，因反搏会增加左向右分流；以及脑死亡、晚期恶性肿瘤及影响病人存活的其他终末期疾病。

表 2-3 IABP 的禁忌证

绝对禁忌证
主动脉瓣关闭不全
主动脉夹层动脉瘤
主动脉真性动脉瘤
动脉导管未闭
脑死亡
晚期恶性肿瘤
其他影响存活的终末期心脏病
相对禁忌证
严重的双侧周围动脉疾病
双侧股-腘动脉旁路术后
伴动力性左室流出道梗阻的肥厚性心肌病(特发性肥厚性主动脉瓣下狭窄)
脓毒症
出血性疾病

相对禁忌证包括:严重双侧周围血管疾病或双侧股-腘动脉旁路术后的病人,这些病人发生严重外周血管合并症的危险性高;伴发于肥厚性心肌病(特发性主动脉瓣下狭窄)的动力性左室流出道狭窄,因 IABP 导致的后负荷降低可能加重阻塞程度;其他还包括脓毒症、出血倾向等。

三、心律失常治疗技术

上世纪末,心律失常的基础和临床研究都取得了重大进展,随着各种心律失常电生理机制的不断阐明以及诊疗手段和技术的不断改进,治疗对策也发生了重大变化。介入治疗作为主要的非药物治疗方法,已使可治疗的心律失常种类及适应证大为拓宽。特别是其中射频消融术(radiofrequency current catheter ablation,RFCA)、植入型心律转复除颤器(implantable cardioverter defibrillator,ICD)、多部位生理性起搏技术以及其他诊治新技术的应用,对不少心律失常的治疗起了划时代的作用,动摇了外科在室性心律失常、心房纤颤治疗中的地位,突破了药物治疗无法根治的历史。本部分主要介绍心律失常的射频消融治疗技术。

(一) 适应证

射频消融技术治疗心律失常的适应证包括房室结折返性心动过速、房室折返性心动过速、房性心动过速、外科瘢痕相关的房性心律失常、房扑、房颤和室性心动过速等。

(二) 手术方法

1. 术前准备　需要完整的病史和体格检查。基础 ECG 和心动过速发作时的 ECG 对于确定手术方式至关重要。对于偶发或持续时间很短的心动过速,持续心电图记录装置可能有助于发现心动过速发作。记录在自发状态、迷走神经刺激或药物诱发时心动过速的发生和终止,也非常有助于判断心动过速的机制。

手术前需停用所有抗心律失常药物至少 4 个半衰期,以确保术中可诱发快速性心

律失常。在很多情况下，如果折返环可能涉及房室结，也应停用房室结阻滞药。根据情况可能也需停用抗凝药物，停药期间病人可皮下注射低分子肝素或住院静脉给予普通肝素治疗作为过渡。需要经左心途径手术的病人需要全身抗凝治疗，因此绝经前妇女选择手术时机时应当考虑月经周期。

应常规检查全血细胞计数、电解质水平、凝血功能。有甲状腺功能亢进病史的病人应进行甲状腺功能测定，育龄期妇女必要时应检查 β-HCG(human chorionic gonadotropin，人绒毛膜促性腺激素)血清浓度。

2. 麻醉与监护　手术当日病人应禁食。开放静脉通路，以便给予镇静、镇痛药物或作为紧急情况下的给药通路。手术一般在短效苯二氮䓬类药物和麻醉性镇痛药的联合应用下进行，很少需要全身麻醉。但对苯二氮䓬类药物有特异反应的病人、长时间手术病人或拟行室性心动过速消融手术的不稳定病人可能需要全身麻醉。

监护项目包括 12 导联 ECG、无创或有创血压、连续脉搏氧饱和度和呼出气二氧化碳图形监测。整个手术过程中应准备好除颤器并连接好电极，应准备好气管插管和心肺复苏设备。

3. 手术操作　电生理手术一般分为诊断和消融两个阶段。诊断阶段包括开放静脉、多个导管置入心腔以记录心内心电图、快速性心律失常的诱发和标测。一旦定位好快速性心律失常的发生部位，即可开始消融。

快速性心律失常的诊断定位是通过将导管置入心腔内的特定位置以获得来自心脏四腔和希氏束的心内心电图记录。静脉入路一般通过双侧腹股沟的左右股静脉途径。在透视下将 4～6F 导管置入右房和右室，也可定位于三尖瓣下方以获得希氏束心电图。为了获得左房和左室的心电图记录，导管需置入冠状静脉窦，后者在房室沟后方引流静脉血至右房。由于进入冠状静脉窦的角度关系，通过上腔静脉插管更为容易，因此典型的静脉入路为右颈内静脉、左锁骨下静脉或左肘前静脉。但采用可操纵式导管，即使经下腔静脉入路也能可靠地到达冠状静脉窦，因此该种导管目前应用很广。

有时必须直接记录左心心电图，这可通过经右房和房间隔置管或经股动脉和主动脉瓣逆行置管途径实现。在经左心进行心导管操作期间，需给予肝素维持全身抗凝，因为血小板和凝血酶在导管表面的聚集、射频时凝块的形成以及纤溶激活等均可致血栓栓塞风险增高。

一旦诊断导管到位，可启动程序电刺激以诱发和研究快速性心律失常。有时需要静脉给予阿托品或异丙肾上腺素来调节自主神经系统以诱发快速性心律失常。特殊的起搏操作可触发和评估各种快速性心律失常的机制。一旦确定最佳消融点，即可操作消融导管定位于靶点进行射频消融。这些导管具有许多不同的弯曲度以便于操作。有时也用特殊形状的长血管鞘来引导导管。消融能量到达靶点后，可尝试再次诱发心动过速。

手术结束后，拔除所有导管和鞘管，并用手压迫止血。若病人在手术时进行了肝素化，鞘管的拔除应在抗凝逆转肝素作用后进行。病人需卧床休息 4h 以上。这段恢复期应监测病人的血流动力学状况和苏醒情况，评估穿刺点有无出血。病人可在手术当日回家或住院观察过夜。除非为了评估并发症，否则不需常规随访。病人应服用阿司匹

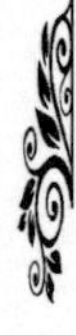

林 4～6 周，以减少由于消融心肌表面血栓形成(特别是行左心消融的病人)所致血栓栓塞事件的风险。

(三) 并发症

在决定实施射频消融前，应针对每个病人的情况权衡手术的风险和获益。大部分快速性心律失常虽然可引起许多症状，但血流动力通常是稳定的，并不对生命构成威胁。因此在给病人实施手术前，应熟知射频消融技术的潜在并发症。

并发症可分为穿刺相关并发症、心内导管操作相关并发症和消融相关并发症。

1. 穿刺相关并发症　包括疼痛、麻醉和镇静所致的药物不良反应、感染、血栓性静脉炎以及穿刺点出血等。与出血相关的并发症有血肿或动静脉瘘形成。穿刺还可导致动脉损伤和夹层形成，可发生导致体循环或肺循环栓塞，最严重的可导致一过性脑缺血发作或脑卒中。

2. 心内导管操作相关并发症　此类并发症可能对生命更具威胁性。包括心腔或冠状窦损伤导致心肌梗死、心脏破裂、心包积血、心包填塞。程序性电刺激可导致危及生命的快速性心律失常，如室性心动过速或室颤。导管操作还可引起一过性或永久性的瓣膜结构损伤，或因机械损伤而导致右或左束支传导阻滞。

3. 消融相关并发症　在心脏结构内进行射频消融也可造成本身固有的一系列风险。意外消融正常传导系统可导致完全性传导阻滞而需置入永久性起搏器。射频操作也可导致心腔或血管结构穿透。冠脉循环的损伤可导致心肌梗死、心力衰竭或心源性休克。有时可发生膈神经麻痹。在左房肺静脉附近消融可引起肺静脉狭窄和肺动脉高压。最后，射频消融所形成的瘢痕可诱发新的快速性心律失常。

四、除颤技术

(一) 适应证

除颤的适应证包括室性心律失常(室性心动过速或室颤)以及由此引起的心脏骤停(无反应、无脉搏病人)。

(二) 手术方法

1. 物品准备

(1) 除颤器:有许多不同的机器/型号，必须熟悉执业所在地的此类装备。

(2) 除颤器手柄:成人型号(直径 8～9cm)用于体重＞10kg 的病人；儿童型号(直径 2.2cm)用于体重＜10kg 的病人。

(3) 电极(自黏电极)。

(4) 导电物质(导电胶、导电糊或盐水棉垫)。

2. 操作技术

(1) 室颤或无脉室性心动过速的猝死/心脏骤停病人应当尽快进行除颤，甚至在心肺复苏(CPR)、给药或进一步气道处理之前即应进行除颤治疗。

(2) 在除颤器准备好之前应实施心肺复苏(CPR)/高级生命支持(ACLS)方案。

(3) 打开除颤器，选择“非同步除颤”模式。

(4) 监护仪选择到“手柄”档。

(5) 放置手柄前应涂抹导电物质(可获得的任何一种)。

(6) 可应用除颤器监测导联线、棉垫或"快速查看"手柄以明确心脏骤停病人的心跳节律。

(7) 除颤手柄放置位置:胸骨手柄位于胸骨上方右侧、锁骨下方;心尖手柄位于腋中线乳头左侧,第五肋间中央。应避免两个手柄并排放于前胸壁。

(8) 监护电极放置位置:白色电极位于右胸锁骨下方;黑色电极位于左胸锁骨下方;红色电极放于左腋中线心尖下方。

(9) 除颤自黏电极位置:可按上述除颤手柄位置放置;或前电极置于胸骨左侧,后电极置于病人背部脊柱左侧(这一技术将心脏夹于两个电极之间)。

(10) 评估心律:确认存在室颤/室性心动过速。若显示直线,调大波幅以排除细颤;若依然显示为直线(已检查监护仪、连接处及病人),将手柄旋转 90°,再次评估心律以确认室颤或无脉室性心动过速。

(11) 选择能量水平并给除颤器充电("充电"按钮可能位于手柄或仪器上)。

(12) 确认所有的设备及人员远离病人后,同时按动手柄(或除颤电极片相关监护仪上)的放电按钮进行除颤。

(13) 再次评估病人,考虑给予药物及进一步处理。

(三) 并发症及禁忌证

1. 并发症　包括以下几个方面:

(1) 软组织损伤,常见于反复除颤后。体表存在液体(体液、药物或静脉输液液体)可引起皮肤和软组织的电弧热烧伤,并由于电流未经胸的短路而导致无效除颤。为了减少这一潜在的并发症,在除颤前应确认皮肤表面的体液或液体已擦拭干净。

(2) 心肌损伤,可能源于除颤所用的电流过大(并非直接的热损伤)。应使用推荐的最低能量水平以减少损伤。

(3) 除颤后心律失常,更常见于长时间室颤及高能量除颤后。应用推荐能量水平早期除颤可减少此类并发症。遵循 ACLS 方案来处理这种心律失常。

(4) 医护人员电击伤,常见于除颤时医护人员仍与病人有接触的情况下,因为前者可成为放电电流的接地通路。当存在硝酸甘油帖片或油膏、可燃气体时或在富氧环境中,除颤可引发起火,后者亦可造成病人或医护人员的损伤。除颤前应确认所有人员均远离病人以避免这些并发症。

2. 禁忌证

(1) 清醒、有反应病人。

(2) 任何存在脉搏的心律失常。

五、临时起搏器

临时心脏起搏是治疗严重心律失常的一种应急而有效的措施,也是心肺复苏的急救手段。对于发生或可能发生严重心动过缓、心脏停搏的病人,临时心脏起搏技术不仅可起到心率支持作用,更重要的是能提供正常或接近正常的血流动力学效应,为心脏疾病病人安全渡过急性期提供了重要的安全保障。麻醉和重症监护医师均应熟悉和掌握

临时心脏起搏器的安置及应用。

（一）适应证

临时心脏起搏的适应证主要分为两类，即急诊适应证（主要与急性心肌梗死有关）和择期适应证。以下分别列出了比较明确的临时心脏起搏适应证（表 2-4）、临时心脏起搏可能有益的情况（表 2-5）和无需临时心脏起搏的情况（表 2-6）。

表 2-4 临时心脏起搏的适应证

急诊适应证
急性心肌梗死
　心搏暂停
　有症状的心动过缓（窦性心动过缓伴低血压或 2 度Ⅰ型房室传导阻滞伴低血压，且阿托品治疗无效）
　双侧束支传导阻滞
　　束支传导阻滞（BBB）交替出现
　　右束支传导阻滞（RBBB）伴交替出现的左前分支阻滞（LAHB）/左后分支阻滞（LPHB）
　新发的或发生时间不确定的双束支传导阻滞伴 1 度房室传导阻滞
　2 度Ⅱ型房室传导阻滞
不伴急性心肌梗死的心动过缓
　心搏暂停
　伴有血流动力波动或休息时有晕厥的 2 度或 3 度房室传导阻滞
　继发于心动过缓的室性快速性心律失常
择期适应症
　进行有可能加重心动过缓的医疗措施期间的支持措施
　接受全身麻醉的下述病人：
　　2 度/3 度房室传导阻滞
　　间断发作的房室传导阻滞
　　1 度房室传导阻滞伴双束支阻滞
　　1 度房室传导阻滞伴左束支阻滞
　心脏手术：
　　主动脉手术
　　三尖瓣手术
　　室间隔缺损修补术
　　原中隔口（ostium primum）修补术
　　少数情况下也考虑用于冠状血管成形术（通常是右侧冠状动脉成形术）
　快速性心律失常的超速抑制治疗

表 2-5 临时心脏起搏可能有益的情况

急性心肌梗死
　右束支传导阻滞（RBBB）伴左前分支阻滞（LAFB）或左后分支阻滞（LPFB）（新发的或发生时间不明的）
　右束支传导阻滞（RBBB）伴 1 度房室传导阻滞
　左束支传导阻滞（LBBB）（新发的或发生时间不明的）
　反复发作的窦性心跳暂停（＞3 秒），且阿托品治疗无效
　持续性室性心动过速，用于心房或心室超速起搏（需经静脉起搏）
急性心肌梗死
　发生时间不明的双侧束支传导阻滞
　新发的或发生时间不明的孤立性右束支传导阻滞（RBBB）

表 2-6　无需临时心脏起搏的情况

急性心肌梗死
1 度房室传导阻滞
2 度Ⅰ型房室传导阻滞且血流动力正常
快速的室性自搏心律
急性心肌梗死之前即已存在的束支或分支传导阻滞
与急性心肌梗死无关的心动过缓
窦房结疾病，不伴有血流动力紊乱或静息时晕厥
2 度Ⅱ型或 3 度房室传导阻滞（持续性或间断出现），不伴有血流动力紊乱、晕厥，或伴有静息时室性快速性心律失常

（二）手术方法

临时心脏起搏的途径包括经静脉心内膜起搏、经胸心外膜起搏、经皮心脏起搏和经食管心脏起搏。临时起搏方式的选择通常取决于当时的情况，如情况紧急、拟进行临时起搏病人的血流动力不稳定，常需要迅速对心血管系统进行干预治疗。例如对于极严重的心动过缓病人，应首选经皮心脏起搏，待病情稳定后可改用经静脉心脏起搏。

1．经静脉心内膜起搏　临时心脏起搏 95％以上采用经静脉途径。

（1）术前准备：所有病人均应在心电监护下进行；此外还应准备好除颤器和急救药品。插管器械包括无菌敷料包、穿刺针、导引钢丝、扩张管、静脉鞘管、起搏电极等。

（2）穿刺途径：包括颈内静脉、颈外静脉、锁骨下静脉、肘静脉、股静脉等。不同入路有其各自的优缺点，包括电极固定的稳定性、病人的舒适程度、并发症的发生率等，应根据操作者的经验和起搏器置入的时间长短进行选择。对于经验较少的操作者，建议选择经右侧颈内静脉途径，因该入路距右心室的路径最直最短，成功率高而并发症少；对于接受或可能接受溶栓治疗的病人，颈外静脉、肘静脉或股静脉是常用穿刺路径；如果病人可能需要植入永久起搏器，则最好避免左侧锁骨下静脉途径，因为这是永久起搏起植入最常用的穿刺点。

（3）穿刺方法：用 16G 或 18G 穿刺针穿刺静脉，静脉后回血通畅后将“J”形引导钢丝置入血管，撤除穿刺针；经导引钢丝置入扩张器和静脉鞘管，退出扩张器和导引钢丝；将起搏电极经鞘管置入。

（4）电极的定位：监测心腔内心电图可指导电极的定位。电极到达右房时呈现巨大 P 波；记录到巨大 QRS 波时表示导管穿过三尖瓣进入右心室；电极接触到心内膜时显示 ST 段呈弓背向上抬高 1.5～3.0mV，这些都是重要的电极定位指标。依起搏时 QRS 波群方向调整电极位置直至出现稳定的起搏图形。①经静脉临时心房起搏：临时心房起搏电极有一个预塑的“J”形曲线，使导线附着于右心房。该类起搏导线需经上腔静脉置入，定位需经 X 线透视确定。②经静脉心室临时起搏：电极置于右心室室尖，采用有气囊的导线更容易置入。电极进入 15～20cm 或右心房后，气囊充气 1.0～1.5ml，电极导线可顺血流导向通过三尖瓣进入右心室。右室心尖部是最稳固的起搏部位，通常起搏与感知阈值较为满意，在体表心电图上产生类左束支传导阻滞及左前分支阻滞的 QRS-T 波群；右室流出道起搏作为心尖部起搏的一种替代选择及补充是可行的及安全的，理论上其血流动力学优于心尖部起搏，起搏的 QRS 波群呈类左束支传导阻滞

型。一般要求起搏阈值应小于1mA(0.5mV),在深呼吸和咳嗽时导管顶端位置应固定不变。

(5) 电极安置到位后,应将导管和鞘管缝合固定在穿刺部位的皮肤处。酒精消毒后局部覆盖无菌纱布包扎。

(6) 起搏电参数调节:①起搏频率:起搏器连续发放脉冲的频率。一般为40~120次/分,通常取60~80次/分为基本频率;②起搏阈值:引起心脏有效收缩的最低电脉冲强度。心室起搏要求电流3~5mA,电压3~6V;③感知灵敏度:起搏器感知P波或R波的能力。心室感知灵敏度值一般为1~3mV。

2. 经胸心外膜起搏　这一途径用于心脏手术后,因为需要直接接触心肌外表面。优质的线形电极由心肌表面置于心肌内,连接头穿出皮肤。当不再需要起搏时,这些电极可轻轻拔除,但是,随着时间延长,他们的导电性能会逐渐衰退,5~10天内将丧失可靠的感知/起搏能力,特别是用于心房内时。

3. 经皮心脏起搏　这种方法由Zoll于1952年最初提出的临时起搏技术发展而来,经改良后更易于临床应用及实施。临床研究也证明了Zoll型无创临时起搏器的有效性,在长达14h的连续起搏期间其成功率为78%~94%,但多数清醒病人在实施时需要镇静。这种方法在病人无法移动或实施经静脉起搏的工作人员未到场的情况下提供了一种过渡手段。经皮起搏电极位置通常为左胸前后位;但如果不成功,或如果需要在体表除颤或在心肺复苏情况下放置电极,则应考虑右胸前-左胸侧位。

4. 经食管心脏起搏　在需行紧急心室起博时推荐应用经食管或经胃食管途径,因为对于清醒病人,该途径可能比经皮途径更易于耐受。将可弯曲电极置于胃底部通过横膈起搏,形成心室刺激的成功率达90%左右。也可进行经食管心房起搏(将电极放置于食管中下段以获得心房夺获),但该途径很少用于紧急状态,因为难以保证电极的稳定性,且对房室传导障碍缺乏保护。

(三) 并发症

临时心脏起搏器的并发症与静脉穿刺、电极在心脏内的机械效应、起搏器电极的电效应、异物存在引发的感染或血栓栓塞有关。并发症发生率为14%~20%,这些病人大部分表现为出现心包摩擦音、电极定位时或感染引发的室性心律失常。

1. 静脉穿刺相关并发症　除了穿刺失败外,与锁骨下穿刺相关的气胸或血胸是最常见的问题,特别对于初学者而言。最容易的规避方法为选择其他途径,锁骨下血管的解剖是变异很大的,尚无明确的可避免气胸或误穿动脉的方法。

2. 电极机械效应相关并发症　对许多病人(特别是急性心肌梗死病人),在右室内放置起搏电极将促发室性异位电活动及少见的长时间室性心律失常。这通常在停止电极操作时好转,偶尔需要撤除或重置电极。更常见的情况是病人在置入电极后立即形成起搏器依赖,使重置电极发生困难。临时起搏电极相对僵硬且细(通常5~6F),这些电极穿刺并偶尔穿透右室壁并不少见。此时通常表现为起搏阈值升高、偶尔出现心包疼痛和心包摩擦音。通常可安全地将电极撤出至右室并重置。少见情况下,这可导致出血引起的心包填塞,偶尔需行紧急手术。在这些情况下重置电极后推荐进行超声心动图。如导管电极插入位置过深,电极靠近膈神经可引发膈肌刺激。病人可有腹部跳动感或引起顽固性呃逆(打嗝),此时可将导管退出少许,症状消失即可。

3. 电极电效应相关并发症　起搏阈值因病人安装起搏器的潜在病理表现而有所不同，此外也受并存药物治疗的影响。初始阈值应予记录，并由相关人员进行每天至少一次的检查和记录。病人应使用至少两倍于初始电压或电流阈值的输出能量进行起搏，如果起搏输出需要超出 5 伏或 10 毫安，应当考虑重置电极。如果起搏突然无效，常规检查与外部信号发生器的连接处、发生器电池，和可能的过度感知（转换成 VOO，固定频率起搏）。若能见到起搏指示灯闪烁但无夺获，则增大输出并考虑重置或置换电极。临时心外膜起搏导线的连接处特别脆弱，容易折断。

4. 感染与栓塞相关并发症　如能仔细注意伤口清洁度，则不需要常规抗生素治疗；但如出现任何感染征象，则需更换起搏导线。如果病人经除股静脉以外的途径进行长时间临时起搏（>7d）或如起搏导线经股静脉放置，则应考虑预防性抗生素治疗。多数感染由表皮葡萄球菌所致，但如经股静脉途径则还需考虑大肠杆菌，后一途径在免疫抑制病人最好避免使用。血栓栓塞可能更常见于经股静脉起搏病人，该途径对溶栓治疗后的病人可能有价值，但应避免长期使用或用于血栓栓塞风险大的病人。

（王东信　张　鸿）

第二节　体液及容量治疗

人体体液可分为细胞内液和细胞外液两大部分，前者是细胞进行生命活动的基质，而后者则是细胞进行新陈代谢的环境。因此，任何因素引起体液质与量的改变，均需要及时予以纠正，才能确保机体脏器功能正常发挥。

危重病人常常由于原发疾病、禁食水、创伤、手术出血、引流等原因，导致血容量、电解质、渗透压和酸碱度等发生不同程度的变化，引起内环境的紊乱，导致氧输送及代谢废物清除障碍，进而影响全身脏器功能状况，因而使病情变得危重而复杂，而且危重病患者常常合并多种病理生理改变，需要许多综合治疗措施同时进行，如抗炎、维持水、电解质和酸碱平衡、营养支持、各脏器功能支持治疗等，因此合理有效地进行容量治疗和管理，对确保治疗措施有效实施，减少并发症，促进病情稳定恢复非常重要。

危重病人容量治疗的主要目的包括：维持有效血容量、维持血浆胶体和晶体渗透压、纠正电解质紊乱、纠正酸碱平衡失调、维持凝血功能的正常，提供充分的能量和营养支持，最终目标是维持内环境稳态，维持组织灌注和细胞氧合，保障各脏器功能正常运转。本节将主要论述其中部分内容，关于酸碱平衡和营养支持内容请查阅其他相关章节。

一、体液分布生理学

人体体液总量及成分占体重的比例与年龄有关，见表 2-7。成年男性总体液量约占体重的 60%（60 岁以上者约占 50%），女性约占 55%（60 岁以上者约占 45.5%），新生儿约占 80%，婴幼儿约占 70%，1～2 岁时约占 65%。其中，细胞内液（intracellular fluid，ICF）约占体重的 30%～40%，主要分布在骨骼肌，青年男性骨骼肌细胞内含水量可达 75%～80%，女性骨骼肌较男性少，因此女性细胞内液比例较男性低。细胞外液

(extracellular fluid，ECF)约占体重的 20%，细胞外液中血浆占 5%，组织间液(又称血管外液，extravascular fluid)占 15%(图 2-4)。

表 2-7 不同年龄体液比例及分布

	新生儿	1 岁	2～10 岁	成人
体液总量	80%	70%	65%	60%
细胞内液	35%	40%	40%	40%
组织间液	40%	25%	20%	15%
血浆	5%	5%	5%	5%

除了血管内液中含血液成分外，细胞内、外液中主要成分为电解质。机体的电解质分为有机电解质(如蛋白质)和无机电解质(无机盐)两部分。其中，细胞外液中 Na^+、Cl^- 及 HCO_3^- 浓度较高；而细胞内液中的主要阳离子为 K^+，其次为 Mg^{2+}，阴离子主要为 HPO_4^{2-} 和蛋白质。血浆中富含白蛋白，故血浆胶体渗透压明显高于组织间液。组织间液的基本成分与血浆相似，只含有少量蛋白质并且不含红细胞，绝大部分的组织间液能迅速与血管内液体或 ICF 进行物质交换，并取得相互平衡，在维持水、电解质平衡方面起重要作用，称为功能性 ECF，另外部分由于不能与血浆或 ICF 进行物质交换，被称为非功能性 ECF。表 2-8 中所列为几种体液主要的电解质含量，可以看出不同体液所含电解质成分并不相同。因此，不同体液丢失可引起不同电解质紊乱，在临床分析中应加以注意。

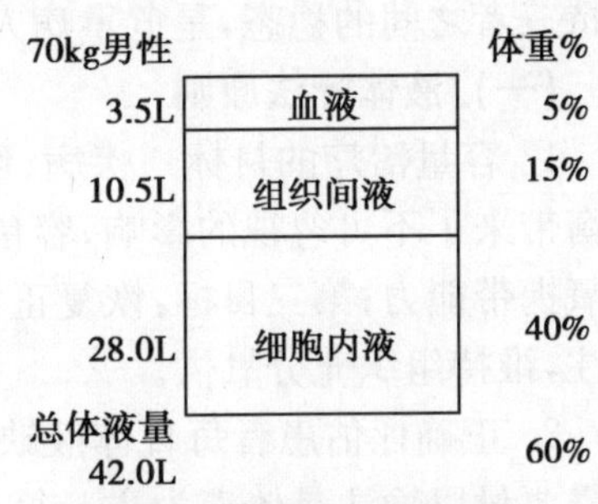

图 2-4 70kg 青年男性体液分布

表 2-8 几种体液主要电解质含量(mmol/L)

	Na^+	K^+	Cl^-	HCO_3^-	24h 丢失量(L)
血浆	142	4.5	103	22～28	—
细胞内液	9	147	3	9	—
唾液	20～60	10～20	15～30	30～50	1～2
胃液	40～100	5～15	15～20	0～15	1.5～2.5
胆汁	130～145	4～6	95～105	20～40	0.1～1
胰液	130～140	4～6	40～75	80～115	1～2
小肠液	130～140	4～6	40～60	80～100	1～3
汗液	40～50	5～10	40～60	—	0.2～1.5

二、容量治疗及静脉输液种类

评估患者每天体液缺失量及确定每天所需摄取的液体总量及成分是危重病治疗过程中医生每天必需完成的第一件任务。由于病情的不同，患者有时需要限制液体，有时

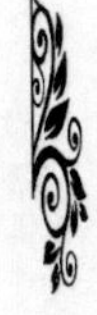

每天液体量可达万余毫升，既往只要患者心、脑、肾、肝、肺等重要脏器受损，液体即显著受限制，有时甚至限制了治疗措施的实施，但显然这些病人的液体耐受能力的确有限，如何避免病人既不出现“干死”(宁少勿多原则)也不出现“涝死”(宁多勿少原则)现象，是容量治疗和管理的重点。近些年来，随着人工脏器替代治疗(如生物肝，各种持续血液净化技术，ECMO，机械通气等)的大量成熟应用及监测技术的不断提高，容量治疗的空间性、精确性、可控性显著提高，“按需补充”将逐渐成为可能。

患者每日生理需要量加上继发体液丢失量即为每天所需液体总量，显性丢失量，如尿液、各种引流液等比较容易确定，但隐性丢失量常常不易判断，如第三间隙的液体转移是很难评估的。但机体的玄妙之处就在于细胞内液、细胞外液(组织间液和血管内液)之间固有的相对平衡性和可交换性。因此，如何合理有效地调控血管内液，并进而维持三者之间的稳态，是危重病人容量治疗的主要内容。

(一) 液体疗法原则

1. 容量治疗的目标　疾病、创伤、手术和麻醉等诸多因素所致的生理改变给体液平衡带来了不可忽视的影响，容量治疗的首要目标：维持循环容量稳定；第二目标：保持血氧携带能力；第三目标：恢复正常凝血状态和内环境稳定；最终目标：保持组织的有效灌注，维持组织充分氧供。

2. 正确评估患者每日体液缺失量、种类及性质，选择合适体液输注。维持正常生理需要量以输注晶体液为主。每日生理需要量的计算可按第一个 10kg 需要量 100ml/kg，第二个 10kg 需要量 50ml/kg，第三及以后的 10kg 需要量 20～25ml/kg 进行。如 60kg 体重患者每日生理需要量：100ml×10＋50ml×10＋25ml×40＝2500ml。

继发体液丢失量包括失血、各种引流夜、尿量等显性缺失量及汗液、胸水、腹水，漏出液等不显性缺失量。

失血量达全身血容量 20％～30％，可输电解质溶液和胶体液，胶体液包括天然胶体(白蛋白等)和人工胶体液，由于天然胶体来源困难、价格较贵，可先考虑给人工胶体如羟乙基淀粉或琥珀明胶；失血量达 40％加输浓缩红细胞；失血量达 60％～70％时再加输新鲜冰冻血浆，以补充凝血因子；失血量达 80％～90％时要考虑输血小板。

漏出液以补充胶体为主，要注意补充蛋白。其他体液缺失补充晶体和/或胶体。

3. 维持循环血容量以胶体液为主，维持功能性细胞外液以晶体液为主，维持正常氧供需要血液中有足够的红细胞，维持凝血状态稳定以补充新鲜冰冻血浆和血小板及特殊凝血因子等为主。

4. 液体输注速度应根据体液丢失多少、缓急及病情演变情况而定，在监测血流动力学和尿量等情况下完成。除了急性大量体液丢失，一般宜按 24 小时匀速分配液体。

(二) 液体种类及特点

临床所用液体主要分为晶体液、胶体液、血液制品等。不同种类成分不同，作用不同，在严密监测下合理选择应用是关键，也是危重病人容量管理的最大特点。

1. 晶体液　晶体液(crystalloid solutions)主要的溶质为葡萄糖或氯化钠。以血浆为参照，晶体液可分为等渗、高渗和低渗溶液。输注晶体液主要调控水和电解质平衡，有一定的扩容效应；但其在血管内滞留时间短、时效短，难以维持有效循环血容量；而且大量晶体液输注易导致组织和细胞水肿，包括脑水肿、肺水肿、肠道水肿等。临床常用

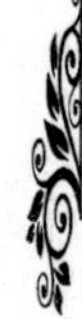

的晶体液见表2-9。

表2-9　常用晶体液的组成和渗透压

溶液	渗透压 (mOsm/L)	Na^+ (mmol/L)	Cl^- (mmol/L)	K^+ (mmol/L)	Ca^{2+} (mmol/L)	葡萄糖 (g/L)	HCO_3^-	乳酸根
5%葡萄糖	252	—	—	—	—	50	—	—
10%葡萄糖	504	—	—	—	—	100	—	—
0.9%氯化钠	308	154	154	—	—	—	—	—
5%葡萄糖盐水		154	154	—	—	50	—	—
林格液	309	147	156	4.0	2.2	—	—	—
平衡盐液		128	110	4.0	2.0			28

(1) 生理盐水：即0.9%的NaCl溶液，等渗等张。其所含Cl^-多于细胞外液，如果持续大容量输注，可导致高氯血症发生。与乳酸林格液相比，生理盐水不含缓冲盐和其他电解质，更加适用于颅脑外伤、高氯性代谢性碱中毒或低钠患者。另外，生理盐水不含K^+，因而适用于高钾血症患者。

(2) 平衡盐液：平衡盐液所含电解质浓度与细胞外液相似，且含有代替HCO_3^-的缓冲系，可中和碳酸。常用的有乳酸林格液，属低张溶液，其中各种成分和离子含量更接近细胞外液，但Na^+含量(131mmol/L)较低；临床上常用于扩容，Hct≥35%时可替代输血，可以降低血液黏稠度、有利于微循环灌注，是液体治疗或复苏时最常选用的含Na^+晶体液。但其乳酸根需要通过肝、肾脏代谢，因此对于肝肾功能减退的患者有增加高乳酸性酸中毒的危险性。大量单独应用时可降低血浆渗透压，故应与其他含Na^+晶体液或胶体液交替或/和同时输注。

(3) 高张盐液：常用制剂有3%、5%、7.5%及高张复方乳酸林格液，其Na^+浓度范围为250～1200mmol/L。这种溶液在临床中应用并不多，可使水从相对低渗的细胞内转移到血管内，Na^+浓度越高，达到满意复苏效果所需容量就越小；不仅输入的水少，还能有效减轻组织水肿。适用于严重低钠，尤其需要限制液体的患者。

(4) 复方乳酸钠山梨醇注射液：解除酸中毒效果明显，而无林格液形成的钠、氯离子积蓄现象，具有补充体内电解质、调整体液和补充热量等多重作用。有利于麻醉、手术或出血等刺激造成的糖尿病患者高血糖、糖尿、糖利用障碍、酸中毒等的代谢调整。

(5) 葡萄糖溶液：是临床上最常用的不含电解质的晶体液。5%葡萄糖液为等张溶液，能有效地补充体内水量，1000ml即可明显减少脂肪、蛋白质消耗。10%葡萄糖液可用来预防酮血症发生，同时为机体提供一定热量。由于危重病人常因应激会引起胰岛素分泌相对不足，而导致糖利用率下降，而需要补充人工胰岛素，后者又可引起钾向细胞内转移，因此危重病人葡萄糖的应用常需与胰岛素、钾的补充及热卡的补充联合考虑。

2. 胶体液　胶体液(colloid solutions)因初始分布容积等同于相应的血容量，故常用于补充等量的血液丢失量。胶体液扩容效果好，血管内滞留时间长，可维持有效循环血容量，组织和细胞水肿少，但可引起过敏、凝血障碍、肾功能影响等副作用，且价位较高。

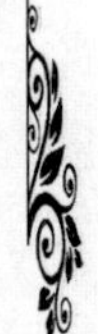

除全血或血浆外，临床上常用的胶体溶液组成见表2-10。

表2-10 常用胶体液的组成比较

溶 液	平均分子量(Da)	分子取代级	Na^+	Cl^-	K^+	Ca^{2+}
琥珀明胶(4%)	30,000	—	154	125	—	—
尿联明胶	35,000	—	145	145	5.1	6.25
羟乙基淀粉	200,000	0.5	154	154	—	—
	130,000	0.4	154	154	—	—
右旋糖酐40	40,000	—	154	154	—	—
右旋糖酐70	70,000	—	154	154	—	—

(1) 右旋糖酐液：右旋糖酐是通过α-1,6糖苷键结合线形大分子而形成的高分子量D-葡萄糖多聚体。临床上根据分子量将其分为D40和D70，D40扩容效果较差，且持续时间短暂，有渗透性利尿作用；可减低血小板黏附，抑制红细胞凝聚，降低外周阻力，疏通微循环，抑制术后静脉血栓形成；但输入过多（>20ml/(kg·d)），有出血倾向、低蛋白血症及过敏反应。D70扩容效果与血浆相似，可提高胶体渗透压，增加血容量，改善循环及组织灌注。使用剂量应受严格限制，<15ml/kg·24h。

(2) 羟乙基淀粉(Hydroxyethyl starch)：羟乙基淀粉是从玉米淀粉合成的高分子支链淀粉。它的分类主要参考平均分子量(M_W)和取代级（用平均克分子取代级MS表示）两个指标。临床常用的贺斯(HAES)为中分子量(200 000)低取代级(0.5)，是代血浆中作用强、扩容时间长和较平稳的一种，多用于改善休克和低血容量患者的血流动力学。新一代羟乙基淀粉为万汶(VOLUVEN)，其M_W为130 000Da，MS为0.4，近年来大量研究提示，万汶可有效维持围术期血流动力学指标正常和平稳，抑制炎症反应，预防毛细血管渗漏，减少术后并发症，改善患者术后恢复；与贺斯相比其对凝血和肾功能影响更小；而且适用于儿童和肾功能较差的病人，最大推荐剂量50ml/(kg·d)。

(3) 琥珀明胶(succinylated gelatin)：目前常用制剂商品名为佳乐施(Gelofusine)，分子量为35 000Da，浓度4%，血管内停滞时间较中分子右旋糖酐和羟乙基淀粉低，为2～3h，扩容效能类似于4%白蛋白。研究表明，大剂量输注(24h输入10～15L)、反复使用不会影响手术止血效果，对凝血机制无明显影响，反而能增加血液中氧输送。适用于低血容量时的扩容，血液稀释以及人工心肺机的预充液。

(4) 尿联明胶(Polygeline)：商品名为海脉素(Haemaccel)，分子量35 000Da，浓度3.5%，扩容效能类似于血定安。其Ca^{2+}浓度高达6.2mmol/L，因此在心脏手术中应用须谨慎。在体外循环机器预充液中与血浆并用，有时可出现凝血现象，多与Ca^{2+}有关。

白蛋白：有5%等张溶液和20%，25%高张溶液，其血管内半衰期为10～15天。白蛋白是从健康人血液中分离而得出的天然胶体溶液，适用于血浆白蛋白大量丢失的病人，如大面积烧伤等。既往主要用于扩容，近些年大量研究认为，与其他人工胶体比较，在扩容上没有显著优势，其体内代谢和病理情况下漏出血管外引起的问题可加重病情变化，而且价格昂贵，故更局限于大量白蛋白丢失引起的低蛋白血症。

(三) 输血疗法(blood transfusion therapy)

自输血技术在临床应用以来,挽救了无数人的生命,但它同时也是传播感染性疾病的一个重要途径。近些年输血观念已发生了很大转变,血液不再是补品,血液也不是特殊药品,血容量的缺失不一定是缺血,也不一定要全部用血液补充。合理的血液稀释,节约用血,最好不用血,尽量少输血,输自体血,或成分输血已成为总体趋势。

1. 输血的基本问题

(1) 输血治疗的适应证:血液成分生成减少,利用或破坏增加或丢失,或特殊血液成分(如:红细胞、血小板、凝血因子)功能异常时均需要进行输血治疗。

1) 急性大出血、贫血或低蛋白血症:急性大出血是输血的主要适应证,特别是严重创伤、术后继发大出血、消化道大出血等;各种慢性失血、红细胞破坏增加或白蛋白合成不足等,在明确原因的基础上,原则上宜适量输注浓缩红细胞、补充血浆或白蛋白液。

2) 血小板减少症:骨髓产生减少(如化疗、肿瘤浸润、酒精中毒等)、利用或破坏增加(如脾功能亢进、特发性血小板减少性紫癜)、药物作用(如肝素、H_2 受体阻断剂、替卡西林)以及大量输血后常可引起血小板减少,导致出血或出血倾向增加,因此,血小板过低时应及时输注血小板。一般血小板计数大于 $20\times10^9/L$ 时很少发生自发出血。

3) 凝血病:对因存有明确凝血因子缺乏或凝血筛查(凝血酶原时间、部分凝血活酶时间)延长所致的出血需要进行替代治疗时,应及时补充相关的血液成分,如血友病应输抗血友病球蛋白,纤维蛋白原缺少症应输冷沉淀或纤维蛋白原制剂。

(2) 输血指征:红细胞的主要功能是其携氧能力。因此氧供(DO_2)可用作衡量是否需输红细胞的重要指标。

$$DO_2(ml/min)=CO(L/min)\times CaO_2(ml\%)\times10$$
$$=HR\times SV\times[Hb(g/dl)\times1.34+0.0031\times PaO_2(mmHg)]\times10$$

从上面的氧供公式可以看出:氧供与红细胞、心功能和肺功能三者密切相关。

血浆主要解决血容量和渗透压的问题,各种凝血因子的补充则主要用于相应成分出现明显减少导致出血或出血倾向时。

全血输注的相对禁忌证:血容量正常而需要输血的贫血患者;婴幼儿、老年人、心功能不全和心力衰竭的患者;因输血或妊娠已产生白细胞或血小板抗体的患者;对人血白蛋白抗原不合、IgA 缺乏而产生抗 IgA 的患者;预期需长期或反复输血的患者。

表 2-11 为国家卫生部制定的输血指南。在不能即时对患者的 Hb 或 Hct 进行监测的情况下,可根据患者不同程度失血时的临床表现进行粗略估计(表 2-12):

为了提高治疗效益、节约血源、减少输血并发症,提倡成分输血已被临床广泛接受和应用。

表 2-11 卫生部输血指南(2000 年)

Hb>100g/L	不必考虑输血
Hb<70g/L	应考虑输入浓缩红细胞
Hb 70~100g/L	根据患者代偿能力、一般情况和其他脏器器质性病变
急性大出血	出血量大于 30%血容量时可输入全血

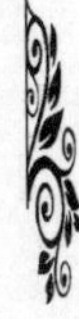

表 2-12 急性失血分级

	Ⅰ	Ⅱ	Ⅲ	Ⅳ
估计失血量(ml)	750	750～1500	1500～2000	2000 以上
失血量占循环血量	15%	15%～30%	30%～40%	40%以上
脉率(bpm)	>100	>100	>120	>140
血压	正常	正常	下降	下降
脉压差	正常/增加	减小	减小	减小
毛细血管充盈试验	正常	阳性	阳性	阳性
呼吸频率(bpm)	14～20	20～30	30～40	>35
尿量(ml/h)	30	20～30	5～10	无尿
中枢神经系统表现	极轻度焦虑	轻度焦虑	焦虑,意识混乱	意识混乱,昏睡

(3) 输血的途径和速度

1) 途径:静脉输血是最简便易行和常规输血途径,通常用来输液的浅表静脉均可用作输血,情况紧急时也可经深静脉置管快速输血。一般采用间接重力滴输法,使用带过滤器的输血器,以滤出细胞聚集物和纤维蛋白块。

2) 速度:输血速度需根据患者的具体情况来决定,成人一般调节在每分钟 4～6ml,老年或心脏病患者每分钟约 1ml,小儿每分钟为 10 滴左右。对大量出血引起的休克,应快速输入所需的血量;对血容量正常的贫血,则每次输血量不可过多,以 200～400ml 为宜。

(4) 注意事项

1) 输血前必须仔细核对患者和供血者姓名、血型和交叉配合血单,并检查血袋是否渗漏,血液颜色有无异常。

2) 除生理盐水外,不可向全血或浓缩红细胞内加入任何药物,以免产生药物配伍禁忌或溶血。例如,加入葡萄糖液,会使输血器内剩余的红细胞发生凝集,随之发生溶血。

3) 输血过程中要严密观察患者有无不良反应,检查体温、脉搏、血压及尿的颜色等。输血完毕后,血袋应保留 2h,以便必要时进行化验复查。

4) 血液保存时间:血液有效保存期是指血液输入人体后 24h,红细胞存活率超过 70%的保存天数。目前常用的抗凝保存液有两种,酸性枸橼酸盐-葡萄糖溶液(ACD)和枸橼酸盐-葡萄糖-磷酸二氢钠溶液(CPD)。在 2～8℃下,此两种抗凝血可保存 21 天。在 CPD 保存液中加入腺嘌呤(A)变成 CPD-A 可以延长全血在 4℃的保存期至 35 天。

5) 血液预热:一般速度下可输入 1～2L 冷藏血而不需要预热。但当快速大量输血、新生儿输血或输入物含很强冷凝集素时,应在血袋外加保护袋(<32℃)预热后输入。

(5) 紧急出血情况下的输血问题:在缺少足够时间完成血液定型和交叉配血试验的情况下,按下列步骤进行输血治疗:①应用晶体液;②应用胶体液进行扩容;③抽血作定型及交叉配血。并按下列顺序进行输血:①O 型、Rh 阴性或阳性的红细胞(血型未鉴定前);②血型相同,未做交叉配血的红细胞(来不及交叉配血);③血型相同,已完成第一步交叉配血反应的红细胞。

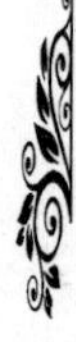

2. 血液成分治疗　血液成分治疗又称成分输血，是将全血中的各种有效成分经过物理处理分离出来，分别制成高浓度和高纯度的血液制品，根据病情选择性地输给患者某种或某些血液成分。由此可以提高输血效果，减少输血并发症，节药用血，避免不必要的浪费。

血液成分输血与输全血不同，医生可以根据患者病情需要，选择适宜的成分，补充血容量、提高携氧能力、凝血因子，纠正出血、纠正免疫机能不全，提高机体抵抗力，并且只有成分输血才能达到理想的治疗剂量。

(1) 成分输血的优点

1) 疗效高：针对性强。

2) 安全性高：成分输血最大程度避免了不必要的血液成分输入，只选择患者缺乏的成分，降低了感染病毒的危险性以及免疫反应的发生率。

3) 成分输血可避免发热反应、过敏反应、循环超负荷、电解质紊乱等输血不良反应。

4) 浓缩包装便于运输、保存，有利于抢救治疗的需要。

5) 一血多用，一份宝贵的血液可用在3～4个患者身上，有限数量的血液可供更多病的治疗，这在当今血液紧缺的形势下尤为重要。

6) 血站制配可长期低温贮存的冷冻红细胞和血小板，解冻处理后即可输注，极大地方便了偏型、稀有血型及急需血小板治疗患者的抢救。

(2) 目前临床上常用的血液成分(图2-5为血液成分分离示意图)：

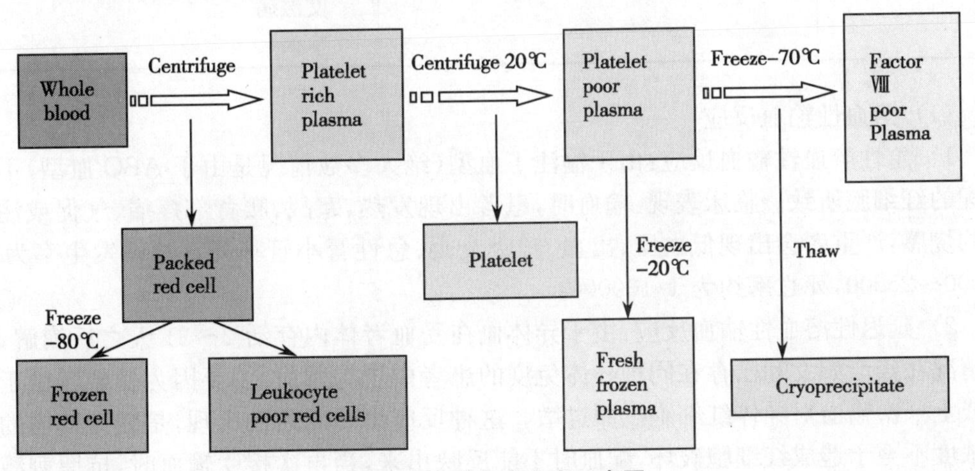

图2-5　血液成分分离示意图

1) 全血：全血的血浆增量效力仅76%，血液动力学改善并不理想，输入后血浆黏滞度增加，不利于改善微循环灌注，而且潜在的传染疾病传播危险性大，保存不便，使其在很大程度上已被成分输血取代，输全血必须用ABO和Rh血型相一致的血液。

2) 红细胞：主要用于改善血液携氧能力，增加血容量效能有限。对一名血容量正常的成人，输入1单位的浓缩红细胞(Hct 0.70，溶剂约250ml)，在达到平衡后通常可提高Hct 0.02～0.03。输红细胞时需ABO血型相合。

3) 血小板：1单位血小板可使血小板计数增加$(5\sim10)\times10^9$/L。输注血小板时

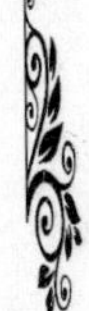

ABO 血型相合不是必需的，如因破坏过多造成血小板减少或功能异常，可考虑单一供体或人白细胞抗原(HLA)配型的血小板。

4) 新鲜冷冻血浆(FFP)：10～15ml/kg 通常可增加血浆凝血因子正常值的 30%，每输注血浆 1ml 可使纤维蛋白原上升 1mg 的水平。扩容不是 FFP 的适应证。

5) 冷沉淀：由 FFP 制备，含浓缩的Ⅷ、ⅩⅢ因子、纤维蛋白原、Von Willebrand(vW)因子和纤维蛋白，适应证：低纤维蛋白原血症、血友病 A(如无Ⅷ因子可用)。

6) 其他凝血因子浓缩物：如冻干的Ⅱ、Ⅶ、Ⅸ、Ⅹ因子等，适用于存有相应凝血因子缺乏的疾病。

3. 输血并发症　见表 2-13。

表 2-13　主要的输血并发症

早期	与输入血液质量有关的反应	非溶血性发热反应 变态反应和过敏反应 溶血反应 细菌污染反应
	与大量快速输血有关的并发症	循环超负荷 出血倾向 酸碱平衡失调 低体温
晚期	疾病传播	肝炎 艾滋病 疟疾

(1) 溶血性输血反应

1) 急性溶血性输血反应：由于输注了血型(绝大多数情况是由于 ABO 血型)不相匹配的红细胞所致。临床表现：输血时，患者出现发热、寒战、腰背部疼痛、气促或注射点灼烧感，严重者会出现低血压、出血、呼吸衰竭、急性肾小管坏死。总体发生率为 1/21000～25000，死亡率约为 1/100000。

2) 延迟性溶血性输血反应：由于异体血在受血者体内存活 2～21 天之后崩解，这种情况在经产妇女和已存在同种异体免疫的患者中更为常见，主要因为受血者由于妊娠或上一次输血对异体红细胞抗原过敏。这种反应出现延迟的出现，是因为体内的抗体浓度不至于造成红细胞破坏，配血时不能反映出来，当再次接受输血时，抗原刺激免疫系统产生抗体导致红细胞破坏。与急性溶血性输血反应不同，延迟性溶血性输血反应主要涉及 Rh 及 Kidd 血型系统的免疫反应而非 ABO 血型系统。临床表现：输血后 Hct 降低，或出现黄疸和血红蛋白尿，甚至肾功能受损。如果在输血后 2～21 天内出现不明原因的 Hct 下降，则应考虑此种反应。

溶血反应治疗原则：①立即停止血液输注；②尽早补充血容量，维持循环稳定，防治休克，保证重要脏器如脑、心和肾脏等灌注；③利尿剂及碱化尿液，保护肾脏；④凝血功能监测及凝血因子补充以防治 DIC；⑤对病情严重者可考虑部分换血法。

(2) 非溶血性发热反应：最常见，多发生在输血后 1～2h 内，临床表现有发热、寒

战、头痛、肌肉酸痛、恶心及干咳，但低血压、呕吐、胸痛、气促等症状少见。引起发热反应的主要原因有致热原或免疫反应。可利用直接的抗球蛋白试验与溶血性输血反应鉴别。处理原则：①停止输血；②对症支持治疗。

(3) 变态反应和过敏反应：变态反应的发生率仅次于发热反应，主要表现为皮肤红斑、荨麻疹和瘙痒，其真正原因不明。处理方法是暂停输血和使用抗组胺药物，如30min内症状无改善，就须停止输血，并追查原因。过敏反应并不常见，其特点是输入几毫升全血或血液制品后立刻发生。临床表现：多为面色潮红、局部红斑、荨麻疹并伴有瘙痒，严重者可出现呼吸困难、低血压、喉水肿、胸痛甚至休克。主要原因是抗原抗体反应，多见于IgA缺乏的患者输入了含IgA的异体血。处理措施：①停止输血；②对症处理：可用抗组胺药物、葡萄糖酸钙和/或肾上腺皮质激素控制症状，出现低血压者可使用血管活性药物，严重喉水肿致呼吸困难者可考虑气管插管或气管切开。

(4) 细菌污染反应：较少见，发病率为1%～5%，但后果严重。污染血液的细菌，品种繁多，可以是非致病菌或致病菌。如果污染血液的是非致病菌，可能只引起一些类似发热反应的症状。但因多数是毒性大的致病菌，即使输入10～20ml，也可立刻发生休克。库存低温条件下生长的革兰染色阴性杆菌，其内毒素所致的休克，可出现血红蛋白尿和急性肾衰竭。简单而快速的诊断方法是对血袋内剩余作直接涂片检查，同时进行患者血和血袋血浆的细菌培养。必要时，患者的血、尿需重复作多次培养。预防的关键在于严格遵守无菌操作和严格查对。治疗与感染性休克的治疗相同。

(5) 大量输血引发的问题：大量输血是指一次输血超过患者自身血容量的1～1.5倍，或1h内输血大于患者自身血容量的1/2，或输血速度大于1.5ml/(kg·min)。

1) 凝血障碍：大量输血后的出血倾向非常多见，这是一个多因素诱发的事件，主要与输血量，低血压及低灌注持续时间有关。此时所造成的凝血系统异常主要有：稀释性血小板减少、Ⅴ、Ⅷ因子的水平降低、弥漫性血管内凝血DIC及急性溶血性输血反应。

2) 枸橼酸中毒：这种情况并非枸橼酸本身的毒性，而是枸橼酸结合钙离子引发低钙血症的相关症状，包括低血压、脉压减小、心脏舒张末期容量增加、中心静脉压升高，ECG显示Q-T间期延长、血压下降、心率变慢为危险征兆。可用钙剂预防和治疗。

3) 高血钾：当库血输入体内后，钾离子可以通过红细胞向血管外间隙扩散及肾脏的排泌，离开血管腔，从而使血清钾的水平维持正常。因此，尽管保存21天的库血血清钾高达1～30mmol/L，但在输血速度小于120ml/min时，高钾血症并不多见。但大量输血时应监测心电图及血钾浓度，若血钾浓度发生变化应予以相应的处理。

4) 酸碱平衡紊乱：对通气量足够的患者，库血的高二氧化碳并不会对患者产生影响，但库血的大量代谢性酸性产物的输入可以导致受血者的代谢性酸中毒，而库血中的枸橼酸进入体内后通过肝脏迅速转化为碳酸氢根，又可能引起代谢性碱中毒。因此，应在动脉血气的指导下，调整酸碱水平。

5) 低体温：库血的保存温度为4℃，大量输血可致患者体温下降，从而对循环系统和凝血系统带来诸多不利影响，尤其对术中低温的患者，在苏醒期出现寒战对心肺功能不全的患者造成的威胁更应引起注意，故应在输血前采取适宜的加温手段，术中进行监测体温以及时复温。

6) 循环超负荷：心脏代偿功能减退的患者，如心脏病患者、老年人、幼儿或慢性严

重贫血患者(红细胞减少而血容量增多者),输血过量或速度过快,可因循环超负荷而造成心力衰竭和急性肺水肿。早期症状是头部剧烈胀痛、胸紧、呼吸困难、发绀、咳嗽、大量血性泡沫痰,可有周身水肿、颈静脉怒张、肺部湿啰音、静脉压升高、胸部摄片显示肺水肿影像,严重者可致死。治疗措施:立即停止输血,半坐位、吸氧和利尿;无效者,四肢环扎止血带,以减少回心血量。预防措施:严格控制输血速度,或采用换血输血法,即抽出患者的血浆后再输入等量的浓缩红细胞。

(6) 血源性传播疾病:输血可能传播疾病,其中最常见而严重的是输血后肝炎,我国发生率达 7.6%~19.7%,主要有乙型肝炎和丙型肝炎。获得性免疫缺陷综合征(AIDS)可经全血、血浆、血细胞制品以及凝血因子传播。表现为细胞免疫的重度下降。此外,疟疾、梅毒、巨细胞病毒感染、黑热病、回归热和布氏杆菌病等,均可通过输血传播。应积极采取措施预防输血传播疾病:①严格掌握输血适应证,避免非必要输血;②杜绝传染病患者和可疑传染病者献血;③严格对献血者进行血液和血液制品检测;④在血液制品生产过程中采用加热或其他有效方法灭活病毒;⑤鼓励自体输血。

4. 血液保护和节约用血　输血是重要的临床治疗手段之一,但如上所述,输血同样具有潜在的危害,甚至产生致命的后果。因此,避免或减少异体输血具有重要的意义。临床可采取不同的或联合使用多种技术进行血液质和量的保护,减少失血,合理使用血液,避免不必要的输血,节约用血。

(1) 自体血储备与促红细胞生成素的应用

1) 自体血储备:一般有单纯采血法和转换式采血返还法两种。前者将收集到的血液置于 ACD 或 PCD 液中保存,但采血量有限,难以满足一些创伤较大手术的输血要求;而后者则可在一定时间内获取较多的自体血(表 2-14)。

表 2-14　转换式采血用血步骤

	手术前 4 周	手术前 3 周	手术前 2 周	手术前 1 周
采血(单位序)	1	2,3	4,5,6	7,8,9,10
用血(单位序)		1	2,3	4,5

经过一个月,可以获得 5 个单位的自体血 1000~1500ml。此方法在临床操作复杂,获取的血液量有限,目前较少应用。

2) 促红细胞生成素(EPO)加强储血法:外源性 EPO 能促进采血后人体骨髓的造血,增加红细胞的生成,提高 Hb 和血细胞比容(Hct)。手术前 2 周开始应用,每次皮下注射 EPO 400U/kg,每周 2 次。由于铁是红细胞合成血红蛋白的重要物质,因此,在多次应用 EPO 时应及时补充铁剂、维生素 C、维生素 B 和叶酸,同时应改善全身的营养状态。

(2) 急性血液稀释自体输血:此方法的优点是简便易行,不延长患者住院天数,较为经济,保存了部分较高 Hct 的血液,降低了循环中的 Hct,减少了术中实际失血量,同时还保存了功能良好的血小板和凝血因子,尤其是体外循环中血液稀释可显著降低血细胞的破坏。其缺点是采血量有限,患者可产生急性贫血。

(3) 联合实施控制性低血压:控制性低血压可以减少手术失血的 30%,尤其对心

血管手术、易引起大出血的其他手术等更为有利，已被作为麻醉管理中常规辅助技术普遍应用。常用的方法有两种：急性等容血液稀释（ANH）联合控制性低血压和急性高容量血液稀释（AHH）联合控制性低血压。联合应用血液稀释和控制性低血压时，由于血管扩张和血液稀释，外周阻力明显降低，心脏后负荷减轻，可引起心排量增加，这是其正面作用；但降压同时，容量血管扩张，回心血量减少，可部分削弱血液稀释后心排血量增加的代偿作用。因此，机体主要通过增加氧摄取率来满足组织的氧的需求。

(4) 合理使用抑肽酶、立止血、氨基已酸、止血芳酸等止、凝血药物。抑肽酶是纤溶酶抑制剂，对血小板有一定保护作用，有助于减少失血，但应警惕抑肽酶过敏反应。重组的Ⅶ因子激活物（Ⅶa）重组的Ⅶa是新型的止血药，能直接作用于出血处，增加局部凝血酶的产生，同时还通过不同机制增强血小板功能，对于体外循环、肝移植和其他大手术的困难止血及减少术后出血有显著功效。

(5) 术中、创伤出血的回输：现在应用的血液回收技术是使用先进的全自动自体血回收装置将手术野、创伤的出血吸引、抗凝等处理后再回输给患者。手术野、创伤失血回输的潜在问题是回输的血液不能保留功能性血小板或凝血因子。其禁忌证为：血液流出血管外超过6h、流出血液可能被细菌或消毒液污染、流出血液可能含有癌细胞、患镰状细胞贫血的患者的血液和流出的血液严重溶血等。

(6) 合理使用胶体液。

（朱正华　熊利泽）

第三节　心血管活性药的应用

血管活性药物是调控危重病人的血流动力学稳定的常用药物。其对心脏和血管系统的影响主要在三个方面：①对血管紧张度的影响，包括收缩或舒张血管的药物；②对心肌收缩力的影响（心脏变力效应）；③心脏变时效应。通过上述效应，用于改善血压、心脏排出量和微循环。根据药物临床作用特点，将心血管活性药分为七类：①洋地黄与其他正性肌力药；②肾上腺素能激动剂和肾上腺素受体阻断剂；③肾素-血管紧张素系统抑制药（血管紧张素转换酶抑制剂和血管紧张素Ⅱ受体拮抗剂）；④钙通道阻滞剂；⑤前列腺素和前列环素；⑥硝酸酯类和硝普钠；⑦抗心律失常药；⑧利尿药。

一、洋地黄与其他正性肌力药

（一）洋地黄类正性肌力药

1. 作用机制　强心甙是一类有强心作用甙类化合物，它能抑制心肌细胞膜上的Na^+-K^+-ATP酶活性，使钠泵失灵，Na^+-K^+转运受阻，K^+量减少，心肌细胞内Na^+增多。从而促进了Na^+-Ca^{2+}交换，Na^+内流减少，Ca^{2+}外运减少最终使心肌细胞内Ca^{2+}含量增加，此外，细胞内的Ca^{2+}通过Ca^{2+}诱导脑浆网Ca^{2+}释放（“以钙释放”）因而加强了心肌收缩力。临床常用代表药物：地高辛，洋地黄毒甙，毛花甙C（西地兰），毒毛花甙K等。

2. 临床应用指证　主要用于治疗慢性充血性心力衰竭（chronic congestive heart

failure,CHF)及心律失常。常用的洋地黄制剂:①地高辛:适用于中度心力衰竭维持治疗;②洋地黄毒甙:临床上已少用;③毛花甙 C(毛花甙丙西地兰):静脉注射制剂,注射后 10min 起效,1～2h 达高峰,适用于急性心力衰竭或慢性心衰加重时,特别适用于心衰伴快速心房颤动患者;④毒毛花甙 K:静脉注射后 5min 起效,0.5～1h 达高峰,适用于急性心力衰竭患者。

3. 副作用　主要是洋地黄中毒,细胞内[K^+]降低是其重要原因。洋地黄用药安全范围小,心肌在缺血、缺氧情况下则中毒剂量更小。洋地黄中毒最重要的表现是各类心律失常。发生洋地黄中毒后应立即停药。单发性室性期前收缩、Ⅰ度房室传导阻滞等停药后常自行消失;快速性心律失常伴血钾浓度低者则可用静脉补钾;如房室传导阻滞时禁用;如血钾不低可用利多卡因或苯妥英钠;电复律一般禁用,因易致心室颤动;传导阻滞及缓慢性心律失常者可用阿托品 0.5～1.0mg 皮下或静脉注射;如无血流动力学障碍,一般不需安置临时心脏起搏器。

(二) 非洋地黄类正性肌力药

1. 拟交感正性肌力药(表 2-15)

表 2-15　拟交感正性肌力药

药物 作用受体	多巴酚丁胺 $\beta_1>\beta_2>\alpha$	多巴胺 (DA),β,α	肾上腺素 $\beta_1=\beta_2>\alpha$	异丙肾上腺素 $\beta_1>\beta_2$
输注剂量(μg/(kg·min))	2～15	2～5 肾脏效应 5～10 正性肌力 10～20SVR↑	0.01～0.03 最大 0.1～0.3	0.01～0.1
消除 $t_{1/2}$(分钟)	2.4	2.0	2.0	2.0
正性肌力效应	↑↑	↑↑	↑↑	↑↑↑
小动脉血管扩张	↑	↑↑	↑	↑
血管收缩	高剂量↑	高剂量↑↑	高剂量↑	0
变时效应	↑	0 或↑	↑↑	↑↑↑
血压效应	↑	高剂量↑	0 或↑	↑
利尿效应(直接)	0	↑↑	0	0
心律失常危险	↑↑	高剂量↑	↑↑↑	↑↑↑

注:↑=增加;0=无改变;↓=减少;清除 $t_{1/2}$=清除半衰期

(1) 作用机制:拟交感正性肌力药主要通过兴奋 β_1 受体产生正性肌力作用;兴奋 β_2 受体扩张外周动脉,减轻后负荷;兴奋 α 受体收缩外周血管。

(2) 代表药物

肾上腺素是肾上腺髓质分泌的主要激素。激动心肌、窦房结和传导系统的 β_1 受体,使心肌收缩力加强,心肌兴奋性提高,心率加快,传导加速,心排出量增多。如果剂量太大或静注太快,会提高心肌异位节律点的自律性,导致心律失常,出现早搏,甚至心室纤颤。

异丙肾上腺素是去甲肾上腺素氨基上的一个氢原子被异丙基所取代。是经典的 β_1,β_2 受体激动剂。对心脏具典型的 β_1 受体激动作用,表现正性肌力和正性频率作用。

与肾上腺素比较，异丙肾上腺素加快心率、加速传导的作用较强，对窦房结有显著兴奋作用，也能引起心律失常，但较少引起心室颤动。

多巴胺具有直接激动心脏β受体作用及间接促进去甲肾上腺素释放作用，使心肌收缩力增强，心排出量增加。多巴胺小剂量表现为心肌收缩力增强，血管扩张，特别是肾小动脉扩张。对心率影响与剂量有关，一般剂量影响不大，大剂量时则加快心率。患者个体反应差异大，宜从小剂量逐渐增量，以不引起心率加快及血压升高为度。

多巴酚丁胺是多巴胺的衍生物，可通过兴奋 β_1 受体增强心肌收缩力和增加搏出量，使心排血量增加。与多巴胺不同，多巴酚丁胺并不间接通过内源性去甲肾上腺素的释放，而是直接作用于心脏。其扩血管作用不如多巴胺，对加快心率的反应比多巴胺小。用药剂量与多巴胺相同。

2. 磷酸二酯酶(PDE)—Ⅲ抑制剂

(1) 作用机制：主要通过抑制心肌中占优势的Ⅲ型磷酸二酯酶，导致 cAMP 增加，从而增加进入细胞的钙通道和正性肌力作用，由于 cAMP 的继发增加，还产生全身和肺血管扩张。该作用方式为非儿茶酚胺类或非肾上腺素类，正性肌力作用不依赖β受体的刺激，所以既不为β受体阻滞剂所改变，也不因β受体下调而降低。

(2) 代表药物：PDE-Ⅲ抑制剂可分为双吡啶类(氨力农和米力农)和咪唑类(依诺昔酮)。米力农是第二代 PDE-Ⅲ抑制剂，它既有正性肌力作用又有血管扩张作用，正性肌力作用大约是氨力农的 20 倍。血小板减少症是 PDE-Ⅲ抑制剂特别是氨力农的潜在问题。

(3) 多培沙明：合成的儿茶酚胺，结构与多巴胺和多巴酚丁胺相似。它与多巴胺能受体(DA)-1 和β受体均有亲和力，但对 β_2 的亲和力比 β_1 大 9.8 倍，它的正性肌力作用很可能来自对神经元儿茶酚胺摄取的抑制作用。由于它兴奋多巴胺能受体增加内脏(肠、肾、肝、脾)血流量，兴奋 β_2 受体增加每搏输出量和心率，降低外周血管阻力，并显著增加尿量，但心动过速发生率可达 5%～8%。

二、肾上腺素激动剂和肾上腺素受体阻断剂

(一) 肾上腺素激动剂

肾上腺素激动剂(表 2-16)主要通过激活突触前、后膜或靶细胞上的肾上腺素受体或促进去甲肾上腺素能神经末梢释放递质而发挥药理作用。非选择性α受体激动药代表药物包括去甲肾上腺素和间羟胺，α_1 受体激动药代表药物包括去氧肾上腺素和甲氧明，α、β受体激动药代表药物包括肾上腺素、多巴胺和麻黄碱，β_1、β_2 受体激动药代表药物包括异丙肾上腺素，β_1 受体激动药代表药物包括多巴酚丁胺。

肾上腺素激动剂可以分为直接激动剂和间接激动剂两类。直接激动剂与受体直接结合，而间接激动剂则通过增加内源性神经递质的活性而发挥作用。间接作用的机制包括增加去甲肾上腺素的释放和减少其再摄取。直接和间接激动剂作用机制方面的差异对于内源性去甲肾上腺素贮存异常的患者，如使用某些抗高血压药物和单胺氧化酶抑制剂的患者尤为重要。这类患者一旦在发生低血压，应使用直接激动剂来处理，因为他们对间接激动剂的反应将会发生很大的变化。

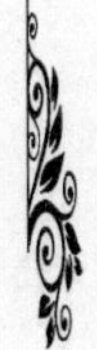

表 2-16　肾上腺素能激动剂的受体选择性

药物	α_1	α_2	β_1	β_2	DA_1	DA_2
去氧肾上腺素	+++	+	+	0	0	0
可乐定	+	++	0	0	0	0
肾上腺素[1]	++	++	+++	++	0	0
麻黄碱	++	?	++	+	0	0
去甲肾上腺素[1]	++	++	++	0	0	0
多巴胺[1]	++	++	++	+	+++	+++
多巴酚丁胺	0/+	0	+++	+	0	0

0，无效应；+，激动效应（轻微，中度，显著）；?，效应不明；

D_1 和 D_2，多巴胺能受体；

[1]在大剂量时，肾上腺素、去甲肾上腺素和多巴胺的 α_1 受体激动效应变得更加显著

（二）肾上腺素受体阻断剂

肾上腺素受体阻断剂能阻断肾上腺素受体，从而拮抗去甲肾上腺素神经或肾上腺素受体激动药的作用。作用强度取决于机体的去甲肾上腺素神经张力。根据肾上腺素受体的选择性作用不同，分为α受体阻断剂和β受体阻断剂两大类。

1. α受体阻断剂　α受体阻断剂对肾上腺素的α受体有较强的亲和力，选择性地与α受体结合，本身很少或无内在活性，从而阻碍去甲肾上腺素神经递质、拟肾上腺素药与α受体结合，产生抗肾上腺素的作用。短效类α受体阻断剂的代表药物包括酚妥拉明和妥拉唑啉，长效类α受体阻断剂的代表药物为酚苄明，α_1 受体阻断剂的代表药物为哌唑嗪，α_2 受体阻断剂的代表药物为育亨宾。

2. β受体阻滞剂　β受体阻断剂能和去甲肾上腺素能神经递质或β受体激动剂竞争β受体，从而拮抗其β型拟肾上腺素作用。现有的β受体阻断剂可分为三代：第一代为非选择性β受体阻断剂，以普萘洛尔、噻吗洛尔为代表；第二代为选择性β受体阻断剂，以美托洛尔、比索洛尔为代表；第三代为兼有α、β受体阻断作用的β受体阻断剂，以拉贝洛尔为代表。各种β受体阻断剂由于其芳香环化学结构不同，溶解性、生物利用度及代谢方式、半衰期等都有很大差别（表 2-17）。

表 2-17　β受体阻滞剂分类及药理特性

药物名称	内在拟交感活性	膜稳定作用	脂溶性 clgkp	口服生物利用度（%）	血浆半衰期（h）	首先消除（%）	主要消除器官
非选择性β受滞剂							
普萘洛尔（propranolol）	0	++	3.6	～25	3～5	60～70	肝
纳多洛尔（nadolol）	0	0	0.7	～35	10～20	0	肾
噻哚洛尔（timolol）	0	0	2.1	～50	3～5	25～30	肝
吲哚洛尔（pindlol）	++	±	1.75	～75	3～4	10～13	肝、肾
选择性β受体阻滞剂							
美托洛尔（meloprolol）	0	±	2.15	～40	3～4	50～60	肝
阿替洛尔（arenolol）	0	0	0.23	～50	5～8	0～10	肝
艾可洛尔（csmold）	0	0	−	−	0.13	−	红细胞中
醋丁洛尔（acebutolol）	+	+	1.5	～40	2～4	30	分解
α、β受体阻滞剂							肝
拉贝洛尔（labetalol）	±	±	−	～20	4～6	60	肝

既往认为慢性充血性心力衰竭是β阻滞药的禁忌证，近10年来人们的认识发生很大的变化，β阻滞药已成为治疗慢性心衰常用药物。尽管大量的临床研究证明β受体阻滞药能显著改善心衰患者的发病率和死亡率，但仍有部分临床医生不愿给心衰病人用此类药物，担心病情加重或恶化。慢性充血性心力衰竭时，衰竭心脏的肾上腺素受体被激活，通过增加心肌收缩以支持心功能，但长期的肾上腺受体信号转导在衰竭心脏中是有害的代偿机制。去甲肾上腺素是对心脏是有毒性的物质，在心衰时的浓度可损害心肌细胞。在衰竭心脏中β受体通路去敏感化改变是一种适应性改变，抑制β受体信号转导有助于这种内源性抗肾上腺素受体的机制，这是治疗慢性心衰时应用β阻滞药理论基础。大量的β阻滞药治疗心衰研究结果表明，第二代与第三代β阻滞药在治疗心衰的效果较第一代为好，且不良反应为少。

三、抗心律失常药

（一）抗心律失常药物分类

根据抗心律失常药电生理效应及作用机制，可将抗心律失常药分为四类，其中Ⅰ类药又分为a，b，c三个亚类。①Ⅰ类—钠通道阻滞药（$Ⅰ_a$类适度阻滞钠通道，代表性药物为奎尼丁等；$Ⅰ_b$类轻度阻滞钠通道，代表性药物为利多卡因等；$Ⅰ_c$类明显阻滞钠通道，代表性药物为氟卡尼等）②Ⅱ类—β肾上腺素受体拮抗剂，阻断β受体，代表性药物为普萘洛尔；③Ⅲ类—选择性延长复极过程的药，延长APD及ERP，代表性药物为胺碘酮；④Ⅳ类—钙拮抗剂（钙通道阻断剂），阻滞钙通道而抑制Ca^{2+}内流，代表性药有维拉帕米。

（二）抗心律失常药物的临床应用

1. 窦性心动过速　指成人的窦性心率＞100次/min。治疗：①寻找并去除引起窦速的原因；②首选β受体拮抗剂，若需迅速控制心率，可选用静脉制剂；③不能使用β受体拮抗剂时，可选用维拉帕米或地尔硫䓬。

2. 房性期前收缩　见于器质性心脏病和无器质性心脏病者。对于无器质性心脏病且单纯房性期前收缩者，去除诱发因素，不需治疗。症状十分明显者可考虑使用β受体阻滞剂。伴有缺血或心衰的房性期前收缩，随着原发因素的控制往往能够好转，而不主张长期用抗心律失常药物治疗。对于可诱发诸如室上速、房颤的房性期前收缩应给予治疗。

3. 房性心动过速　大多患者有器质性心脏病基础。治疗：①治疗基础疾病，去除诱因。②发作时治疗的目的在于终止心动过速或控制心室率。可选用毛花甙C、β受体拮抗剂、胺碘酮、普罗帕酮、维拉帕米或地尔硫䓬静脉注射。对血流动力学不稳定者，可采用直流电复律。刺激迷走神经的方法通常无效。③对反复发作的房速，长期药物治疗的目的是减少发作或使发作时心室率不致过快，以减轻症状。可选用不良反应少的β受体拮抗剂、维拉帕米、或地尔硫䓬。洋地黄可与β受体拮抗剂或钙拮抗剂合用。如果心功能正常，且无心肌缺血，也可选用$Ⅰ_c$类或$Ⅰ_a$类药物。对冠心病患者，选用β受体拮抗剂、胺碘酮或索他洛尔。对心衰患者，可考虑首选胺碘酮。

4. 房颤及房扑

(1) 房颤分为三种类型：能够自行终止者为阵发性房颤，不能自行终止但经过治疗可以终止者为持续性房颤，经治疗也不能终止的房颤为永久性房颤。治疗：①控制心室率：永久性房颤一般需用药物控制心室率，以避免心率过快，减轻症状，保护心功能。地高辛和β受体拮抗剂是常用药物；②心律转复及窦性心律（窦律）维持：房颤持续时间越长，越容易导致心房电重构而不易转复，因此复律治疗宜尽早开始。

(2) 房扑：房扑相对少见，一般将其分为两型。Ⅰ型房扑心房率为240～340次/min，Ⅱ、Ⅲ、aVF导联F波倒置，V1导联直立，电生理检查时可以诱发和终止，折返环位于右心房。Ⅱ型房扑心房率为340～430次/min，Ⅱ、Ⅲ、aVF导联F波向上，F波不典型，电生理检查不能诱发和终止。Ⅱ型房扑有时介于房颤与房扑之间，称为不纯房扑。房扑可表现为阵发性，亦可表现为持续性。Ⅰ型房扑射频消融是首选方法，成功率达到83%～96%。药物治疗原则与房颤相同。

5. 阵发性室上速　绝大多数为旁路参与的房室折返性心动过速，此类患者一般不伴有器质性心脏病，可用刺激迷走神经的手法、经食管快速心房起搏法及同步电复律法治疗。药物治疗可选用：①维拉帕米静脉注入；②普罗帕酮缓慢静脉推注，如室上速终止则立即停止给药。以上两种药物都有负性肌力作用，也都有抑制传导系统功能的副作用，故对有器质性心脏病、心功能不全、缓慢型心律失常的患者应慎用；③腺苷或三磷酸腺苷静脉快速推注，往往在10～40s内能终止心动过速。

6. 加速性交界区性自主心律　异位节律点位于房室交界区，频率多为70～130次/min。见于心肌炎、下壁心肌梗死、心脏手术后、洋地黄过量，也可见于正常人。积极治疗基础疾病后心动过速仍反复发作并伴有明显症状者，可选用β受体拮抗剂。如系洋地黄过量所致，应停用洋地黄，并给予钾盐、利多卡因、苯妥英钠或β受体拮抗剂。

7. 有器质性心脏病基础的室速

(1) 非持续性室速：发生于器质性心脏病患者的非持续室速很可能是恶性室性心律失常的先兆，应认真评价预后并积极寻找存在的诱因。治疗主要针对病因和诱因，即治疗器质性心脏病和纠正如心衰、电解质紊乱、洋地黄中毒等诱因，在此基础上，应用β受体拮抗剂有助于改善症状和预后。对于上述治疗措施效果不佳且室速发作频繁、症状明显者可以按持续性室速用抗心律失常药预防或减少发作。对于电生理检查能诱发持续性室速者，应按持续室速处理。如果患者左心功能不全或诱发出有血流动力学障碍的持续性室速或室颤，应该首选埋藏式心脏复律除颤器（ICD）。无条件置入ICD者按持续性室速进行药物治疗。

(2) 持续性室速：发生于器质性心脏病患者的持续性室速多预后不良，容易引起心脏性猝死。除了治疗基础心脏病、认真寻找可能存在的诱发因素外，必须及时治疗室速本身。对室速的治疗包括终止发作和预防复发。①终止室速：有血流动力学障碍者立即同步电复律，情况紧急（如发生晕厥、多形性室速或恶化为室颤）也可非同步转复。药物复律需静脉给药。利多卡因常用，但效果欠佳，其优点是半衰期短，数分钟药物作用即可消失，便于继续使用其他药物。胺碘酮静脉用药安全有效。心功能正常者也可以使用普鲁卡因胺或普罗帕酮。多形室速而QT正常者，先静脉给予β受体拮抗剂，常用美托洛尔5～10mg稀释后在心电监护下缓慢静注，室速终止，立即停止给药。β受体拮抗剂无效者，再使用利多卡因或胺碘酮。药物治疗无效应予电复律。心率在200次/

min 以下的血流动力学稳定的单形室速可以置右心室临时起搏电极，抗心动过速起搏终止。②预防复发：可以排除急性心肌梗死、电解质紊乱或药物等可逆性或一过性因素所致的持续性室速是 ICD 的明确适应证。无条件安置 ICD 的患者可给予胺碘酮治疗，单用胺碘酮无效或疗效不满意者可以合用β受体拮抗剂，β受体拮抗剂从小剂量开始，注意避免心动过缓。心功能正常的患者也可选用索他洛尔或普罗帕酮。注意索他洛尔有引起扭转型室速的可能，如用药前使用过胺碘酮，需待 QT 间期恢复正常后再使用。索他洛尔的β受体拮抗剂作用明显，需警惕其减慢心率和负性肌力作用。普罗帕酮也可引起心功能不全，用药过程中要注意。

（三）特殊临床情况下快速心律失常的处理

1. 心肌梗死心律失常的处理　急性心肌梗死由于缺血性心电不稳定可出现室性期前收缩、室速、室颤或出现加速性室性自主心律；由于泵衰竭或过度交感兴奋可引起窦速、房性期前收缩、房颤、房扑或室上速；由于缺血或自主神经反射可引起缓慢性心律失常（如窦性心动过缓）、房室或室内传导阻滞。

(1) 急性心肌梗死伴室上性快速心律失常的治疗：①房性期前收缩与交感神经兴奋或心功能不全有关，无特殊治疗；②阵发性室上速的快速心室率增加心肌耗氧量，必须积极处理。可静脉用维拉帕米、地尔硫䓬或美托洛尔。并发心衰、低血压者可用电转复或食管心房起搏治疗。洋地黄制剂有效，但起效时间较慢。③急性心肌梗死并发房扑少见，且多为暂时性。④并发房颤常见且与预后有关。如血流动力学不稳定，需迅速电转复治疗。血流动力学稳定的患者，以减慢心室率为首要。无心功能不全者，可用美托洛尔、维拉帕米、地尔硫䓬静注，然后口服治疗；心功能不全者，首选洋地黄制剂。胺碘酮对终止房颤、减慢心室率及复律后维持窦律均有价值，可静脉用药并随后口服治疗；⑤通常情况下，不建议使用 $Ⅰ_c$ 类药物治疗。

(2) 急性心肌梗死伴室性快速心律失常的治疗：①室颤、血流动力学不稳定的持续性多形室速应迅速非同步电转复；②持续性单形室速，伴心绞痛、肺水肿、低血压应尽早同步电转复。③持续性单形室速不伴上述情况可选用静脉利多卡因、胺碘酮、普鲁卡因胺和索他洛尔治疗；④频发室性期前收缩、室性期前收缩成对、非持续性室速可严密观察或利多卡因治疗（＜24h）；⑤加速性室性自主心律、偶发室性期前收缩可予观察。⑥溶栓、β受体拮抗剂、主动脉内气囊反搏、急诊经皮冠状动脉腔内成形术或旁路移植术、纠正电解质紊乱均能预防或减少心律失常发生。

(3) 梗死后室性心律失常治疗：Ⅰ类药物（钠通道阻滞剂）具有很好的抑制心律失常作用，但最终死亡率却较安慰剂组明显增高，显示了心律失常抑制与生存率的矛盾现象，其原因可能是由于这些药物的负性肌力及促心律失常等不利作用抵消并超过了心律失常抑制的有利作用本身，因此不宜把心律失常的抑制作为治疗的最终目标。在整体治疗的基础上，可适当选用抗心律失常药。Ⅲ类药物中胺碘酮可降低心律失常死亡，促心律失常作用低，宜低剂量维持，以减少不良反应的发生。Ⅱ类药物降低死亡率，其有利作用并不主要与心律失常抑制有关。

2. 心衰中心律失常的处理

(1) 伴有心衰的房颤治疗：①应尽可能使房颤转复为窦性，对提高心功能，避免血栓栓塞及快速不规则心律均有利。胺碘酮可用于复律并维持窦律。②房颤可见于大约

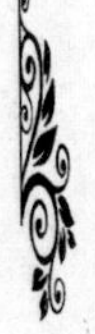

20%的心衰患者中，伴死亡率增加。心衰伴慢性房颤者并发脑卒中的发生率可达16%；如并发其他危险因素，发生率更高，必须同时抗凝治疗。

(2) 心衰室性心律失常的治疗：①对于无症状非持续性室速，不主张积极抗心律失常药物治疗；②室颤、血流动力学不稳定的持续性室速应立即电转复。血流动力学稳定的持续性室速，首选胺碘酮，其次为利多卡因，无效者用电复律；③心衰中ICD植入对预防猝死的价值尚待证实；④心衰中室速药物治疗选择时应注意，Ⅲ类钾通道阻滞剂，以胺碘酮为主，可降低心脏性猝死，对总死亡降低可能有益。Ⅱ类交感抑制剂可以降低心脏性猝死率和总死亡率。Ⅰ类钠通道阻滞剂可能增加心衰猝死危险，不宜用。

3. 抗心律失常药物疗效判定的方法　常规体格检查是判定药物疗效的基本方法，服药后每分钟出现心律失常(早搏)数的比较是最简便的方法。通常要观察5分钟内的变化才有意义。但这种方法不能反映整体的药物疗效。可以通过心电活动的监测获得更多的信息。①体表心电图：12导联体表心电图是最常用的方法，但其临床价值只是在判定QT间期、QRS间期、P-R间期、ST段及T波变化时有意义，而在判断心律失常是否被控制则有限。各种间期的测定对判断药物已足量或过量，是否已引起传导障碍和复极过程的异常极为有用，以便及时进行适当处理；②动态心电图：24小时连续描记2导联或3导联心电图，能精确计算发生心律失常的性质和程度，是判断药物疗效最重要的方法；③心室晚电位：器质性心脏病如心肌梗死后，心肌病的室性心律失常、心室晚电位常阳性。此种晚期除极的电位常在心肌病变的周围形成，有预测发生室速及室颤的价值。有室性心律失常伴有昏厥史者晚电位出现率可达73%～89%，抗心律失常药物发挥疗效后晚电位通常不会消失。但晚电位消失或未出现过晚电位者室速发生昏厥或猝死者很少。

四、硝酸酯类药物和硝普钠

(一) 硝酸酯类药物

硝酸酯类药物的主要作用机制是：扩张静脉和适当扩张中等动脉，使心脏的前负荷和后负荷减轻；扩张冠状动脉(包括狭窄处血管)，同时扩张侧支血管，增加缺血区心肌的血流供应。因此，硝酸酯类药物可减轻心脏的做功和心肌耗氧量，改善心肌供血，缓解心绞痛和心力衰竭症状。主要用于治疗心绞痛、心肌梗死和充血性心衰。最常用的硝酸酯类药物有(表2-18)：三硝基异山梨酯(硝酸甘油)，二硝酸异山梨酯(消心痛)和单硝酸异山梨酯。这类药有多种剂型：可舌下含服、口服、喷雾、贴剂或静脉用药。

长期使用硝酸酯类药物易产生耐药性。预防硝酸酯类药物耐药性产生的最有效策略是通过安排无硝酸酯类药物或低硝酸酯类药物的间期。在心绞痛发作不频繁的时段，可不使用硝酸酯类药物，而这一段时间采用其他抗心绞痛药物(如美托洛尔等)。硝酸甘油贴剂每天使用10～12小时或使用缓释剂型(5-单硝酸异山梨酯)均有助于解决耐药性的问题。另有研究发现，卡托普利可部分逆转硝酸酯类药物的耐药性。

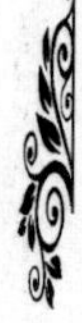

表 2-18　硝酸酯类药物:剂量、制剂和作用持续时间

药品	途径	用法剂量	作用持续时间和建议
亚硝酸异戊酯	吸入	2～5mg	10 秒～10 分钟;诊断肥厚性心肌病左室流出道梗阻
硝酸甘油	(1) 舌下片剂	0.3～0.6mg 至 1.5mg	2 分钟达血液峰浓度;$t_{1/2}$ 约 7 分钟;劳力性或静息性心绞痛的急性治疗
	(2) 喷雾	0.4mg/m²	与片剂量相似
	(3) 透皮贴片	0.2～0.8mg/h,贴 12 小时,停 12 小时	数分钟起效,持续 3～5 小时
	(4) 口服;持续释放	2.5～1.3mg 片剂 1～2 片每天三次 1～3mg 每天三次	首次给药后 4～8 小时起效
	(5) 静脉内输注	5～200μg/min	在不稳定心绞痛,常须增加剂量以克服耐药性 高浓度溶液包含丙二醇;与肝素交叉反应
二硝酸异山梨酯	(1)舌下片剂	2.5～15mg	5～10 分钟起效,作用持续 60 分钟或更长
	(2)口服片剂	5～80mg 每天 2～3 次	起效 8 小时(首次用药,之后耐受)
	(3) 喷雾剂	舌上 1.25mg	2～3min 快速起效
	(4)静脉内注射	1.25～5.0mg/h	对静息时不稳定心绞痛可能需增加剂量
5-单硝酸异山梨醇酯	口服片剂	20mg 每天两次(间隔 7 小时)	治疗 2 周后,药效可维持 12～14 小时
		120～240mg 一天一次(缓释片)	用药 6 周后,药效可维持 12 小时
季戊四醇四硝酸酯	舌下含服	必要时 10mg	无有效性资料

(二) 硝普钠

硝普钠属平滑肌血管药,能直接松弛小动脉与静脉血管平滑肌,降低血压,减轻心脏的前、后负荷,从而减轻心肌负荷,降低心肌氧耗量,能使衰竭的左心室排出量增加。对肺动脉压亦能明显降低,肾血流量与肾小球滤过率无明显改变。其作用机制相似于硝酸酯类。硝普钠与血管内皮细胞和红细胞接触时,硝普钠分子分解释放出 NO,增加血管平滑肌细胞内 cGMP 水平而扩张血管。用于高血压危象、硝普钠是一种强效、反应迅速的周围血管扩张剂,临床上用于治疗严重心力衰竭和高血压危象。其直接扩张

静脉作用可以降低左、右心室的前负荷，减轻肺充血从而减少左心室的容量和压力。动脉的松弛可以降低周围动脉阻力，减少左室容量，减轻室壁压力，增加每搏心输出量，减少心肌耗氧量。

如果是低血容量状态，硝普钠会导致血压的严重下降和反应性的心动过速，所以应用硝普钠时一定要行血流动力学监测。左心室充盈压最好应该维持在15～18mmHg。有临床研究表明，对多巴胺反应不好的低排高阻患者，应用硝普钠治疗有效，但不减少死亡率。对于由主动脉关闭不全和二尖瓣反流导致的顽固性心力衰竭，硝普钠治疗有效。硝普钠可以减少高血压和急性缺血性心脏病患者的室壁张力和心肌做功。但是否可应用其治疗急性心肌梗死，目前还有争议。有研究表明，在心肌梗死后早期治疗中，硝普钠与其他药物相比有明显副作用。例如硝酸甘油与硝普钠相比，前者降低冠脉灌注压的程度较小，增加缺血心肌血液供应的作用较大。在开展溶栓治疗之前，硝酸甘油降低急性心肌梗死死亡率幅度较硝普钠大（45%对23%，相对减少）。所以硝酸甘油更适合于急性心肌梗死的扩张静脉治疗，特别是并发充血性心力衰竭时。当硝酸甘油不能将急性心肌梗死和急性充血性心力衰竭患者的血压降至正常时，方可考虑加入硝普钠治疗。硝普钠对肺动脉系统有扩张作用，可以改变肺病患者（例如肺炎，急性呼吸窘迫综合征）缺氧性肺血管收缩，但这可以加重肺内分流，导致新的低氧血症。

五、血管紧张素转换酶抑制剂和血管紧张素Ⅱ受体拮抗剂

（一）血管紧张素转化酶抑制剂（ACEI）

肾素-血管紧张素-醛固酮系统（RAS）在高血压发生、发展中起重要作用，其中血管紧张素Ⅱ是主要的效应肽。ACEI抑制血管紧张素Ⅰ转换为血管紧张素Ⅱ，不灭活缓激肽，产生降压效应。机制如下：①抑制循环中RAS；②抑制组织中的RAS；③减少神经末梢去甲肾上腺素的释放；④减少内皮细胞形成内皮素；⑤增加缓激肽和扩血管性前列腺素的形成；⑥醛固酮分泌减少和/或肾血流量增加，以减少钠潴留。

根据药物代谢动力学，ACEI抑制剂可以分为三类（表2-19）：第一类以含有巯基（SH）的卡托普利为代表，此化合物本身具有活性，而在体内进一步代谢的产物也具有活性；第二类由前体药物组成，以依那普利为原型，只有经过肝脏转化为二价酸才有活性；第三类，只有赖诺普利，水溶性，在体内不代谢，以原型从肾脏排出。

（二）血管紧张素Ⅱ受体拮抗剂

血管紧张素Ⅱ受体拮抗剂（ARB）选择性地作用于AT_1，与血管紧张素Ⅱ（AngⅡ）竞争性争夺AT_1，通过阻断AngⅡ和AT_1的结合，松弛血管平滑肌、扩张血管、增加肾盐和水的排泄、减少血浆容量，从而起到降压、保护靶器官的作用。同时，ARB还可间接激活AT_2，导致血管舒张，减轻心脏负担。ATⅡ受体拮抗剂目前只有AT_1受体亚型拮抗剂，可分为三大类（见表2-20）：①二苯四咪唑类AT_1受体亚型拮抗剂，代表药物有氯沙坦，厄贝沙坦和坎地沙坦；②非二苯四咪唑类AT_1受体亚型拮抗剂，代表药物有

表 2-19　ACEI 类药物药理学特性，临床适应证及剂量

药物	消除半衰期(小时)	高血压(剂量)	心力衰竭或心肌梗死后大规模试验中靶剂量
第一类			
卡托普利	4～6(总卡托普利)	25～50mg 2～3 次/日	50mg 3 次/日
第二类：前体药物			
阿拉普利	8(总卡托普利)	12.5～25mg 2 次/日	未建立
贝那普利	11	10～40mg 分 1～2 次	未建立
西拉普利	9	2.5～5mg 1 次/日	未建立
地拉普利	1.2;1.4	7.5～30mg 分 1～2 次	未建立
依那普利	6;11(蓄积)	5～20mg 分 1～2 次	10mg 2 次/日
福辛普利	12	10～80mg 1～2 次/日	未建立
培哚普利	3～10	4～8mg 1 次/日	未建立
喹那普利	1.8	10～80mg 1～2 次/日	未建立
雷米普利	13～17	2.5～10mg 1～2 次/日	5mg 2 次/日
螺普利	＜2	3～6mg	未建立
群多普利	10	0.5～4mg 1 次/日	4mg 1 次/日
第三类：水溶性			
赖诺普利	7;12(蓄积)	10～40mg 1～2 次/日	10～35mg 1 次/日

表 2-20　血管紧张素Ⅱ受体拮抗剂药理学和临床特性

药物和适应证	药代动力学	剂量(FDA 批准)	副作用和禁忌证
氯沙坦	在肝中转化为活性代谢产物，$t_{1/2}$为 6～9 小时，主要经粪排泄	总量 25～100mg，一至二次给药；通常起始剂量为 50mg，容量不足或肝脏疾病时剂量减半	妊娠，双侧肾动脉狭窄；肝病时慎用
坎地沙坦	经胃肠道吸收，酯水解后转化为活性坎地沙坦，然后以原型从胆汁和粪中排泄，$t_{1/2}$为 9 小时	总量 8～32mg，一至二次给药；通常起始剂量为 16mg，容量不足时剂量减少	妊娠，双侧肾动脉狭窄；肝病时慎用
厄贝沙坦	不经代谢。快速口服吸收，生物利用度高；$t_{1/2}$为 11～15 小时；80％以原型从胆汁和粪中排泄，组织分布高	每日一次 150mg；容量不足时剂量减少；最大剂量每天 300mg；中度肝脏疾病或严重肾脏疾病时剂量不变	妊娠，双侧肾动脉狭窄；肝病时慎用
缬沙坦	快速吸收。受食物影响，$t_{1/2}$为 6 小时，83％从胆汁和粪中排泄，组织分布低	每日一次 80～320mg；严重肝或肾衰竭时减量(容量不足时慎用)	妊娠，双侧肾动脉狭窄；肝病时慎用，严重肾病时慎用
替米沙坦	无活性代谢物，$t_{1/2}$为 24 小时，受食物影响，几乎全部以原型从胆汁和粪中排泄。非线性动力学	每天 40～80mg，容量不足或肝功能衰竭时剂量不能低于 40mg	妊娠，双侧肾动脉狭窄；肝病时慎用，严重肾病时慎用

依普沙坦和替米沙坦；③非杂环类 AT_1 受体亚型拮抗剂，代表药物有缬沙坦。ATⅡ受体拮抗剂（AT_1 受体亚型拮抗剂）作为新的一类降压药物，已较广泛用于在心力衰竭、肾脏病及许多心脏肾血管病的防治。

ARB 可以阻断由 AT_1 受体亚型介导的各种功能，不论 AngⅡ来源于何种途径，阻断其产生的对心脏血管病有益作用，似较 ACEI 为强。由于 ARB 选择性阻滞 AT_1 受体亚型，不引起缓激肽及 P 物质的积聚，因而由 ACEI 引起的干咳不良反应可明显减少。可导致 AT_2 受体亚型的比例在血浆及组织中会相对增高，则由 AT_2 受体亚型介导的生理功能可能增强。应用血管紧张素Ⅱ受体拮抗剂，血液及组织中的 AngⅡ的水平并未减少，但与 AT_1 受体结合的部分明显减少。

ARB 减少心功能不全的发生率和死亡率的效应明显优于其他降压药物。对高血压终点事件氯沙坦干预治疗研究表明，氯沙坦较阿替洛尔更为有效地减少包括死亡、心肌梗死和中风在内的联合终点事件的发生。对 1 195 例高血压并发糖尿病的患者亚组分析显示，氯沙坦也可以明显减少联合终点事件的发生。

ARB 治疗可显著改善 CHF 患者的血流动力学指标，如肺毛细血管楔嵌压、心搏出量和周围血管阻力，逆转 CHF 患者的左室肥厚，减小患者的左室重量、左室重量指数和心胸比例，降低血浆醛固酮、心房钠尿肽的前体水平。目前已成为心力衰竭治疗中的重要药物。在 Val-HeFT 研究中证实，在 CHF 常规治疗基础上，用缬沙坦能显著降低血浆脑钠尿肽（BNP）和去甲肾上腺素（NE）水平。CHARM 试验研究 7 599 例心功能不全的患者，结果表明坎地沙坦可降低 CHF 患者发病率和病死率。

ACEI 的不良反应，特别是咳嗽和血管性水肿在很大程度上限制了其更为广泛的使用。ARB 此种反应却很少出现，且 ARB 类药物的耐受性亦优于 ACEI 类药物，故对少数不能耐受 ACEI 者可服 ARB 类药物治疗。ARB 类药物也存在一些不良反应，可以使血钾和血肌酐增高，还可能致肝毒性及高血糖等。其他不良反应则与 AngⅡ的抑制有关，如低血压、肾功能损害等。提示临床应用 ARB 时，特别在和 ACEI 伍用时要注意监测。

六、钙通道阻滞剂

钙通道阻滞剂主要通过选择性抑制血管平滑肌和心肌细胞的 L 型钙通道开放。按其化学结构及其对 Ca^{2+} 通道的选择性，将钙通道阻滞剂分为二氢吡啶类和非二氢吡啶类（见表 2-21）。他们主要区别在于分别作用钙通道不同的位点，二氢吡啶类具有更高的血管选择性，常用于治疗高血压。而非二氢吡啶类维拉帕米和地尔硫䓬对心脑和血管均有作用。

钙通道阻滞剂广泛用于治疗高血压和劳力型心绞痛。主要作用机制为选择性阻滞小动脉上的 L 型钙通道，以扩张外周血管及冠状动脉。钙通道阻滞剂都对劳力型心绞痛有效，其安全性和疗效与 β 受体拮抗剂相当。二氢吡啶类的强血管扩张作用可反射性引起肾上腺素系统激活，因此，在联用 β 受体阻滞剂不足的情况下，该类药物不能用于治疗不稳定型心绞痛。然而，非二氢吡啶类则可用于治疗不稳定型心绞痛。有数据

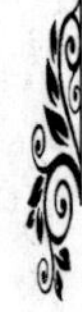

表 2-21　钙通道阻滞剂药理学特性和临床应用

部位	组织特异性	临床应用	禁忌证
二氢吡啶类			不稳定性心绞痛，早期AMI，收缩性心力衰竭（氨氯地平可能例外）
原型：硝苯地平部位Ⅰ	血管>心肌>结	劳力型心绞痛（硝苯地平；氨氯地平） 高血压（硝苯地平；氨氯地平；尼卡地平；依拉地平；非洛地平；尼索地平） 血管痉挛性心绞痛（硝苯地平；氨氯地平）	
非二氢吡啶类			
"心率减慢"	窦房结和房室结>心肌=血管	心绞痛：劳力型（维拉帕米；地尔硫草），不稳定型（维拉帕米）	收缩性心力衰竭；窦性心动过缓或病窦房结综合征；房室结阻滞；WPW综合征；急性心肌梗死（早期）
部位IB地尔硫草		血管痉挛型（维拉帕米；地尔硫草）	
部位IC维拉帕米		高血压（地尔硫草，维拉帕米） 室上性心律失常（地尔硫草，维拉帕米）	

表明维拉帕米可用于心肌梗死后的患者，尽管这方面的临床试验比β受体阻滞剂的研究少许多。对于不伴有心力衰竭的心肌梗死后患者，在不能耐受或存在β受体拮抗剂禁忌证的情况下，可给予维拉帕米治疗，但这一治疗方案在美国尚未获得批准。二氢吡啶类药物没有良好的心肌梗死后患者的资料。

七、利尿剂

利尿剂是一类促进体内电解质（Na^+为主）和水分的排出而增加尿量，降低容量负荷的药物，通过影响肾小球的滤过、肾小管的再吸收和分泌等功能而实现其利尿作用。常用的利尿药根据其作用部位的不同分为四类（图2-6）：①作用于髓袢升支髓质部的利尿药（见表2-22）：呋塞米、托拉塞米等，为高效利尿药；②作用于髓袢升支皮质部的利尿药：临床常用的为噻嗪类利尿药（表2-23），为中效利尿药；③作用于远曲小管的利尿药：螺内酯（醛固酮抑制剂）、氨苯蝶啶、阿米洛利等，利尿作用较弱，为保钾利尿药；④作用于近曲小管的利尿药：乙酰唑胺等为碳酸酐酶抑制剂，肾利尿作用较弱，目前主要用于治疗青光眼，降低房水的生成以降低眼内压。

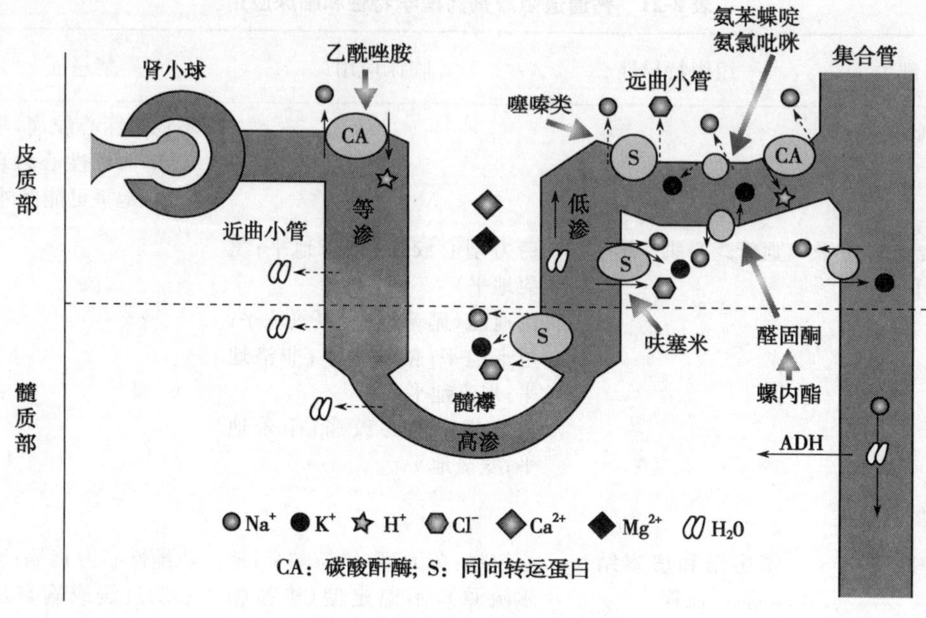

图 2-6　利尿药的作用部位和分类

表 2-22　袢利尿剂：剂量和药代动力学

药物	剂　量	药物代谢动力学
1. 呋塞米	10～40mg 口服，2 次/日（BP） 20～80mg 2～3 次/日（CHF）	10～20 分钟发挥利尿作用 1.5 小时达到利尿作用峰值作用持续时间为 4～5 小时经肾脏排泄
	口服或静脉最大剂量 250～2000mg	75～90 分钟达到利尿作用峰值
2. 布美他尼	0.5～2mg 口服，每天 1～2 次/日（CHF）；5mg 口服或静脉用于少尿（未被批准用于 BP）	作用持续时间 4～5 小时经肾脏排泄
3. 托拉塞米	5～10mg 口服，1 次/日（BP） 10～20mg 口服，1 次/日或静脉用于 CHF（最大剂量 200mg 每日）	静脉注射 10 分钟后发挥利尿作用 60 分钟达到利尿作用峰值 口服 1～2 小时达到作用峰值 口服制剂作用持续时间为 6～8 小时

注：BP＝血压控制；CHF＝充血性心力衰竭

表 2-23　噻嗪类利尿剂：剂量及作用持续时间

药物	剂　量	作用持续时间（h）
氢氯噻嗪（Hydrochlorothiazide）	12.5～25mg；最佳为 12.5mg（BP） 25～100mg（CHF）	16～24
氢氟甲噻嗪（Hydroflumethiazide）	12.5～25mg；最佳为 12.5mg（BP） 25～100mg（CHF）	12～24

续表

药物	剂　量	作用持续时间(h)
氯噻酮(Chlorthalidone)	12.5～50mg;最佳为 12.5～15mg(BP)	48～72
美托拉宗(Metolazone)	2.5～5mg(BP) 5～20mg(CHF)	24
苄氟噻嗪 (Bendrofluazidee)	12.5～2.5mg;最佳为 12.5mg(BP) 10mg(CHF)	12～18
泊利噻嗪(Polythiazide)	1* ～2mg(BP)	24～48
苄噻嗪(Benthiazide)	50* ～200mg	12～18
氯噻嗪(Chlorthiazide)	250* ～1000mg	6～12
环噻嗪(Cyclothiazide)	1* ～2mg	18～24
三氯甲噻嗪 (Trichlomethiazide)	1* ～4mg	24
环戊噻嗪 (Cyclopenthiazide)	0.125～0.25mg;最佳为 12.5mg(BP)	6～12
吲达帕胺(Indapamide)	1.25～2.5mg;最佳为 1.25mg(BP) 2.5～5mg(CHF)	24
希帕胺(Xipamide)	10～20mg;最佳为 5mg(BP)	6～12

注:BP=血压控制;CHF=充血性心力衰竭

在心力衰竭治疗中,利尿剂是缓解患者症状的最有效药物之一。首先药物是噻嗪类利尿剂(用于轻度心力衰竭)或袢利尿剂(用于重度心力衰竭)。对于轻度心力衰竭,初始治疗采用小剂量利尿剂和 ACE 抑制剂合用是合理的选择。如果心衰间歇性加重,应在换用或加用袢利尿剂(如呋塞米)之前先加大噻嗪类的剂量。如果心衰的严重程度增加,则再加用醛固酮拮抗剂。合用螺内酯与 ACE 抑制剂时则有发生高钾血症的危险性。随着利尿剂作用的发挥,尿量的增加,应注意补充电解质,在静脉用药治疗急性心力衰竭时尤其应注意复查血钾,根据情况适当补钾。

(朱萧玲　熊利泽)

参考文献

1. Fuster V, Alexander WR, O'Rourke RA, et al. Hurst's the Heart, 11th Edition, McGraw-Hill
2. Khan MG. Cardiac Drug Therapy. 7th edition, Human Press
3. Opie LH, Gersh BJ. Drugs for the Heart. 6th edition, W. B. Saunders Company

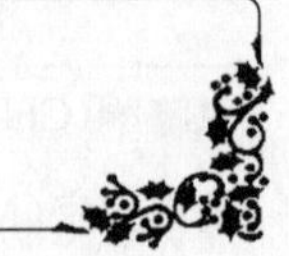

第三章 消化系统

第一节 营养技术

对于急性或慢性疾病病人，营养不良通常是指蛋白能量营养不良（protein energy malnutrition，PEM），但这部分病人常常也存在微量营养元素紊乱。据估计，50%住院病人在入院时和出院时均存在营养不良，这其中可能有部分与老年病人疾病的进展有关系。由于危重病人的营养状况与疾病之间存在相互作用，难以区分营养因素与非营养因素对临床结果的影响。例如，液体平衡的改变可以掩盖肌肉消耗和体重减轻。

监护病房需要营养支持的病人通常可分为三类：重大择期手术病人、严重创伤病人和严重的脓毒症病人。重大择期手术病人一般在术前即存在程度不等的机体蛋白消耗，在术后二周内不给予营养支持的状况下，其机体蛋白大约消耗5%或43g/日。大多数创伤病人为年青人，且受伤前营养状况较好，但受伤后10天内，即使给予营养支持仍有大量蛋白消耗，约110g/日左右。而监护病房收治的严重脓毒症病人相当多数为老年人，即原来可能存在一些营养消耗的疾病，如癌肿、糖尿病、肾功能不全、肝功能不全、多次手术史或半饥饿状态等，因此即使给予积极的营养支持，其机体蛋白消耗仍可达150g/日以上。

危重病人常处于高分解代谢状态，同时，由于部分病人同时存在胃肠道功能障碍，常常导致营养的摄入不足，由此可引起能量供应不足，蛋白质消耗增加，从而影响组织修复和伤口愈合，免疫功能下降，感染难以控制，营养不良与感染形成恶性循环，因此营养支持治疗已成为危重病人救治的重要技术之一。现代营养支持不仅仅是解决营养问题，而且可以从代谢支持、代谢调理等多方面纠正病人的病理生理改变，保持机体内细胞、组织、器官的结构与功能。

一、病人营养状态的评估

营养不良可增加住院病人的死亡率，因此对危重病人的营养评估十分重要，从而对病人进行必要的营养状况监测，充分的营养支持，减少因营养不良引起的并发症和改善危重病人的预后转归。

病人术前营养状况可以通过测量体重和身高评估，病人体重下降速度与幅度通常被作为营养不良的指标，严重体重下降（即下降幅度>10%）的病人往往有较典型的消耗性营养不良，而类似低蛋白营养缺乏症者在体重下降上可能表现不明显。体格检查始终是一种既重要又中肯的评估方法。但处于高代谢状态，如肝功能衰竭的病人，由于有一定的脂肪储备和全身体液的增加，体格检查可能会得出一个错误的结果。

由于大部分蛋白质都储存在骨骼肌组织内，而肌酐又是蛋白质的一种代谢产物，因此测定肌酐是了解机体蛋白质储存量的一项重要指标。通过病人 24h 尿肌酐清除率与相同身高的标准参考表对照，就可粗略地估计出病人骨骼肌的质量。肌酐身高指数(CHI)可以通过以下公式计算得出。

CHI＝测定的尿肌酐量(mg/d)×100/标准尿肌酐量(mg/d)

如果病人的 CHI 低于正常人 1/4，则认为该病人有营养方面的问题。但该项检查时病人肾功能需正常，而许多病理生理状况，如肾、肝疾患和糖尿病等对肾功能均有影响。有些更复杂的方法，如通过同位素稀释法测定钠钾交换比率，应用全身伽马照相成像技术测定钾^{40}以及伽马中子激活法等。

通过检测各种血液成分含量，也可对蛋白质消耗情况进行评估，如维生素 A 结合蛋白、前白蛋白、转铁蛋白及白蛋白等。白蛋白的半衰期相对较长，因而在代表慢性蛋白营养不良的指标中，白蛋白则更为可靠。转铁蛋白是一种血管内铁运输蛋白，其半衰期 8～10d，它也常被用作评估蛋白质储存的一种指标。如转铁蛋白＜2.0g/L，则可考虑有营养不良状况的存在。但有些研究提示此指标的假阳性率较高。其他测定指标如前白蛋白和维生素 A 结合蛋白，则较少应用。

测定尿尿素氮可反应机体的代谢情况，24 小时尿尿素氮的量加上 4g 经皮肤、粪便和呼吸道等其他途径丢失的氮量，即可大致估算出机体的蛋白质消耗量。1g 尿素氮约等于 6.25g 蛋白质，大致相当于 31.1g 的瘦体组织(lean body mass，LBM)。LBM 是指体内的主要蛋白质存贮，包括骨骼肌(35％)、血浆蛋白(2％)、内脏器官(12％)以及皮肤和骨骼(50％)。正常情况下尿尿素氮的排出量为 6g/d，6～12g/d 是轻度丢失，12～18g/d 是中度丢失，＞18g/d 说明病人存在严重的分解代谢。

静息营养消耗(rest energy expenditure，REE)直接与 LBM 相关。临床常用 Harris-Benedict 公式计算 REE：

男性：REE(kcal/d)＝66.473＋[13.7516×体重(kg)]＋[5.0033×身高(cm)]－[6.755×年龄(岁)]

女性：REE(kcal/d)＝655.0955＋[9.5634×体重(kg)]＋[1.8496×身高(cm)]－[4.7656×年龄(岁)]

在危重病人中难以进行直接的热量测定，可通过测定氧耗及 CO_2 产量来间接计算代谢率。间接热量测定是临床的金标准，具有设备完善、技术成熟、准确性高等优点。如测出的 REE 与预计公式相差太大，则 5～7d 需复查。

但必须指出，临床上许多情况能增加病人对能量的需求，特别在危重病人，应激反应能增加病人的 REE，而且施行营养支持本身也会增加病人的 REE。对于营养不良的病人，这种由营养支持所引起的能量消耗增加更加明显。故临床上对总能量的消耗需加上病人的应激系数加以修正(应激系数见表 3-1)，总能量消耗＝REE×应激系数×活动系数(非卧床病人活动系数为 1.25)。

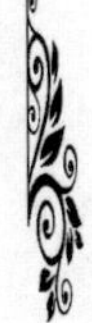

表 3-1　各类病人的应激系数

病人特征	应激系数	病人特征	应激系数
轻度饥饿	0.85～1.00	癌症	1.10～1.45
术后期间	1.00～1.05	严重烧伤(>40%)	2.0
严重感染	1.30～1.55		

二、营养支持的配方

一般按所计算能量的10%～15%为供氮量，正常状态下所需热量为105～125kJ/kg(25～30kcal/kg)，热氮比为522～627kJ(125～150kcal)∶1g。健康人应每天摄入55g蛋白质($0.8g \cdot kg^{-1} \cdot d^{-1}$)以防止净蛋白的丢失，对于危重病人需要更多的蛋白质以应付低效率的合成代谢，对于这些病人，推荐$1.2 \sim 1.5g \cdot kg^{-1} \cdot d^{-1}$的蛋白质摄入将有助于克服全身性炎症反应，促进宿主免疫功能和伤口愈合。哈佛大学BIDMC医学中心推荐，至少提供4184kJ/d(1000kcal/d)及$1g \cdot kg^{-1} \cdot d^{-1}$的蛋白质，如容量和血糖情况许可，可增加到$105kJ \cdot kg^{-1} \cdot d^{-1}$和$1.5g \cdot kg^{-1} \cdot d^{-1}$蛋白质。早产儿蛋白质需要量是$\geqslant 2.5g \cdot kg^{-1} \cdot d^{-1}$，青春期儿童则为$0.75g \cdot kg^{-1} \cdot d^{-1}$。

随糖的摄入增加，病人的能量消耗将增加，高糖使病人的呼吸商增加，因为资料显示：糖的摄入超过$10mg \cdot kg^{-1} \cdot min^{-1}$将使糖转变为脂肪(其呼吸商>1)，这可能对于早产儿是有利的(其需要脂肪沉积)，但临床却未发现其明显优点。危重病人高糖摄入可能会引起肝功能的改变，胆汁淤积，高血糖等。对此，目前临床上一般推荐原则为：①支持的底物由碳水化合物、脂肪和氨基酸混合组成；②减少葡萄糖负荷，40%非蛋白热量由脂肪乳提供；③每日提供的非蛋白热量与氮的比率不超过418kJ(100kcal)∶1g。在非糖尿病病人中，当热量摄入>$146kJ \cdot kg^{-1} \cdot d^{-1}$($35kcal \cdot kg^{-1} \cdot d^{-1}$)时，有50%的机会使血糖>22g/L。研究发现，高血糖与危重病人感染有一定相关性。2001年Van den Berghe提出，如将危重病人的血糖严格控制在4.0～6.0mmol/L左右能使并发症的发生率和病死率明显下降，特别是在那些全身性感染、多器官功能衰竭等病人中。高糖摄入将使病人的CO_2产生过多，正常情况下机体可通过增加呼吸频率和呼吸深度而加快CO_2的排出，然而在呼吸功能不全的病人，这可能会引起CO_2蓄积。

静脉给予$0.5g \cdot kg^{-1} \cdot d^{-1}$脂肪乳即可防止儿童的必须脂肪酸的丢失，而在成人或青春期儿童则需1.5g/kg，一周二次。通常要求脂肪乳在<24小时内输完，以利血中脂肪的清除，然而研究表明对于那些不能耐受输注的病人(如存在严重应激和器官衰竭的病人)，脂肪乳输注时间最好是24小时以上，以防止出现高甘油三酯血症。病人同时给予类固醇激素和脂肪乳也将引起高脂血症。在开始输注脂肪乳4小时后易出现高甘油三酯血症，此时最好监测病人的血浆甘油三酯，理想的甘油三酯浓度应$\leqslant$100mg/dl。肝素可降低血浆甘油三酯水平，但不影响脂肪的氧化率。高甘油三酯血症可能会引起“脂肪过载综合征(fat overload syndrome)”，其可引起肺功能的变化，如弥散功能

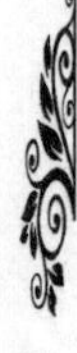

下降和肺的分流增加。这与脂肪乳中多不饱和脂肪酸转变成前列环素有关。研究证实输注脂肪乳对病人的免疫功能和感染发生率没有特别的影响。

蛋白质通常不代谢供能，而用于组织结构的重建或酶的合成，通常血浆尿素氮（blood urea nitrogen，BUN）低于5mmol/L表示存在蛋白摄入不足，而＞20mmol/L则说明存在氨基酸摄入过多。有证据表明，氨基酸与静脉营养引起的胆汁淤积症有关。但是，如果不给予氨基酸则又可能引起低蛋白血症，甚至加卡西综合征（Kwashiorkor，即蛋白质营养不良综合征），而蛋白质在肠道可以被很好地消化吸收，短肠综合征（short bowel syndrome，SBS）病人也可很好地吸收蛋白质，故必要时可通过胃肠道给予蛋白质。

三、肠内营养支持疗法

上个世纪80年代后，随胃镜技术发展、便携输注泵的出现、聚氨酯材料的应用等，EN在临床应用越来越受到的关注。理想的营养支持途径尚有争论，早在上世纪60年代，当完全胃肠外营养（total parenteral nutrition，TPN）出现时，人们认为其能取代EN。可是随TPN的临床并发症逐渐受到人们的关注，有关EN与TPN的优劣就越来越成为选择的焦点。通常认为EN具有价廉、安全、符合生理、能促进胃肠道功能及保护其结构完整、预防细菌易位、增进病人恢复等优点。但利用循证医学的方法研究比较发现EN和TPN相比，除治疗费用减少以及仅在腹部创伤病人中可以降低感染性并发症外，并不具有上述优点，甚至在诸如安全性、并发症等方面，TPN可能比EN更好。但是对这些研究结果观察发现，这与实验方法、实验对象等均有关，目前一般的选用原则仍首选肠内营养，其次为部分肠内营养＋部分肠外营养，不得已选择肠外营养。当然，这种选用原则应根据病人的病情、经济承受力、营养支持的时间等多方面来考虑。国外有调查显示，就TPN和EN相比，更多的病人愿意选择TPN，主要是因为其感觉舒适。

及早地给予EN将明显地提高危重病人的预后。Grahm等对施行EN的脑外伤病人研究发现，创伤后36小时内即给予EN较待肠鸣音恢复后再施行EN可明显减少病人的感染的发生率及ICU的住院时间。类似研究表明，早期就给予EN可明显使血浆和尿中的儿茶酚胺降低。显然，施行EN的治疗窗口为创伤后24～36小时，而不应等到创伤后72小时后再施行EN，此时病人的高代谢状态已经建立。重症病人的早期营养问题是呕吐和腹泻，可能为手术和创伤后胃肠道失去功能和麻痹有关，最近发现消化道麻痹主要发生在胃和结肠，而小肠始终是有功能的，即使听不到肠鸣音的情况下，空肠上段至少能吸收25～60ml/h的营养物质。早期施行EN的优点有：①增加肠系膜和肝脏的血循环；②EN能提供50％小肠和80％的大肠粘膜营养，保持肠粘膜的完整性，减少肠源性细菌移位；③减少应激性溃疡和全身严重感染的发生率。

施行EN的途径有：鼻胃管、鼻空肠管、胃造瘘、空肠造瘘和十二指肠造口（一般不常用）等。可以在胃镜引导下置管、X线造影下置管以及经皮穿刺或术中置管等多种方法。

EN一般开始速度为40～60ml/h，以后每24小时增加10ml/h，注意观察病人反应，监测电解质和氮平衡等。若病人出现腹痛、腹胀或腹泻等，说明可能存在注入速度过快或浓度过大，需适当调整。除非病人不能耐受，EN开始后一般不应随意停止。病人不能耐受的指征为：进行性腹胀、严重腹痛及不适、恶心、呕吐和难以控制的腹泻，此时可进行适当调整：①调整速度与浓度，将浓度降低1/4～1/2，改间断输注为持续缓慢滴注；②调整途径：改胃管注入为鼻空肠管或空肠造瘘管等；③使用药物调整胃肠道功能，促进肠蠕动，必要时可适当止泻；④换用其他肠内营养液。

EN的并发症有：①与喂养管有关的并发症：喂养管的移位，置管位置不当或气胸，鼻出血，鼻窦炎，喂养管阻塞，粘膜糜烂，误入气道或颅腔（见于筛板骨折病人），食道穿孔及其引起的气管食管瘘等；②误吸：通常与喂养管位置有很大关系，较低位置发生误吸的概率要少；③腹泻：常见，注意排除药源性和肠道菌群失调；④病人不能耐受EN，处理方法见前。

四、完全胃肠外营养

完全胃肠外营养（TPN）的适应证是：无法通过肠道获得足够营养者包括：①短肠综合症；②放射性肠炎，包括非手术引起的肠狭窄；③高位远端输出性胃肠道瘘；④持续的术后肠梗阻；⑤EN无效的假性肠梗阻，如硬皮病；⑥不可手术治疗的机械性肠梗阻；⑦预期寿命＞3个月的消化道梗阻的恶性肿瘤病人。

TPN可以是持续输注（continuous feeding）或循环输注（cyclical feeding，存在一定周期输注方法，通常营养物质在12小时内输注完毕）。后者可以减少护理工作量，增加病人的睡眠时间，减少血栓性静脉炎的发生率，增加病人的可活动性。研究表明，在血浆胆红素＞20mg/dl的病人中，持续输注TPN较循环输注使病人的胆红素浓度明显增加，但在血浆胆红素＜20mg/dl的病人中，两种方式并无太大区别。

目前一般都将TPN营养液混合输入（All-in-One），这样除可以减少病人费用外，尚可减少感染。有关混合输注的优缺点见表3-2。由于这种混合是将自然状态下不相溶的物质进行物理性混合（水和油，钙和磷），这种混合可能会引起化学沉淀，故必须严格按照操作、贮存和使用章程。理想状态是所有水溶性物质一起混合，而脂溶性物质（如部分脂溶性维生素）则需加入到脂肪乳中，最后将脂肪乳与混合水溶液相混合。未稀释的高糖溶液不应加入脂肪乳中。一般来说，最后氨基酸的浓度为2%～5%，糖的浓度为5%～23%，脂肪乳的浓度为1.5%～5%。氨基酸、糖和脂肪乳应按一定的混合容积比例配制（一般比例为2∶1∶1，1∶1∶1或1∶1∶0.5等）。为减少沉淀物质进入病人体内，输注通路上必须有孔径为1.2微米的空气过滤器（不含脂肪乳的TPN混合液则用0.22微米的空气过滤器）。影响脂肪和维生素的稳定性的因素见表3-3。最近，出现了一种新的静脉营养袋，其可将氨基酸、糖和脂肪放入三个独立分开的小腔室中（kabiven多室静脉营养包装系统），从而增加混合输注的稳定性与安全性。

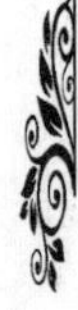

表 3-2 TPN混合输注的优缺点

优　点	缺　点
减少护理时间	不能保证是否产生可疑的不溶物质
减少对内容物可能的外来接触	所需的过滤器孔径大(1.2 微米)
减少药物准备时间	较糖-氨基酸混合液更易为微生物污染
较单纯输注脂肪乳减少对微生物污染	计算机辅助输注系统价格昂贵
仅需单泵系统	加入电解质或碱性溶液会改变脂肪乳稳定性
减少病人开支	

表 3-3 引起 TPN 混合液不稳定性的原因

化学沉淀	脂肪乳稳定性	维生素稳定性
钙和磷	低 pH	偏亚硫酸盐可减少 VB_1 稳定性
含硫氨基酸与铜	脂肪浓度	混合时不能排出氧气
含硫氨基酸与钙	形成过氧化物	贮存包装袋不透氧
抗坏血酸与硒		
铁与磷		
混合顺序		

TPN 的并发症:①与静脉导管相关的并发症:血、气胸,臂丛神经损伤,血栓形成和气栓,静脉炎(主要发生于外周 TPN);②感染:部分与导管引起的感染有关,其重在预防,一般深静脉导管应用 15 天左右须更换。有一部分是全身性感染,许多观点认为与高血糖有关;③代谢性紊乱:可发生高渗性非酮症性脱水,高氯性代谢性酸中毒,氮质血症;④肝脏系统并发症:主要有肝脂肪变和胆汁淤积;⑤其他:低磷、低镁以及微量元素、维生素缺乏等。

第二节　消化道出血常用止血技术

由于机体的应激反应、原发病的影响、药物作用以及肝肾功能不全等多种因素影响,胃肠道出血是危重病人常见的症状。ICU 病人消化道出血可分为二种情况,一种是不明原因胃肠道出血(obscure gastrointestinal bleeding,OGIB),另一种为明显的或严重的胃肠道出血。前者指出血原因不明,反复内镜检查未能发现出血灶,其表现为粪便隐血试验阳性,缺铁性贫血或有部分病人可表现为黑便或便血。大部分这类病人只需给予补充铁治疗即可,仅少部分病人需输血。严重的胃肠道出血指病人因呕血、黑便、便血或胃肠引流液含血而同时伴有休克或体位性低血压,或血球压积下降 8%或需输 2 个单位以上的袋装红细胞。这部分病人常被送到 ICU 治疗,本文主要介绍此类病人的处理。

一、早 期 评 估

首先要询问病人病史并检查各项生命体征、体格检查及必要的实验室检查。询问

病人是否存在消化道溃疡、肝脏疾病、癌肿、出凝血功能障碍、腹部放疗、腹主动脉瘤修补或其他腹部手术史等，另外还需询问是否有服用阿司匹林或非甾体类抗炎药物(NSAIDs)、抗凝药物、酒精等服药史。若病人因大量出血已经存在循环不稳定情况，边抽血作必要检查和备血，同时给予静脉快速输注生理盐水进行液体复苏，必要时可给予血管收缩药物以维持循环灌注压。

二、确定出血部位

呕血、呕吐物为大量咖啡样或胃肠引流液含大量血性物或咖啡样物表明存在上消化道出血。内镜检查可发现90%的上消化道出血，并同时可给予必要的治疗措施。但实施消化内镜检查时最好病人血流动力学平稳，若存在呼吸功能不全、精神状态改变或较多呕血时，为保证病人气道通畅和病人平稳，最好在急诊消化内镜检查前先气管内插管。存在活动性大量出血伴休克的病人最好在手术室行内镜检查。急诊血管造影也可用于确定严重的出血部位不明确的消化道出血，并予以栓塞治疗。放射性核素很少用于出血部位的确定，除非病人是间断的不明原因消化道出血。

三、上消化道出血

在美国，每年100 000人口中就有150例病人因严重的上消化道出血而入院。尽管药物治疗、ICU监护技术、内镜技术和外科手术均有长足进步，但在过去的30年中上消化道出血的死亡率仍高于10%。上消化道出血原因有消化性溃疡、胃或食道静脉曲张、血管瘤、马洛里-魏斯撕裂综合征、肿瘤、消化道腐蚀(糜烂)、食道炎等，而前二者几乎占70%左右。在上消化道出血病人中约有80%～85%具有自限性，而余下的病人常常是持续性出血或再出血，其死亡率可高达30%～40%。

没有一种药物治疗能明显降低严重上消化道出血的再出血率、手术治疗率、输血及死亡率。尽管大多数病人在行胃镜检查前给予组胺受体(H_2)阻断药，但研究显示H_2阻断药并不能中止活动性出血和预防急性再出血。只有当胃镜检查明确了出血部位，并对主要出血点进行治疗后，药物治疗才有作用。根据我国《急性非静脉曲张性上消化道出血诊治指南》(草案)，内镜治疗是首选，而药物治疗只是对起到辅助治疗的作用(图3-1)。

内镜下止血术主要用于内镜下发现的活动性动脉出血。有许多设备可用于内镜下止血，如接触电极(双极或单极电凝)、热电极、氩气束电凝器或激光。动物研究表明这些止血设备对直径2mm的动脉仍有较好的止血作用，而切除的人类消化性溃疡中的动脉通常远小于1mm。单极电凝较少用于内镜下止血，因为其可造成组织的过度损伤。因激光设备昂贵，且不易移动至ICU，故其也很少用于急性消化道出血。1989年美国健康协会指出，对于溃疡出血最有前景的内镜止血技术是运用多极电凝和热电极，此外，给予肾上腺素、聚乙二醇单十二醚(硬化剂)或酒精注射治疗也是有效且价廉的方法。目前也可在内镜下放置钛夹止血，研究表明，其再出血和并发症发生率较内镜下注射止血方法低。

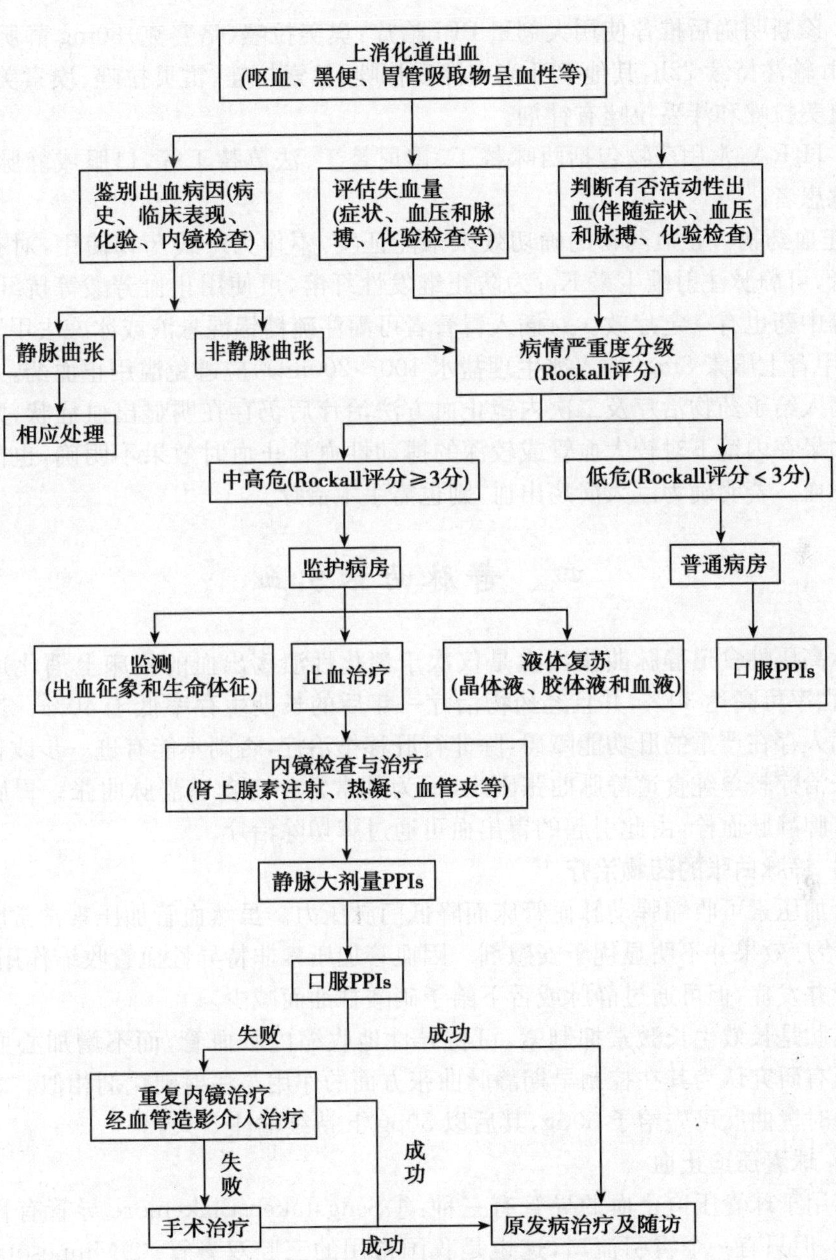

上消化道出血
(呕血、黑便、胃管吸取物呈血性等)

鉴别出血病因(病史、临床表现、化验、内镜检查)

评估失血量
(症状、血压和脉搏、化验检查等)

判断有否活动性出血(伴随症状、血压和脉搏、化验检查)

静脉曲张

非静脉曲张

相应处理

病情严重度分级
(Rockall评分)

中高危(Rockall评分≥3分)

低危(Rockall评分＜3分)

监护病房

普通病房

监测
(出血征象和生命体征)

止血治疗

液体复苏
(晶体液、胶体液和血液)

口服PPIs

内镜检查与治疗
(肾上腺素注射、热凝、血管夹等)

静脉大剂量PPIs

口服PPIs

失败

成功

重复内镜治疗
经血管造影介入治疗

失败

成功

手术治疗

成功

原发病治疗及随访

图 3-1 非静脉曲张性上消化道出血的治疗

对于危重病人出现的十二指肠或胃的应激性溃疡，内镜治疗效果并不是很好。这些应激性溃疡的病因不是很明确，且由于病人机体情况差，溃疡愈合慢，再出血的几率高。此类病人的上消化道出血主要有赖于全身情况的改善，给予支持治疗和局部的药物治疗。我国《急性非静脉曲张性上消化道出血诊治指南》(草案)建议的方法有：

1. 抑酸药物　抑酸药能提高胃内 pH 值，既可促进血小板聚集和纤维蛋白凝块的形成，避免血凝块过早溶解，有利于止血和预防再出血，又可治疗消化性溃疡。临床常用的制酸剂主要包括质子泵抑制剂(PPI)和组胺 H_2 受体拮抗剂(H_2RA)。

(1) 诊断明确后推荐使用大剂量PPI治疗:奥美拉唑(洛赛克)80mg静脉推注后,以8mg/h输注持续72h,其他PPI尚有泮妥拉唑、兰索拉唑、雷贝拉唑、埃索美拉唑等,目前仅奥美拉唑和泮妥拉唑有针剂。

(2) H_2RA:常用药物包括西咪替丁、雷尼替丁、法莫替丁等,口服或静脉滴注,可用于低危患者。

2. 止血药物　止血药物的确切效果未能证实,不作为一线药物使用,对有凝血功能障碍者,可静脉注射维生素K_1;为防止继发性纤溶,可使用止血芳酸等抗纤溶药;云南白药等中药也有一定疗效。对插入胃管者可灌注硫糖铝混悬液或冰冻去甲肾上腺素溶液(去甲肾上腺素8mg,加入冰生理盐水100~200ml),应避免滥用止血药。

若病人给予药物治疗及二次内镜止血方法治疗后仍存在明显出血症状,则需手术治疗。如果在内镜下对较大血管或较深的搏动性血管止血时效果不明确,也需要进一步手术止血。若明确为巨大溃疡出血,则也需手术治疗。

四、静脉曲张出血

门脉高压性食道静脉曲张出血是仅次于消化性溃疡出血的临床上消化道出血原因,其死亡率可高达30%,并且经药物治疗一年后的长期生存率低于40%。这是因为这部分病人存在严重的肝功能障碍,除非行肝移植治疗,否则不能有进一步改善。胃底静脉曲张治疗较单纯食道静脉曲张困难,因为其常常伴有食道静脉曲张。胃底静脉曲张可伴有脾静脉血栓,由此引起的胃出血可通过脾切除治疗。

(一) 静脉曲张的药物治疗

血管加压素可收缩脾动脉血管床而降低门脉压力。虽然血管加压素常常应用于临床,但其治疗效果并不明显优于安慰剂。因血管加压素非特异性血管收缩作用,其可增加心血管并发症,但可通过静脉或舌下给予硝酸甘油而减少。

奥曲肽是长效生长激素抑制素,可特异性地收缩内脏血管,而不增加心血管并发症。甚至有研究认为其在控制早期静脉曲张方面的作用与注射硬化剂相似。急性静脉曲张出血时奥曲肽可先给予50pg,其后以50pg/h持续输注5天。

(二) 球囊压迫止血

临床用于球囊压迫止血的导管有三种:①Sengstaken-Blakemore导管有胃和食管两个球囊,但只有一个胃引流口,这也是我国常用的三腔双囊管;②Minnesota导管也是有胃和食管两个球囊,但只有胃和食道两个引流口;③Linton-Nicholas导管只有一个较大的胃部球囊,而有胃和食道两个引流口。大多数报道认为,球囊压迫止血的早期有效率可达85%~98%,但球囊放气后的再出血率可达21%~60%。球囊压迫止血的主要并发症有吸入性肺炎、食道破裂和气道梗阻等。

三腔双囊管的放置方法为:首先消除患者恐惧心理,作好解释工作,以取得病人的配合。操作前检查气囊是否漏气,管腔是否通畅,并分别标记出三个腔的通道并试测气囊的注气量。在胃管、胃囊、食管囊及病人鼻腔处涂以石蜡。病人头颈自然位置或稍前屈避免头后仰,将三腔管的远端从患者鼻腔插入约15cm时(自鼻尖至耳垂的长度),嘱患者做吞咽动作,看到喉结上提时,继续插入同时嘱其继续吞咽并用口深吸气以减轻不

适感。插入胃管标记65cm处，试抽胃管如能抽出胃内容物表示管端已达幽门。用注射器向胃囊充气300ml后，将此管夹住。再将三腔管向外牵引至有阻力时，表明气囊已压于胃底贲门部，把一重约0.5公斤的物品用绳系在三腔管上并固定于床脚架上，以免三腔管再滑入胃内。再向食管气囊内充气100ml左右，以免向外牵引时滑出。

（三）内镜治疗

静脉曲张内镜下治疗主要是给予注射硬化剂或血管结扎。常用的硬化剂有胺基乙醇油酸、十四烷基硫酸钠、鱼肝油酯钠和酒精。氰基丙烯酸酯是一种凝胶，其对食道和胃静脉曲张均很有效。注射方法有三种：静脉旁黏膜内、静脉内及二者并用，对急症出血患者应立即硬化治疗，在第1次硬化后仍继续出血，应在24h内进行第2次硬化治疗。经两次硬化失败的病例应改其他治疗方法。择期硬化治疗者，在距贲门5cm以上的血管作环形硬化注射。每条血管内注射硬化剂1～5ml，以血管隆起颜色变白为度。血管旁0.5～1ml/次。每次注射3～5条血管，每隔1～3周进行第2次，直至曲张血管变细，红色或蓝色征消失或减弱，注射点出血可选用凝血酶或去甲肾上腺素局部喷洒止血。此法副作用较少，是防治肝硬化食管静脉曲张破裂出血最有效方法之一。注射硬化剂的副作用有食道溃疡、食道束窄、纵隔炎症、胸膜渗出、吸入性肺炎、ARDS、胸痛、发热和菌血症。

内镜下食管静脉曲张结扎术是用橡皮套圈，经内镜将曲张静脉表面黏膜及部分静脉结扎，使局部曲张静脉血流阻断，曲张静脉血栓形成、闭塞，局部产生缺血性炎症、纤维组织增生，达到止血和预防出血的目的。采用多环皮圈结扎，一般一次可连续结扎5～15个橡皮套圈。文献报道，采用自制的结扎器用密集结扎法一次可结扎16～24个点，密集结扎法具有疗程短、阻断血流快、静脉曲张闭塞消失和脱痂均较快的特点。间隔时间一般为2～4周。术后2周内严格饮食控制，可明显减少术后再出血率。结扎法疗效确切，并发症较注射硬化剂少，可有短暂发热、胸骨后闷痛和食管梗阻感。缺点为偶有结扎的皮圈脱落引起大出血及静脉曲张复发率高。其引起的炎症反应和纤维化等增强了静脉的覆盖层，使静脉曲张的消失率高而复发率低，但胸骨后疼痛和食管溃疡等并发症较高。结扎法类似断流术，并发症发生率相对较低，但其一般只是结扎中、重度曲张静脉，对轻度曲张静脉曲张结扎较困难，因此曲张静脉的消失率低而复发率高。

结扎法联合注射硬化剂，通过结扎术配合小剂量硬化剂注射，使残留的静脉及侧支循环静脉曲张能够得到有效的治疗，所以大大减少了静脉曲张复发的机会，同时又可减少大剂量硬化剂注射所致的并发症。尤其是密集结扎法、黏膜层加固联合治疗食管静脉曲张疗效显著。

另外可应用内镜金属夹推送器和各种止血用金属夹钳夹曲张静脉，以控制食管和胃底静脉曲张急性破裂出血或择期消除曲张静脉。方法是将金属夹的双翼置于曲张静脉的两侧，双翼前端按压在食管或胃底黏膜，收紧金属夹钳夹曲张静脉。曲张静脉上金属夹可一处或多处钳夹。采用食管至胃曲张静脉上多处钳夹的方法，消除曲张静脉迅速有效，且无明显并发症，但复发率较高。

（四）手术治疗

各种手术门体静脉分流术可减少门静脉压力，且较其他保守疗法的再出血几率小，但其并不能增加病人的生存率。手术方法治疗可能会增加肝性脑病的发生率，并为后

期可能的肝移植手术增加困难。

（五）经颈静脉肝内门体静脉分流术

经颈静脉门体静脉分流术（transjugular intrahepatic portosystemic shunt，TIPS）是经皮在肝静脉和门静脉间置入可扩张金属支架。这在短期控制食道胃静脉曲张出血方面有一定作用。但有50%的病人可在一年后出现支架堵塞，20%的病人出现肝性脑病。

五、严重的下消化道出血

严重的下消化道出血常见于老年病人，病人常常存在便血和血球压积下降。在排除内痔后，最常见的下消化道出血原因是结肠血管瘤和憩室病。通常通过肠镜检查即可发现大多数下消化道出血位置，很少需要用^{99m}锝红细胞扫描或血管造影检查出血位置。在急诊下消化道出血的病人中，有70%～90%病人可自行停止出血。美国有研究发现，在严重下消化道出血病人中，64%病人需给予治疗措施以控制持续出血或再出血，其39%病人需行内镜下止血术，1%需行血管栓塞术，24%需手术治疗。

（一）结肠血管瘤

结肠血管瘤常见于右半结肠，出现在其他部位的血管瘤可伴有肾功能不全、主动脉狭窄或遗传性出血性毛细血管扩张病。孤立的血管瘤可在肠镜下行双极电凝、热极或激光治疗。肠镜下凝固治疗的并发症有肠穿孔、凝固后综合征（疼痛、发热、白细胞增多）以及溃疡面再出血等。

（二）结肠憩室出血

结肠憩室出血通常有自限性。钡灌肠可发现大多数的结肠憩室。其治疗主要是在肠镜下行热极、双极电凝治疗和局部注射肾上腺素。另外有部分病人需手术治疗。

（三）癌肿

这部分经肠镜检查即可诊断，其治疗主要是通过手术治疗。

（四）缺血性肠疾病

缺血性肠病常继发于低血压事件后，多见于近结肠脾曲的结肠灌注分水岭区，这取决于病人结肠侧支循环。病人可出现急性便血，肠镜检查可见直肠正常，而缺血区肠管肿胀、脆性增加。这类病人主要给予药物治疗，若发生肠道穿孔或狭窄则需手术治疗。

（五）炎性肠道疾病

溃疡性结肠炎或Crohn病很少引起大出血。若出现出血，保守治疗措施主要是肠道休息和给予激素治疗，有部分病人可能需要给予环胞素A。

第三节 腹腔间隔综合征

腹腔内压力达到一定的标准即为腹腔间隔综合征（abdominal compartment syndrome，ACS）。（也有称：腹腔室间隔综合征，腹腔间室综合征，腹腔室隔综合征等）。正常人体的腹腔内压力为零，当腹腔内压＞1.96kPa（约20cmH_2O）时称为腹腔内高压，若腹腔内压≥2.45kPa（约25cmH_2O）称为腹腔间隔综合征。引起腹腔间隔综合征

的常见病因见表3-4。

表3-4 常见引起腹腔间隔综合征的病因

急性因素	
腹膜后原因	胰腺炎、骨盆或腹膜后出血、腹主动脉瘤有破裂、主动脉手术、脓肿、内脏水肿
腹腔内原因	腹腔内出血、腹主动脉瘤破裂、急性胃肠扩张、肠梗阻、肠系膜静脉栓塞、气腹、腹腔填塞、脓肿、内脏水肿
腹壁原因	烧伤后结痂、切开裂开修补、腹疝或脐疝修补、抗休克裤、减张缝合腹壁
慢性因素	向心性肥胖、腹水、巨大腹部肿瘤、腹膜透析、妊娠

腹腔间隔综合征一旦产生对全身各个系统均会影响。①腹腔内压0.98kPa（约10cmH_2O）时，中心静脉压即升高，静脉回流减少，使回心血量减少，心输出量减少，平均动脉压下降，心率加快，中心静脉压升高，肺毛嵌压升高。心律加快是最早、最直观的变化，腹腔间隔综合征持续会引起病人休克。②腹腔压力增加，使横膈抬高，胸腔容积减少，一方面使胸壁的顺应性降低，减少了胸壁活动的幅度，另一方面使肺的气道阻力增加，肺活量减少，造成肺泡萎缩和肺不张，V/Q失调，进一步导致氧分压下降，呼吸性酸中毒及呼吸衰竭。③腹腔高压时使回心血量减少，心输出量减少，肾灌注血流减少，可使肾素血管紧张素水平升高，使醛固酮水平增加，血管收缩，肾静脉及肾脏直接受压使肾实质水肿加剧，进一步使肾功能衰竭，一般认为腹内压大于2.49kPa（30cmH_2O）肾灌注会停止，表现出少尿或无尿。④腹腔内压力升高使进入肝脏的动脉和静脉血（门静脉）血流量均明显减少，肝脏缺血。另一方面，腹压升高，使下腔静脉升高，肝静脉回流受阻，使肝功能的损害加重，出现肝功能的损伤。⑤腹腔内压力升高最直接的作用在腹腔内脏器表面，而对压力最敏感及受影响最大的是胃肠道系统，腹腔压力≥1.47kPa（15cmH_2O）时肠道血供及粘膜的血供即有明显的下降，造成肠道壁的缺血，肠道麻痹及水肿，粘膜屏障受损，严重者可致粘膜坏死或肠段坏死，肠麻痹及水肿又加重了腹内压的升高造成了恶性循环。⑥腹壁直接受腹腔内压力的作用，腹内压力越高，腹壁承受的压力就越大，当腹内压升到0.98kPa（10cmH_2O）时开始压迫腹壁组织内的微血管，从而造成腹壁组织的供血供氧下降，使伤口的愈合困难和延迟，也增加了伤口感染和裂开及疝的机会。⑦其他：腹压升高后，下腔静脉压升高，静脉系统淤血，增加了栓塞及肺梗死的危险性，肺功能的降低使全身供氧能力降低，可致肺缺氧和颅内压升高。

（一）腹腔压力的监测

自主呼吸时，正常腹腔压力等于或低于大气压，但机械通气时可使腹内压（intra-abdominal pressure，IAP）为正压，大致接近于呼气末压力。IAP可通过连接有压力计或传感器的腹腔内导管直接测量。腹腔镜手术用的CO_2充气器可用于直接测量腹腔内压。但临床上较少应用直接测压，而大多采用间接测压，包括测量直肠、胃、下腔静脉或膀胱内压力，但动物实验证实后三者与IAP直接测压有相关性。

（二）胃内压

通过测量胃内压可间接估计IAP。经鼻胃管或胃造瘘管注入50～100ml生理盐水

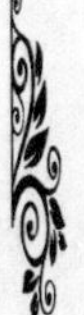

后或充满空气的胃内球囊均可用于测量胃内压。尽管动物示胃内压与 IAP 相关性差，但在人类的研究显示，胃内压与膀胱内压（urinary bladder pressure，UBP）有良好的相关性。

（三）下腔静脉压力

股静脉导管可用于测量下腔静脉压力，在许多动物模型中，其与直接测量 IAP 和 UBP 有良好相关性。然而，因其为有创操作，且有明显的危险（如，静脉血栓），故可操作性并不强，并且目前尚无相关的可信人类研究结果。

（四）膀胱内压（Urinary Bladder Pressure）

此测压方法首先由 Kron 等应用于临床监测 IAP，其通过在膀胱内放置 Foley 导尿管测压。将膀胱引流干净后冲入 50～100ml 生理盐水，夹闭引流口后置入接聚乙烯导管的 16 号针。也可用三腔 Foley 导尿管直接接导管，接着将导管与压力传感器相连，并调零。动物实验示此方法直接测 IAP 的方法有很好的相关性（见图 3-2）。并且其临床应用方便，无创伤，所以有作者认为其是非直接测 IAP 的"金标准"。但若病人存在神经性膀胱或腹腔粘连，则其所测压力在估计 IAP 时就不可信。而且，若病人是因腹水、妊娠或向心性肥胖等引起的慢性腹腔内压升高，UBP 可能会提示病人存在 ACS，而实际并无明显的临床症状。

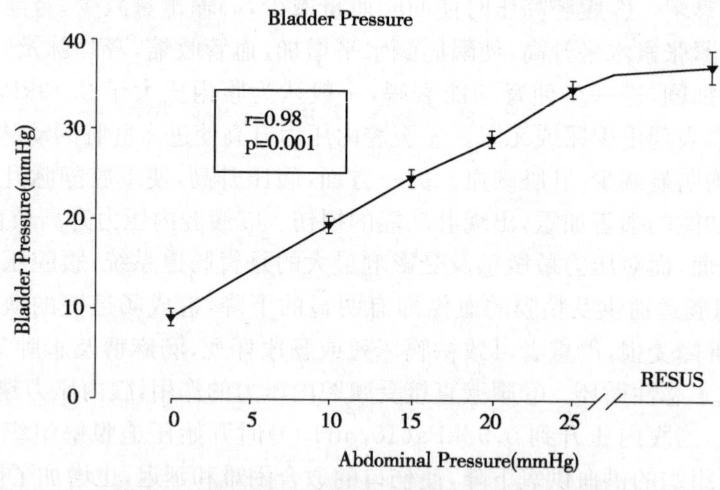

图 3-2 膀胱内压与腹腔直接测压之间的相关性

（五）ACS 的治疗

对于易出现 ACS 的病人应经常测定 UBP。若 UBP＞20～25mmHg，同时伴有心血管（DO_2I＜600mlO_2/（min·m^2））、肺（气道压＞45cmH_2O，$PaCO_2$＞50mmHg）、肾（尿量＜0.5ml/（kg·h），氮质血症）功能下降等，则需给予腹部减压。若有效氧供并不能改善肠道缺血（如持续酸中毒、肠管颜色灰暗），UBP 达 15～20mmHg 即需给予腹腔减压。若病人同时存在脑外伤，经脑室引流管监测的颅内压升高，并且对常规脱水利尿措施无效，UBP 超过 15～20mmHg，则需要开腹减压。

ACS 主要处理措施：①补充血容量：充分的液体复苏扩容对器官功能的维护是十分重要的。利尿药对 ACS 有害而无益。在 ACS 情况下，通常循环血容量是减少的。

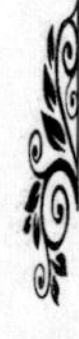

要求给予液体输入，而不是利尿。大量输液的同时应注意酸碱平衡和电解质监测，有助于防止灌流综合征的发生。②气道开放、正压通气：ACS 常并发呼吸功能衰竭，需要及时给予强有力的呼吸支持。病人由于腹腔高压、膈肌上抬等影响导致有效通气不足。此时给予压力支持通气有助于改善机体氧合，并避免容量控制通气带来的气压伤和胸腔压力过高带来的不利影响。③血液净化：产生腹腔高压的主要原因是全身炎症反应综合征引发毛细血管渗漏综合征导致的后腹膜和腹膜腔大量渗出和腹膜本身水肿、肠麻痹和肠腔内液体潴留。积极采用了床边血液滤过可在保证容量充足的前提下通过超滤减轻组织间隙水肿；通过血液滤过清除炎症介质减轻机体炎症反应。④腹腔减压：通常可采用多部位腹腔穿刺、敞开腹部切口、行腹腔造口等措施。有些病人在足量液体复苏的情况下，仍有大部分病人伴有心、肺、肾功能不全，对单纯呼吸机支持、多巴胺和速尿均反应较差。此时应及时实施腹腔减压术。腹腔减压的基本要求为开放腹壁(拆除缝线、剖腹)，腹腔引流、降低腹内压。可采用多方位腹腔穿刺置管引流或剖腹手术。⑤抗感染：ACS 的病人通常存在肠道屏障功能降低容易发生肠道菌群易位，需要及时采用针对性的广谱抗生素。当同时实施了气道开放、血液滤过以及腹腔开放手术形成较大创面时抗感染尤为重要，抗感染治疗的效果直接影响到病人整个治疗的成败。⑥营养支持：如果病人能够耐受，强调肠道营养支持。过幽门的鼻饲管及胃肠动力药、泻剂的合理应用，可改善病人的肠道功能、提高病人对肠内营养的耐受性。耐受性差的病人，早期可经胃肠外给予营养支持，同时给予生长抑素减少消化液的分泌，减轻肠壁水肿促进肠功能恢复。一旦病人能够耐受，应立即使用肠内营养并减少肠外营养用量。

应根据 UBP 和临床反应指导腹部减压，其可以是松解腹带，甚至必要时可开腹减压。行开腹减压前先须做到完全纠正凝血功能不全，避免低体温，纠正酸中毒并维持一定的循环容量负荷。有些学者建议在正式开腹减压前可给予甘露醇、碳酸氢钠和血管收缩药，以防止 IAP 在开腹后急剧下降引起的再灌注综合征和血管阻力的突然下降。

腹腔减压是治疗 ACS 的最有效方法。有资料显示，病人出现 ACS 后不给予权宜性腹部减压术均死亡，而腹部减压可使 93％功能衰竭的器官恢复，其中有 59％的病人可以生存。这有效说明了权宜性开腹减压术对缓解 ACS 的有利作用。

对于腹部创伤或出血病人，延长手术时间或扩大手术范围只会使机体陷入恶性循环，相反，在创伤早期仅行简单控制出血的操作，同时给予纱布堵塞和补救措施(如，引流胰十二指肠和胆道损伤，而不努力行一期修复手术)则可避免病人出现 ACS 等恶性循环，从而提高病人的生存率。

ACS 时直接压迫腹壁肌肉和血管，引起腹壁血流量减少，局部缺血、水肿、腹壁弹性降低，加剧 AH 的发展。另外，腹壁肌肉和筋膜缺血又与伤口感染、伤口裂开、疝、坏疽性筋膜炎等并发症直接相关。因而不应在高度张力的条件下行一期关腹术以避免切口愈合不良。更为重要的是避免继发性 ACS 的发生。实际上严重的病人经腹腔减压术后，由于腹膜后血肿、内脏水肿、严重腹腔感染或者腹腔内纱布填塞止血，腹腔几乎无法关闭或全部关闭。Offner 等对创伤后行剖腹探查术的病人采用不同关腹方法所致 ACS 的发生率进行研究，结果术后一期关闭后 ACS 发生率达 80％，开放组为 24％，因此建议创伤病人尽量避免一期缝合筋膜。

剖腹减压手术的步骤：首先，敞开腹腔，采用网片、无菌塑料袋等暂时关腹措施保护

肠管。腹腔开放虽可避免ACS,术后易发生肠瘘、腹内脏器膨出形成腹壁疝、甚至伤口撕裂、哆开等并发症。敞开腹腔减压后有多种暂时关腹的方法,包括筋膜开放法,用网片(mesh)、手术巾钳夹关闭、自体皮片移植或“Bogota”袋(一种3L塑料袋)缝合固定于腹壁切口两侧的筋膜上暂时关腹。显露的肠管在补片上仍须用生理盐水湿纱垫或凡士林油纱布覆盖以减少渗出液丢失。其次,2周后考虑行切口二期缝合、创面植皮。腹腔开放后确切关腹通常是在腹内压降到正常水平,血流动力学稳定后,如尿量增多、水肿开始消退、凝血障碍纠正、止血彻底后,一般在术后2周内关腹。在关腹后仍应密切监测膀胱压,以避免继发性ACS。

(万小健　朱科明)

参考文献

1. Scott A. S, Robert G. M, Steven DS. Nutritional Considerations in the Intensive Care Unit. Kendall/Hunt Publishing Company. 2002, U. S
2. Shoemaker A. Grenvik H. Critical Care(4th Edition). W. B. Saunders Company, Philadelphia, USA. 2000
3. 中华内科杂志编委会.急性非静脉曲张性上消化道出血诊治指南(草案).中华内科杂志,2005,44(1):73-75
4. Abbasi JA. Lower Gastrointestinal Bleeding in Elderly Patients. J Am Med Dir Assoc, 2003, 4: 320-322
5. Saggi BH, Sugerman HJ, Ivatury RR, et al. Abdominal Compartment Syndrome. Trauma, 1998, 45(3): 597-609

第四章

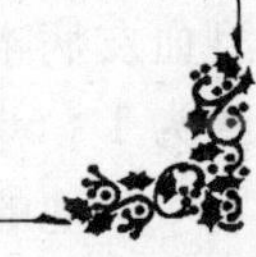

血液系统

第一节 凝血功能障碍的治疗

凝血功能障碍是由凝血因子缺乏或功能异常所引起的出血性疾病。可分为遗传性与继发性两大类。遗传性凝血功能障碍一般以单一因子缺乏多见，有家族史，多数在婴幼儿期即有出血症状，如血友病、von Willebrand 病等；继发性凝血功能障碍多发生在成年，有原发病及药物接触史，常有多个凝血因子缺乏，如维生素 K 缺乏，肝脏病，凝血因子消耗和纤溶亢进等。在 ICU 以继发性凝血功能障碍为多见。

一、遗传性凝血疾病

遗传性凝血疾病多因单一凝血因子数量或功能降低所致，但也有一些病例是家族性多因子缺陷。遗传类型包括常染色体或 X 连锁遗传、显性或隐性遗传或是新突变的结果，所以无家族史不能排除遗传性凝血障碍的可能。当缺陷较轻或没有应激如大手术或严重创伤时，也可以没有明确的个人出血病史。另外，有些凝血异常随时间而变，临床表现和实验室检查都会出现波动。但大多数还是有典型的出血病史和特征性的可重复的实验室检查异常。

（一）von Willebrand 病

von Willebrand 病是最常见的常染色体显性遗传性出血疾病。是由于 von Willebrand 因子（vWF）数量异常（Ⅰ和Ⅲ型）和质量异常（Ⅱ型）而引起的。由于基因异常表达和外显率不同，临床表现差异较大。vWF 是血小板黏附的关键因子，并作为因子Ⅷ的蛋白载体。临床典型表现为血小板功能受损，出现鼻衄、瘀斑、月经过多和手术、外伤、拔牙后出血难止。严重缺乏（活性＜1%）罕见，但表现类似于甲型血友病。本病的严重程度多变，而且在家族中随时间而变。妊娠时 vWF 水平上升，因此分娩中常可以保持凝血功能正常。

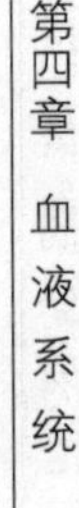

（二）甲型血友病

占全部血友病的 80%，是因子Ⅷ基因突变所致的 X 连锁隐性遗传疾病。根据Ⅷ因子缺陷程度分为重度（活性＜1%）、中度（1%～5%）和轻度（＞5%）。其发生率在男性约 1∶5 000。也可见于女性，可以因为杂合染色体的正常 X 染色体早期失活，也可以遗传自两个异常 X 染色体，其一来自罹患的父方，另一个来自携带者的母方。

临床表现取决于缺陷的程度，70%患者临床表现较重，但典型表现为终身的关节内自发出血以及软组织血肿、血尿，严重时出现进行性的鼻衄、胃肠出血和瘀斑。手术或拔牙后出血时间长且较重。中枢神经系统出血见于约 3%的病例，可以是致命性的。

（三）乙型血友病

是因子Ⅸ基因突变所致的X连锁隐性遗传性疾病。其病理生理及临床特征与甲型血友病本质上是一致的，只是重度缺陷者仅占50%，本病远较甲型少见，男性发生率约为1∶50 000。

其他的凝血因子遗传性缺陷均很少见。全部为常染色体遗传，大多为血缘关系的隐性遗传。临床上的严重程度与因子缺乏程度有关，但一般比两型血友病要轻且变异较大。多因子联合缺陷更为罕见。Ⅻ因子、前激肽释放酶和高分子量激肽原的缺乏可以引起aPTT延长，但不常见出血或血栓形成。

（四）临床特征与诊断

详细的个人或家族出血病史可以明确凝血异常的原因及其遗传类型。血缘传递的家族史与罕见的常染色体隐性遗传疾病密切相关。

出血可以为自发性，但病史常为仅在手术、创作或拔牙后出血。在vWF病患者血小板功能受累，常主诉经常发生淤伤和月经过多。另外，血友病患者较多出现自发关节内出血、软组织血肿和血尿。体格检查可以发现近期出血征象或慢性出血的证据，如关节活动范围缩小。

实验室检查异常可以提示潜在的遗传性出血疾病。但是并非所有的凝血试验结果延长都提示出血倾向，一些遗传性出血疾病其化验结果是正常的。像vWF病等的实验室检查发现可随时间而改变。用已知缺少某种因子的血浆做1∶1稀释试验进行因子Ⅱ、Ⅴ、Ⅶ、Ⅷ、Ⅸ、Ⅹ、Ⅺ和Ⅻ的功能分析，能明确特定因子的缺乏。添加或不添加正常血浆的5M尿素凝块稳定性试验可以用于诊断ⅩⅢ因子缺乏。根据低水平的vWF抗原、瑞斯托霉素辅因子活性异常和Ⅷ因子活性降低（通常＜10%）可以诊断vWF病。通过vWF因子多聚体电泳分析能够鉴别vWF数量上和功能上的缺陷。用多聚体分析确定vWF病的亚型，对适当的出血期处理非常重要。

（五）治疗

遗传性凝血疾病主要依靠补充凝血因子进行治疗，血友病患者有活动出血、因子滴度＜1%或需外科手术治疗时，宜应用抗血友病球蛋白浓缩剂（如冷沉淀物）及高浓度浓缩物。手术应该在具备充足血源、设施完备的医学中心进行。各种凝血因子体内半衰期不同，Ⅷ因子为8～12小时，因此需要重复补充。一般认为血友病治疗中，因子补充量与出血性质及预定手术有关。对大手术或威胁生命的大出血，治疗应使Ⅷ因子水平维持在80%以上；消化道及大关节出血，应补充至50%以上；小手术或牙齿出血维持在30%即可。本病应注意禁用阿司匹林、双嘧达莫、保泰松和吲哚美辛等抗血小板药物。

冷沉淀物富含Ⅷ∶C及Ⅷ∶VW因子，因此可用于治疗vWF病。尽管自发性出血在vWF病中罕见，但创伤后及准备手术时应予补充治疗。

因子补充治疗的辅助措施有醋酸去氨加压素，抗纤溶药物以及局部止血药物，可以直接用于黏膜出血的局部如鼻衄。去氨加压素0.3μg/kg 15～30分钟静脉滴注，或每个鼻孔内1.5mg/ml给药可以在15～30分钟内使循环中vWF和Ⅷ因子的水平增加2～5倍，能达到止血的水平，且维持aPTT正常，停止治疗则水平下降，因此需要重复给药。其机制是促进上述因子从内皮储存部位释放。去氨加压素对大多数vWF病以及轻至中度的甲型血友病患者有效，重症血友病和vWF性质异常的患者对去氨加压素

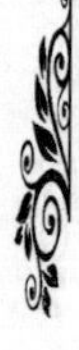

反应极差。

氨基已酸和氨甲环酸是两种常用的抗纤溶药物，可用于有多种出血性疾病的患者。对 vWF 病和轻度甲型血友病患者，联合使用抗纤溶药和去氨加压素可以在轻微出血或拔牙后不必输入任何血液制品。如果没有禁忌证如血尿、未控制的 DIC 或应用浓缩凝血酶原复合物时，抗纤溶治疗可以辅助因子替代治疗用于任何遗传性凝血疾病。处理急性出血，常按 1g/h 的速度静滴氨基已酸，直到出血得到控制，最大量为 24g/24h，然后静脉或口服维持量 6g/6h，持续 7～10 天。氨甲环酸的推荐剂量是从术前 1 天或急性出血发生开始静脉 10mg/kg，或口服 25mg/kg，每天 3～4 次，持续 2～8 天。

通过感染性疾病的筛查和提纯凝血因子已除去许多感染源，明显降低了血浆制品感染性疾病传播的危险。重组Ⅷ/Ⅸ因子的出现更极大地减少了病毒感染的可能性。然而，重组凝血因子价格昂贵，并且经常因生产能力所限而供不应求。

凝血因子抑制物的出现仍然是重症血友病患者面临的问题。重组因子也不能消除这种危险性（估计在 10%～15%）。近来重组Ⅶa 因子已经被许可用于治疗甲型血友病伴高滴度抑制物的患者，但费用较高。

基因治疗已经在严重甲型和乙型血友病患者中进行了尝试，已报道的结果令人振奋，但长期的安全性和效果仍有待观察。

二、继发性凝血疾病

继发性凝血疾病的发病机制基本上分为四种：维生素 K 缺乏、肝脏疾病、凝血因子消耗过多和凝血因子活性或纤维蛋白聚合受抑制。与遗传性疾病不同，继发性凝血疾病常以多因子缺乏以及血小板数量或质量上的缺陷为特征。此外，临床上常可见基础疾病的症状和体征，凝血异常只是全部临床表现的一部分。

（一）维生素 K 缺乏

维生素 K 是因子Ⅱ（凝血酶原）、Ⅶ、Ⅸ、Ⅹ和蛋白 C、S 合成的必需因子，可以从食物（绿色蔬菜）中获取并可由肠腔内的细菌合成，为脂溶性，在肠内借助胆盐吸收。维生素 K 缺乏大多见于禁食并接受广谱抗生素治疗者、胆道梗阻或脂肪吸收不良的患者或者服用华法林类药物的患者，抑制了维生素 K 在肝脏的代谢而致维生素 K 耗竭。一些抗生素，尤其是一些头孢菌素以及大剂量阿司匹林可以导致维生素 K 依赖的凝血因子缺乏，其机制尚不清楚，补充维生素 K 可以纠正。长期服用考来烯胺、矿物油和其他通便药可以干扰维生素 K 的吸收。正常新生儿的维生素 K 依赖的凝血因子水平较低，而且在生后最初几天进一步下降。维生素 K 缺乏使得维生素 K 依赖性凝血因子随代谢而逐渐耗竭。Ⅶ因子的生物半衰期最短，故而最先耗竭，然后是蛋白 C 和蛋白 S，再者是因子Ⅸ、Ⅹ、Ⅱ。维生素 K 缺乏导致的出血并不常见，除非为重症（凝血酶原时间＞25～30 秒）或存在血管损伤。

（二）肝脏疾病

肝脏疾病凝血障碍较为复杂。除了 vWF 和因子Ⅷ，所有的凝血因子和调控蛋白（α_2-抗纤溶酶、蛋白 C 和 S、抗凝血酶Ⅲ）都在肝细胞内合成。而且肝脏还是活化的凝血因子以及纤维蛋白、纤维蛋白原降解产物的清除场所，并完成维生素 K 参与合成相

关因子后的再生。任何原因的肝脏疾病都能引起多方面的异常,包括凝血因子合成减少(除了Ⅷ因子)、凝血因子和蛋白的异常合成(如异常纤维蛋白原血症)、维生素K代谢异常致使有活性的维生素K缺乏、影响纤维蛋白聚合而使降解产物增多以及纤溶亢进。此外,严重肝病还可以并发血小板减少、血小板功能缺陷或二者并存。进展期的肝硬化常常引起血管异常如食管胃底静脉曲张和其他病变如胃炎、溃疡、食管黏膜撕裂,这是肝病患者出血的主要部位。凝血功能异常加剧了上述部位的出血,并可以引起鼻衄、瘀斑和有他有创操作后出血。一般而言,凝血疾病的存在是严重肝病的征象之一,尽管右心功能衰竭所致肝淤血可以伴有凝血异常而并无不可逆的肝功能不良。

(三) 凝血因子消耗

凝血因子消耗可见于体内外大量失血或弥漫性血管内凝血(DIC)。大量失血偶然可以出现临床上明显的多种凝血因子缺乏,而DIC才是最典型的情况。血管损伤、促凝物质直接释放到循环中或者二者的共同作用引起凝血因子异常激活,最终导致DIC发生。

凝血因子和血小板的大量消耗以及随之而来的继发纤溶亢进引起广泛的出血倾向:黏膜出血、瘀斑以及静脉穿刺或手术部位血管损伤处的渗出。微循环中的纤维蛋白沉积促进了组织缺氧等临床并发症的出现。极个别情况下,DIC还可以并发爆发性紫癜。由于广泛的动静脉血栓形成,爆发性紫癜患者可以出现皮肤坏死和肢端、指趾的坏疽。可引发DIC的情况很多(表4-1),也有多种病理生理机制参与病情的总体转归。但对于系统疾病严重,特别是败血症的患者,DIC促进了其多器官功能衰竭和死亡的发生。

表 4-1 DIC的病因

感染:G^+和G^-菌败血症、病毒感染、疟疾、结核
产科并发症:胎盘早剥、羊水栓塞、死胎滞留、流产感染
恶性肿瘤:白血病、转移癌、腺癌
创伤:大面积烧伤、广泛创伤、头部创伤
毒素:蛇咬伤、药物
其他:严重过敏反应、高热、输血反应、主动脉瘤、巨大血管瘤

大量内出血引起的局部凝血因子和血小板消耗与DIC相似,但没有血管内纤维蛋白降解和广泛纤维溶解。这种情况下,凝血因子和血小板的耗竭可伴有循环的纤维蛋白降解产物增多,也可以有严重的出血倾向。但没有微血管的血栓形成。原发纤溶极为罕见,可引起纤维蛋白凝块迅速破坏、循环的纤维蛋白原破坏以及纤溶酶原及其抑活物的消耗。纤溶伴DIC可导致临床的出血征象。而原发性纤溶可与DIC相混淆,但其通常不出现血小板减少和凝血因子的大量消耗。

(四) 凝血抑制物

凝血抑制物引起严重出血的情况很少见。Ⅷ因子的抑制物最为常见,见于妊娠患者严重甲型血友病治疗引起的并发症,也可以是单独的情况。近来已有手术后Ⅷ因子抑制物的大量产生的报道,其可以导致难以预料的术后出血。术中局部应用牛凝血酶可能导致Ⅴ因子抑制物的出现。其他因子包括vWF的抑制物均已有发现。这种免疫球蛋白类抑制物直接与特定的凝血因子相中和，临床上表现为某种凝血因子缺乏。其他类型的抑制物如抑制纤维蛋白聚合的物质，其本身对纤维蛋白分子并没有免疫特异性。狼疮抗凝集物可以延长部分凝血活酶时间，因而常与凝血因子缺乏或存在其他抑制物混淆，但一般不引起出血。肝素是一种抗凝剂，可加快抗凝血酶Ⅲ介导的凝血酶和其他凝血因子（因子Ⅶ、Ⅸ、Ⅹ）的失活。

（五）临床表现与诊断

病史、体检和筛查试验的异常发现常常足以判断凝血功能缺陷的存在。

继发性凝血疾病的患者很少自发出血，通常是术后出血难止或者胃肠道或其他部位的出血加重。另外，患者还有基础疾病的表现，肝病者可能有食管静脉曲张出血以及肝功能不良的征象。DIC 者出血较易发现，但凝血表现为血管内血栓及皮肤坏死和坏疽（爆发性紫癜）。引起 DIC 的原发疾病，特别是败血症的表现可能更为突出。

凝血酶原时间和部分凝血活酶时间在所有继发性凝血疾病都会延长。1∶1 稀释试验不能使异常的上述时间纠正，提示可能存在凝血抑制物如肝素和狼疮抗凝集物。静脉给予维生素 K 后 24 小时内延长的凝血时间变为正常可以肯定维生素 K 缺乏症。诊断 DIC 需要原发疾病基础上出现凝血酶原时间和部分凝血活酶时间延长、血小板减少和 FDP 或 D-二聚体增加。重症 DIC 还可以出现低纤维蛋白原血症，不过由于纤维蛋白原属于急性期反应物，一般其水平是正常的。没有一种试验具有足够的敏感性和特异性，可以最终确定 DIC 是否发生。循环中的纤维蛋白单体（硫酸鱼精蛋白试验，3P 试验）或交联的纤维蛋白的降解产物（D-二聚体试验）的存在证实了凝血酶或纤溶酶生成增多，这多见于 DIC，在肝病患者也偶尔呈阳性。

肝脏疾病导致的凝血异常可能和 DIC 相混淆，这是因为二者都可以出现纤溶亢进、FDP 清除减少、血小板减少以及凝血酶原时间和部分凝血活酶时间延长。因此要鉴别二者可能比较困难，常需要临床经验以解释复杂的实验室检查异常。外周血涂片如果发现裂隙细胞，则 DIC 必须要与微血管病性溶血性贫血相区别。本病发生机制内皮受损，继之血小板被激活，凝血酶生成，并出现纤维溶解，可见于血栓性血小板减少性紫癜、溶血尿毒症综合征、化疗、恶性高血压和 HELLP 综合征（溶血、肝酶升高、血小板减少）。微血管病性溶血性贫血的特点是可见血小板减少、溶血和碎裂的红细胞，且没有凝血时间延长。

（六）治疗

基础疾病的治疗、避免有创操作、在急性出血期补充缺乏的凝血因子是继发性凝血疾病的主要治疗措施。

维生素 K 缺乏的患者应予维生素 K_1（植物甲萘醌）1～10mg 皮下注射。对于皮肤循环差的病人静脉给药宜慎重，因为偶可引起严重的过敏反应。大剂量维生素 K 用于拮抗华法林过量。营养状况差而应用广谱抗生素的患者可以每周 2 次口服或皮下注射维生素 K_1，剂量是 5mg。新鲜冰冻血浆必要时可用于改善多种凝血因子缺乏，但为达到足够的凝血水平，特别当凝血因子消耗较快时需要量常较大。

由于病理机制复杂，肝病合并出血比较难以处理。输入新鲜冰冻血浆补充凝血因子、血小板减少输入血小板提取液、严重低纤维蛋白原血症补充冷凝集物都是处理严重出血的合理措施，但必须同时修复血管和黏膜的缺损，它们往往是出血的主要原因。凝

血酶原复合物可以较小的容量提供必要的凝血因子，但由于可能增加血栓栓塞性并发症和DIC的发生，故仅用于危及生命的出血情况。在一些病人，维生素K_1 10～20mg能够改善凝血酶原时间和部分凝血活酶时间。肝硬化合并血小板功能不良者，去氨加压素可以缩短出血时间，但其控制肝病出血效果尚未被完全肯定。抗纤溶药物被推荐用于纤溶亢进的患者，但其对于进展期肝病患者的安全性和疗效也尚未被证实。

DIC的患者存在多种基础疾病和并发症表现。处理上首先应该针对其基础病变。当有严重出血或者需要行有创操作时，可尝试用新鲜冰冻血浆补充凝血因子使凝血酶原时间在正常范围的2～3秒内、用冷凝集物以保持纤维蛋白原水平在100mg/dl之上以及用浓缩血小板液使血小板水平大于50 000/μl，但其疗效常因凝血因子存活时间短而效果较差。没有明显出血预防性补充凝血子和血小板并不会达到预期效果，而且应该避免给予浓缩凝血因子，因为其活化的因子可能加快血管内凝血。

根据情况用肝素干预DIC的自发病理性凝血过程是有益处的。急性白血病合并DIC时，因血小板生成减少可出现显著出血。尽管有对照研究表明应用肝素增加血小板的输入量而不减少相关并发症，此时还是有必要应用小剂量肝素如5～10u/(kg·h)，以达到适当血小板数量。实质性肿瘤合并DIC者更易发生血栓性并发症，长期应用肝素可从中获益。有明显血栓栓塞表现或爆发性紫癜的患者也可用肝素治疗，但由于有肾上腺出血的危险，其初始剂量宜相对小，并应根据临床反应调整剂量。尽管继发纤溶常导致出血倾向，抗纤溶药物一般还是禁用于DIC，因为不可逆的血管内凝血可能引起极为严重的血栓性并发症。但当明显纤溶表现而没血栓形成的证据时，可以尝试联合应用抗纤溶治疗与小剂量肝素来控制出血。

如何处理出血患者存在的凝血抑制物是一个难题。对于有Ⅷ因子抑制物的甲型血友病患者，治疗包括用大量因子替代、免疫抑制剂或血浆置换降低抑制物滴度或者补充其他因子代偿受抑的因子如活化的凝血酶原复合物、重组的因子Ⅶa。当FDP较高时，治疗基础疾病如败血症性DIC比单纯的凝血治疗更为有效。骨髓瘤蛋白能抑制纤维蛋白多聚化，最终常需化疗，但血浆置换可作为一个暂时的措施。

作为因子替代治疗的辅助治疗，抗纤溶治疗在一些遗传性凝血疾病已经被证实有效。但由于继发性凝血疾病常比较复杂，临床上很少尝试中断纤溶过程的措施。同时，其潜在并发症如血栓形成，也限制了其在继发性凝血障碍的应用。然而有证据表明严重肝病患者，纤溶亢进是出血的主要原因之一。今后还有必要对抗纤溶治疗的效果和安全性做进一步的研究。

第二节　静脉血栓栓塞的预防与治疗

静脉血栓形成和急性肺栓塞是ICU病人多见的并发症。血栓通常在下肢近端静脉形成，并且一般情况下无临床症状，只有当栓子的某部分松动脱落至肺部造成肺栓塞而引起显著症状。10%的院内死亡病人是由于下肢无症状血栓形成致急性肺栓塞所造成的。因为可以预防下肢静脉血栓形成，因此，肺栓塞造成的死亡也可以预防。

预防静脉血栓形成的主要目的是防止肺栓塞所造成的死亡。预防近端下肢静脉血栓形成就可达到这一目的。

近年来，随着对静脉血栓形成研究的进一步加深以及新技术和方法的应用，静脉血栓的预防与治疗有了较大的发展和进步，疗效也有进一步的提高。

一、静脉血栓栓塞的危险因素

静脉血栓栓塞(VTE)的主要因素见表4-2。VTE在以下三种情况下发生率较高：大手术(特别是癌症手术或髋或膝关节手术)，急性中风，和重大创伤(特别是脊髓损伤)。

表 4-2 住院病人血栓栓塞形成的危险因素

手术：
大手术：腹部，妇科，泌尿科，骨科，神经外科，癌症相关手术
创伤：
多系统创伤，脊髓损伤，脊柱骨折，髋关节和骨盆骨折
恶性肿瘤：
肿瘤，化疗与放疗期间风险更高
急性内科疾病：
中风，急性心梗，心衰，神经肌肉衰弱综合征(如格林巴利综合征)
病人特殊因素：
血栓栓塞病史，肥胖，年龄大于40岁，高凝状态(如雌激素治疗)
ICU相关因素：
长期机械通气，神经肌肉瘫痪(药物诱导)，中心静脉导管，严重脓毒症，消耗性病理性凝血，肝素诱导的血小板减少症

外科手术与VTE的关系已有较多研究，除手术前患者的状况外，手术本身对组织、血管壁的损伤导致凝血系统激活，麻醉、体外循环等造成血流缓慢以及输血等引起血液黏度增高，均是手术诱发VTE的危险因素。麻醉时间≥30min的腹部或胸部大手术是VTE的独立危险因素，髋膝关节置换术、泌尿系统手术、神经外科手术及妇产科手术等可使VTE的发生危险增加6～22倍，严重创伤可使VTE的发生危险增加13倍。骨折、脊髓损伤、头颅损伤等血栓发生率高达30%～60%，致死性肺栓塞的发生率为0.4%～2.0%，严重头部损伤和昏迷、脊髓损伤、骨盆和长骨骨折的患者发生PTE的机会比其他创伤患者要高21～54倍。

急性内科疾病病人(除外中风)发生VTE的风险较低。尽管内科病人发生VTE的风险相对较低，尸检研究表明内科病人死亡原因大多数是肺栓塞。基于这一点不应忽略在内科病人中预防静脉血栓形成的重要性。

VTE是ICU病房中危重患者致残或致死的主要原因之一，ICU的患者大多具有VTE的一个或多个危险因素，部分患者入ICU时就已存在，如：高龄，恶性疾病，大手术，严重创伤等；另外一些是在ICU中发生的，如：长期机械通气，中心静脉导管等。因此，入住ICU的大多数病人均应考虑血栓预防。即使预防，仍有四分之一的ICU病人会发生深静脉血栓(DVT)。

二、静脉血栓栓塞的预防方法

已经证明很多方法在降低住院病人 VTE 发生率有效。这些预防方法包括机械方法和药物方法。

1. 体外腿部按压　体外腿部按压设备有两种：分级加压弹力袜（graduated elastic compression，GEC）和气动循环驱动泵（intermittent pneumatic compression，IPC）。这些机械治疗既可作为抗凝预防的辅助治疗方法，也可作为出血或有出血高危因素的病人抗凝治疗的替代治疗。

分级加压弹力袜可在踝部产生 18mmHg 外部压力，在大腿部产生 8mmHg 外部压力。这样在腿部就形成 10mmHg 静脉压力驱动差。在腹部手术和神经外科手术病人单独应用分级加压弹力袜，可以降低 VTE 的发生率。但是，分级加压弹力袜被认为是效果最差的静脉血栓栓塞预防方法，因此，在有中、高度 VTE 风险的病人几乎不单独应用此方法预防。

气动循环驱动泵是缠绕在腿部的充气囊，当充气时，在踝部产生 35mmHg 外部压力，在大腿部产生 20mmHg 外部压力。气动循环驱动泵通过规律地充气放气产生泵的作用，从而驱动静脉血流。气动循环驱动泵被认为较分级加压弹力袜预防效果好，可以有选择的单独应用于出血病人的静脉血栓栓塞预防。该方法特别适用于有出血危险的颅内手术和创伤病人。

2. 低剂量肝素（low dose unfractionated heparin，LDUH）　标准肝素制剂是多种不同分子量的黏多糖分子的集合。抗凝活性依赖于肝素分子的大小，小分子量的肝素具有较强的抗凝作用，因此普通肝素中不同大小的肝素分子具有不同的抗凝作用。总之，只有 1/3 或更少的肝素分子具有抗凝作用。

肝素是一种间接作用药物，必须与辅助因子抗凝血酶Ⅲ或 AT 结合发挥作用。肝素-AT 复合物能够灭活很多凝血因子，如：Ⅱa，Ⅸa，Ⅹa，Ⅺa 和Ⅻa。因子Ⅱa 的灭活是较敏感的反应，较低剂量的肝素就可灭活Ⅱa，而对其他凝血因子无影响。因此，小剂量肝素就可抑制栓子的形成（抗凝血酶作用），而未产生完全的抗凝作用（因其他凝血因子未受影响）。这是小剂量肝素预防住院病人高风险静脉栓塞的理论基础。肝素-AT 复合物也与血小板因子 4 结合，一些病人产生肝素诱导的抗体与血小板结合位点发生交叉反应导致血小板凝集随后发生血小板减少症。这就是肝素诱导的血小板减少症的发病机理，低剂量肝素和正常治疗剂量肝素均可诱发该症。

低剂量肝素方案是指每天两至三次 5000 单位肝素皮下注射。高风险病人建议每天三次。当低剂量肝素用于手术预防时，首剂应于手术开始前 2 小时给予。建议手术前给予抗凝是因为在手术过程中血栓形成就已开始。延迟抗凝就会降低肝素的抗凝作用。术后抗凝预防可持续 7 至 10 天，或病人可完全下地行走。无须实验室抗凝监测。

适应证：低剂量肝素对于高风险内科病人和大多数非骨科手术病人的血栓预防是有效的。对于严重创伤和髋及膝关节手术病人预防效果差。这些病人应用低分子肝素预防更为适合。（见表 4-3，5）

3. 低分子肝素（low molecular weight heparin，LMWH）　肝素中不同大小的肝素

分子经酶裂解可产生较小分子量的肝素。因为较小分子量的肝素具有更强的抗凝活性，因此低分子肝素较肝素更强效。低分子肝素的优点为：用药次数少，出血与血小板减少症的发生率低，无须常规抗凝监测。低分子肝素的缺点是：价格昂贵，每天用量较普通肝素贵 10 倍。

适应证：低分子肝素适用于髋与膝关节骨科手术和严重创伤（包括脊髓手术）的病人。

现在有七个低分子肝素制剂应用于临床，但只有依诺肝素与达肝素钠广泛应用于血栓预防。依诺肝素和达肝素钠应用于血栓预防的推荐剂量见表 5,2～5,4。两种药均皮下注射给药。中度风险病人依诺肝素 40mg 每天一次，高度风险病人 30mg 每天两次。达肝素钠中度风险病人 2500 单位每天一次，高度风险病人 5000 单位每天一次。

表 4-3 普外手术静脉血栓形成的预防

危险因素	预防方案
Ⅰ低风险	
小手术＋年龄＜40 岁和无其他危险因素	早期下床活动
Ⅱ中度风险	
大手术＋年龄＜40 岁和无其他危险因素	$LDUH_1$ 或 $LMWH_1$；首剂量在手术前 2 小时给予
Ⅲ高风险	
大手术＋年龄＞40 岁或其他危险因素	$LDUH_2$ 或 $LMWH_2$；首剂量在手术前 2 小时给予
Ⅳ极高风险	
大手术＋年龄＞40 岁和其他危险因素	$LDUH_2$ 或 $LMWH_2$；首剂量在手术前 2 小时给予＋机械辅助装置

预防方案

$LDUH_1$：肝素 5000u q12h 皮下注射

$LDUH_2$：肝素 5000u q8h 皮下注射

$LMWH_1$：依诺肝素 40mg 每天一次皮下注射，或达肝素钠 2500u 每天一次皮下注射

$LMWH_2$：依诺肝素 30mg q12h 皮下注射，或达肝素钠 5000u 每天一次皮下注射

机械辅助装置：分级加压弹力袜或气动循环驱动泵

小手术：局麻或椎管内麻醉下进行，持续时间小于 30 分钟

大手术：全麻下进行，手术时间超过 30 分钟

其他危险因素：癌症，肥胖，血栓栓塞病史，服用雌激素或其他高凝状态

对于非骨科手术，首剂依诺肝素 30 毫克，达肝素钠 2500 单位手术前 2 小时给予。对于骨科手术每药首剂应 12～24 小时前给予。术前给药可增加骨科手术出血风险，而不增加预防保护作用，因此，骨科手术不建议术前给药，而于术后 6 小时开始预防。

骨科手术使用低分子肝素结合椎管内麻醉，可导致椎管血肿而瘫痪。当骨科手术应用椎管内麻醉，首剂低分子肝素应推迟至术后 12～24 小时或应用调整剂量的华法林进行血栓预防。

低分子肝素主要经肾脏排泄，只是每种制剂肾清除程度有所差别。肾衰病人，高度风险病人预防剂量依诺肝素从 30mg 每天两次减至 40mg 每天一次。达肝素钠无须调整剂量。（见表 4-3,4,5）

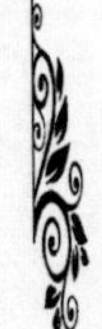

4. 华法林　较大骨科手术血栓预防应用华法林抗凝比较普遍。华法林抗凝有两点好处：华法林是维生素 K 拮抗剂起效时间较长，术前给药术中无出血倾向；如果需要长期预防，华法林出院后可继续治疗。华法林的缺点为与多种药物相互作用，需要实验室监测抗凝，由于起效时间长调整剂量达预期抗凝效果较困难。

剂量方案：华法林首剂 10mg 手术前晚口服。然后从术后晚开始每天 2.5mg 口服。调整剂量至凝血酶原时间国际标准化比率(INR)达 2.0～3.0。通常在术后第三天才能达到目标。

表 4-4　髋和膝部手术静脉血栓的预防

手术：
择期髋和膝关节成型术，髋关节骨折手术
药物方案：
应用以下任一方案：
1. 低分子肝素：依诺肝素，30mg q12h 皮下注射，或达肝素 2500u 首剂皮下注射，然后 5000u 每天一次皮下注射。首剂在手术前 12～24h 或术后 6h 给予
2. 磺达肝素 2.5mg 每天一次皮下注射。首剂在手术后 6～8 小时给予
3. 调整华法林剂量达到 INR 2.0～3.0。手术前晚给予首剂
持续时间：
对于择期髋和膝关节手术，预防应持续至手术后 10 天
对于髋关节骨折，预防应持续至术后 8～35 天

适应证：华法林对于髋和膝关节等较大骨科手术病人是有效的血栓预防方法。虽然有证据表明低分子肝素更有效，但是在北美髋关节置换术病人应用调整剂量华法林抗凝预防比较流行。由于口服比较方便，因此出院后需长期抗凝预防的病人应用华法林更为适合。(见表 4-4)

5. 磺达肝素(Fondaparinux)　磺达肝素是一种人工合成的抗凝剂，选择性抑制凝血因子Ⅹa。与肝素一样，它必须与抗凝血酶Ⅲ结合发挥抗凝作用，与肝素不同的是磺达肝素只抑制因子Ⅹa 的活性。磺达肝素的优点是抗凝作用可预测，无须实验室监测，无肝素样免疫介导的血小板减少症发生。

磺达肝素预防剂量是 2.5mg 每日一次皮下注射。当用于手术预防时，首剂应在术后 6～8 小时给予。该药经肾排泄，当肌酐清除率小于 30ml/min，可能发生药物蓄积和出血。该药在严重肾功能损害的病人禁忌。体重低于 50 公斤的病人也禁忌应用此药，因在这些病人中出血明显增加。

适应证：磺达肝素在髋和膝关节手术病人血栓预防效果与低分子肝素相同。与低分子肝素相比唯一的优点是无肝素诱导的血小板减少症发生。(见表 4-4)

6. 血栓预防的持续时间　髋和膝关节手术后病人预防治疗结束出院后，有症状静脉血栓栓塞发生率上升。有症状静脉血栓栓塞是髋关节置换术后病人再入院的最常见原因。因此有如下建议：①较大骨科手术后血栓预防应持续 10 天，出院病人也不例外；②髋部手术且有其他血栓栓塞风险的病人预防需达到 28～35 天。出院病人可应用华法林，低分子肝素或磺达肝素预防抗凝，只是后两种药物需要皮下注射，对于出院患者较麻烦。

表 4-5　其他临床情况的静脉血栓预防

临床情况	推荐预防方案
1. 严重创伤	1. $LMWH_2$ 或 IPC
2. 脊髓损伤	2. $LMWH_2$ 加 IPC
3. 颅内手术	3. IPC
4. 妇科手术	
A 良性疾病	4a. $LDUH_1$
B 恶性疾病	4b. $LDUH_2$ 或 $LMWH_2$
5. 泌尿外科手术	
A 闭合手术	5a. 早期活动
B 开放手术	5b. $LDUH_1$ 或 IPC
6. 高风险内科疾病	6. $LDUH_1$ 或 $LMWH_1$

预防方案：

$LDUH_1$：肝素 5000u q12h 皮下注射

$LDUH_2$：肝素 5000u q8h 皮下注射

$LMWH_1$：依诺肝素 40mg 每天一次皮下注射，或达肝素钠 2500u 每天一次皮下注射

$LMWH_2$：依诺肝素 30mg q12h 皮下注射，或达肝素 5000u 每天一次皮下注射

机械辅助装置：分级加压弹力袜(GEC)或气动循环驱动泵(IPC)

三、静脉血栓栓塞的诊断方法

像前面提到的一样，下肢深静脉血栓临床上通常无症状，只有当发生肺栓塞才有明显临床表现。因此，有症状血栓栓塞的诊断评估通常涉及可疑急性肺栓塞。

急性肺栓塞的临床表现无特异性，无临床或实验室检查可直接确诊或排除肺栓塞。急性肺栓塞临床与实验室检查预测值见表 4-6。注意到这些表现确诊急性肺栓塞的几率低于 50%，无一项可绝对排除肺栓塞。无低氧血症症状可 70% 排除肺栓塞，也就意味着 30% 的急性肺栓塞病人无低氧血症症状。肺泡-动脉氧分压差虽未包括在表中，正常肺泡-动脉氧分压差并不能排除急性肺栓塞。

表 4-6　可疑肺栓塞病人的临床表现与实验室检查的预测值

指　标	阳性预测值	阴性预测值
呼吸困难	37%	75%
心动过速	47%	86%
呼吸急促	48%	75%
胸膜性胸痛	39%	71%
咯血	32%	67%
低氧血症	34%	70%
血浆二聚体升高	27%	92%
死腔通气量增加	36%	92%

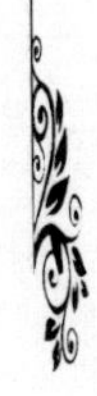

交联纤维蛋白单体，也叫纤维蛋白二聚体或简称为二聚体，是凝血块溶解的产物，在血栓形成时增高。虽然在急诊病人中二聚体经常增高，但在ICU血栓栓塞评估中价值较小。原因是许多其他情况也可引起二聚体增高，如：脓毒血症，恶性肿瘤，妊娠，心衰，肾衰和高龄。因此，在高达80%的ICU病人中无静脉血栓栓塞却存在二聚体增高。表4-6中较低的阳性预测值也证实了这点。

血浆二聚体对于排除静脉血栓栓塞的诊断更有价值。在ICU病人，正常血浆二聚体水平排除血栓栓塞的可能性是92%，就是当血浆二聚体水平未升高，92%的病人将无静脉血栓栓塞的可能。但是，只有很少部分ICU病人血浆二聚体正常，因此正常结果的价值受到了限制。

肺栓塞对心肺的影响是肺血流量减少导致肺泡死腔通气增加。急诊怀疑肺栓塞的病人，正常死腔量具有较高的排除肺栓塞的可能性。如果血浆二聚体也正常，那么排除肺栓塞的可能性就更大。

还没有ICU病人肺泡死腔量的测量研究。绝大多数ICU病人死腔通气量增加，几乎很少有正常肺泡死腔量值，因此，价值较小。监测死腔通气的变化可能更有益于评价ICU病人呼吸窘迫的发生。

因为可疑肺栓塞临床评估不能确定或排除诊断，因此需要特殊检查。因为大多数肺栓子起源于近端下肢静脉，可疑肺栓塞的检查经常从股静脉超声检查开始。

尽管大多数肺栓塞起源于下肢近端DVT，但有30%的急性肺栓塞病人无腿部静脉栓塞的证据。因此，腿部无DVT症状不能排除急性肺栓塞的诊断。当未发现腿部静脉血栓而临床高度怀疑肺栓塞，下一步评估和诊断需做CT或放射性核素肺扫描。

放射线核素肺扫描，扫描图正常可排除PE；肺血流缺损而通气正常者应考虑肺栓塞。

螺旋CT是一种探头围绕病人旋转产生立体两维肺部影像技术。此程序需约30秒。整个过程中肺部不能移动，这意味着病人必须能够屏气30秒以完成螺旋CT扫描。

当螺旋CT结合外周注射造影剂，中心肺动脉就可显影。肺栓子显示为充盈缺损。螺旋CT血管造影主肺动脉凝血块的探察研究较成熟，敏感度为93%，特异性为97%。但是，70%的栓子较小，亚段血管就可能漏诊。

螺旋CT正广泛应用于可疑肺栓塞的评估中。在同时患有肺疾病的病人中，螺旋CT更有价值。因为核素肺扫描在这些病人中不能确定诊断。在ICU呼吸机依赖病人中螺旋CT检查较困难，因此应用受到限制。

肺动脉造影显示不同大小的肺血管截断或充盈缺损，是肺栓塞诊断的金标准，但在疑似肺栓塞病例中应用不超过15%。应该重新正确评估肺血管造影在肺栓塞诊断中的作用。

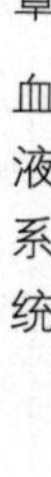

四、深静脉血栓栓塞的治疗

（一）抗凝治疗

抗凝治疗是普遍认可的静脉血栓栓塞症的标准治疗，抗凝治疗可抑制血栓蔓延，降低肺栓塞发生和病死率。ACCP 明确指出，对于深静脉血栓(DVT)患者，应尽早抗凝治疗，且至少 3 个月，高凝患者可延长至 6～12 个月，甚至终生抗凝。抗凝药主要是肝素和华法林，肝素起效快、作用强，首选。近年低分子肝素的应用渐受重视，较常规肝素分子量小得多，两者相比低分子肝素的作用更强，出血、血小板减少等并发症发生率更低，且可用于皮下注射。

1. 肝素　未危及生命的血栓栓塞的主要治疗方法是肝素抗凝。深静脉血栓形成与急性肺栓塞的标准治疗均为根据体重持续肝素输注，如表 4-7 所示。这些指南来自于体重低于 130 公斤的病人。体重超过 130 公斤，指南的剂量可导致过度抗凝，因此需检测抗凝效果。

表 4-7　肝素的给药剂量方案

1. 20000IU 肝素加入 500 毫升溶液稀释(40IU/ml)备用
2. 首剂给予 80IU/kg，然后 18IU/(kg·h)持续输注
3. 输注 6 小时后复查 PTT，按下表调整肝素剂量

PTT(sec)	PTT 比率	单次剂量	持续输注剂量
＜35	＜1.2	80IU/kg	增加 4IU/(kg·h)
35～45	1.2～1.5	40IU/kg	增加 2IU/(kg·h)
46～70	1.5～2.3	—	—
71～90	2.3～3.0	—	降低 2IU/(kg·h)
＞90	＞3.0	—	停止输注 1 小时，然后降低 3IU/(kg·h)

4. 每调整剂量 6 小时后复查 PTT，当在预期范围(46～70s)内时，每天监测一次

2. 低分子肝素　低分子肝素是肝素治疗深静脉血栓形成与急性肺栓塞的有效替代药物。标准低分子肝素制剂治疗剂量如下：

依诺肝素 1mg/kg 每 12 小时皮下注射。

低分子肝素由肾清除，肾功损害病人需调整剂量。肾衰伴血栓栓塞病人需肝素治疗，肝素较低分子肝素为好。

低分子肝素的优点：给药简单，无须检测抗凝，可院外应用。由于这些原因，低分子肝素正逐渐替代普通肝素成为血栓栓塞治疗的首选药物。

前面提到，一定剂量肝素的抗凝的效果是可变的，原因是普通肝素中的肝素分子分子量不同。因此必须监测普通肝素的抗凝效果。活化部分凝血活酶时间可用于抗凝效果监测，因为它反映因子Ⅱa 的活性。低分子肝素主要抑制Ⅹa，无须抗凝监测。如需监测，应监测因子Ⅹa 活性。

3. 华法林　口服华法林抗凝可在手术当天服用。凝血酶原时间达到国际标准化比值 1.0～3.0，可停止肝素治疗。口服华法林治疗可持续 3 个月。癌症相关病人或复发 VTE 病人需要更长时期抗凝。

(二) 溶栓治疗

血流动力学不稳定危及生命的肺栓塞通常需要溶栓治疗。虽然溶栓效果还不清楚，但在某些情况下血流动力学稳定的病人伴有右心衰和心跳突停也建议溶栓治疗。溶栓的主要问题是出血。大出血的发生率是 12%，颅内出血的发生率是 1%。虽然出

血危险因素是溶栓的禁忌证，但在危及生命的情况下，权衡利弊，还是应该坚持溶栓。

以下两个给药方案可获快速血凝块溶解。

阿替普酶(Alteplase)0.6mg/kg 15 分钟内静脉注射。

瑞替普酶(Reteplase)10 单位注射，30 分钟可重复一次。

阿替普酶常规剂量是 100mg 2 小时内持续输注，治疗方案在短时间内给予可取得同样的溶栓效果。

(三) 手术治疗

不建议常规应用静脉取栓术，包括导管抽吸、碎吸术和外科取血栓术。仅对于某些选择性患者，如较严重的髂股静脉血栓因静脉阻塞有肢体坏疽危险时，可考虑使用取栓术。

(四) 导管溶栓

不建议常规应用导管溶栓，导管溶栓的使用应限定于某些选择性患者，如需要肢体救治者。

(五) 下腔静脉过滤器

网状过滤器装置置于下腔静脉可网住下肢松动的栓子，阻止栓子进入肺脏，预防血栓脱落造成的肺栓塞。

适应证：

1. 下肢近端深静脉血栓形成并有下列之一者：

1) 抗凝禁忌。

2) 充分抗凝出现肺栓塞。

3) 漂浮栓子，栓子主要边缘与血管壁分离。

4) 心肺储备差，不能耐受肺栓塞。

2. 下肢无近端深静脉血栓形成但有下列之一者：

1) 如病人有反复肺栓塞发作史，需要长期预防肺栓塞者。

2) 有高危血栓栓塞和抗凝治疗可能出现高危出血者。

下腔静脉过滤器可经皮通过颈静脉或股静脉放置，应尽可能置于低于肾静脉水平。当栓子延伸至肾静脉水平时，也可放置于肾上水平，这样并不影响肾血流的回流。虽然下腔静脉过滤器通常在放射线科放置，但也可床边放置，从而减少了转运所需要的人力和风险。

因为下腔静脉过滤器的使用既安全又有效，因此过去 20 年它的应用增长了 25 倍。过滤器置入后肺栓塞的发生率是 5%，主要并发症过滤器移位发生率低于 1%。尽管是血管内放置，但下腔静脉过滤器在脓毒血症情况下也很少被感染。

(李海波)

参考文献

1. Current critical care disgnosis & treatment. Frederic S. Bongard, Darryl Y. Sue

2. The ICU book (Third edition) Paul L. Marino. Lipincott Williams &Wilkins

第五章

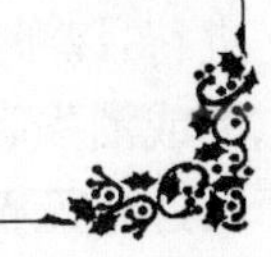

泌尿系统

第一节 血液透析

血液透析(hemodialysis,HD)又称人工肾,是血液净化术的一种,在临床运用已有70多年的历史。目前依赖透析维持生命的患者有85%是靠血液透析。血液透析的开展给慢性肾衰的治疗开拓了新的途径,对于减轻患者的症状,延长生存期均有一定的意义。据资料报道,国外维持性血液透析5年存活率为50%~70%,其存活期最长者已达24年。

一、血液透析的原理

透析是指半透膜两侧的溶液通过弥散、渗透及超滤作用,即溶质由浓度高的一侧向浓度低的一侧流动,而水分子由渗透压低的一侧向渗透压高的一侧流动的过程,最终达到动态平衡。血液透析通过血液与透析液之间的溶液弥散和超滤来达到治疗目的,因此透析过程也就是溶质进行弥散和滤过的过程。血液透析包括溶质的移动和水的移动,即血液和透析液在透析器内借半透膜接触和浓度梯度进行物质交换,使血液中的代谢废物和过多的电解质向透析液移动,透析液中的钙离子、碱基等向血液中移动,从而清除患者血液中的代谢废物和毒物,调整水、电解质和酸碱平衡。血液透析具有人体肾脏的部分功能,但不能替代肾脏的内分泌和新陈代谢功能。

二、血液透析的适应证和禁忌证

1. 适应证 血液透析是治疗急、慢性肾衰竭和某些急性药物、毒物中毒的有效方法,其适应证有以下几方面:

(1) 急性肾衰竭:①无尿或少尿2天(48h)以上,伴有高血压、水中毒、肺水肿、脑水肿之一者;②BUN≥35.7mmol/L(100mg/dl)或每日升高>10.7mmol/L(30mg/dl);③Scr≥530.4μmol/L;④高钾血症,K^+≥6.5mmol/L;⑤代谢性酸中毒,CO_2-CP≤13mmol/L,纠正无效。

(2) 慢性肾衰竭:①Scr≥884μmol/L(10mg/dl);②BUN≥35.7mmol/L(100mg/dl);③Ccr≤5ml/min。并伴有下列情况者:①出现心力衰竭或尿毒症性心包炎;②难以控制的高磷血症,临床及X线检查发现软组织钙化;③严重的电解质紊乱或代谢性酸中毒,如K^+≥6.5mmol/L,CO_2-CP≤13mmol/L;④明显的水钠潴留,如高度浮肿和较高的血压;⑤严重的尿毒症症状,如恶心、呕吐、乏力等。

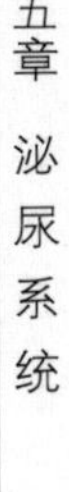

(3) 急性药物或毒物中毒：毒物能够通过透析膜被析出且毒物剂量不大与毒物作用速度不太快的可进行透析，如巴比妥类、氯化物等。应争取在中毒后8～16小时以内进行，以下情况应行紧急透析：①经常规方法处理后，病情仍恶化，如出现昏迷，反射迟钝或消失，呼吸暂停，难治性低血压等；②已知进入体内的毒物或测知血液中毒物浓度已达致死剂量；③正常排泄毒物的脏器因有原发疾病或已受毒物损害而功能明显减退；④合并肺部或其他感染。

(4) 其他：①难治性充血性心力衰竭和急性肺水肿的急救；②肝胆疾病，如肝功能衰竭、肝硬化顽固性腹水、完全性梗阻性黄疸患者的术前准备；③水电解质紊乱，如各种原因稀释性低钠血症与高钾血症；④精神分裂症；⑤牛皮癣。

一般来说，慢性肾盂肾炎及慢性肾炎效果较好，其次为多囊肾、红斑狼疮及肾硬化，糖尿病肾病与恶性高血压则效果很差。

2. 禁忌证　血液透析并无绝对禁忌证，但为减少透析意外，下列情况应列为相对禁忌证：①严重出血或贫血；②严重低血压或休克；③严重心脑并发症，如明显心脏肥大伴心功能不全、严重心律失常、严重高血压或脑血管病变；④终末期尿毒症并出现不可逆性并发症；⑤控制的糖尿病；⑥严重感染；⑦同时已有癌肿等恶性疾病；⑧大手术后未过3天；⑨老年高危患者，精神病，不合作的婴幼儿。

三、血液透析的操作方法

1. 透析前准备

(1) 控制血压：高血压本身可以破坏肾脏功能，慢性肾衰时，控制高血压有助于肾功能的保护。在开始血液透析之前控制高血压可以推迟肾衰竭的到来和减少心血管并发症的发生。透析本身的超滤作用和排除钠，也有良好的降压作用。

(2) 思想准备：医生需及早对病人及其家属做好思想工作，以帮助病人及家属早下决心，其好处有：①使病人了解血液透析原理，在实际进行透析时能更好地合作；②能更好地选择时期，在出现尿毒症症状和失去工作能力之前即开始透析，减少尿毒症的并发症和避免病人处于临终状态；③有充分时间为病人准备好血管通路。

(3) 透析器的准备：检查包装是否破裂，透析器本身有无破损。使用新型号透析器前要详细阅读说明书，了解消毒方法、膜材料、预充血量、超滤率、最大耐受压力、小分子和中分子物质清除率、残余血量以及重复使用性能等。

2. 选择血管通道　血管通道也叫血液通路，是指体外循环的血液通路而言，即血液从人体内引出，经过体外循环部分，再返回人体内的出入通道。建立和维持一个有效的血管通路是进行血液透析的重要条件之一。

理想的血管通道需具备以下条件：①能保证血流量达到100～300ml/min，以确保有效透析；②能反复和长期使用，且与透析器连结和分离简便安全，不易脱节；③合并症(感染、血栓)少，对病人心脏负担轻；④对病人日常生活影响小。

常用的血管通道有：①动静脉保留插管法：一般选用足背动脉和内踝大隐静脉插管。适用于急性药物中毒或急性肾衰竭的紧急透析者；②动、静脉外瘘：可选用桡动脉及其伴行的头静脉，用两根硅橡胶管分别插入动、静脉的向心端，行皮肤外连接，形成体

外分流。适用于急、慢性肾衰竭需作长期透析者；③动、静脉外瘘：可选用桡动脉及其伴行静脉作侧侧或端侧吻合。吻合两周后，即可在静脉动脉化处作穿刺，以供血液透析用。适用于长期透析者；④锁骨下静脉或股静脉导管法：将双腔导管插入锁骨下静脉，血经外套管侧孔吸出，流经透析器后，再由内管回输体内。

3. 透析器类型

(1) 标准平板型透析器：透析面积 1.0m^2，因体积大，易漏血，漏气。目前多改用固定式(积层式)小平板器，面积 1.1～1.8m^2，体积小。

(2) 中空纤维型透析器：体积小，超滤脱水和透析效能高，是目前最常用的一种。

4. 血液透析机的基本原理　血液透析机大致可以分为血液监护警报系统和透析液供给系统两部分。血液监护警报系统包括血泵、肝素泵、动静脉压监测和空气监测等；透析液供给系统包括温度控制系统、配液系统、除气系统、电导率监测系统、超滤监测和漏血监测等部分组成。

其工作原理是：透析用浓缩液和透析用水经过透析液供给系统配制成合格的透析液，通过血液透析器，与血液监护警报系统引出的病人血液进行溶质弥散、渗透和超滤作用；作用后的病人血液通过血液监护警报系统返回病人体内，同时透析用后的液体作为废液由透析液供给系统排出；不断循环往复，从而达到治疗的目的，完成整个透析过程。

5. 血液透析液的制备

(1) 血液透析液的基本条件：①透析液内电解质成分和浓度应和正常血浆中的相似；②透析液的渗透压应与血液渗透压相近，即等渗，约为 280～300mOsm/L；③透析液应略偏碱性，pH 在 7～8 之间，以便于透析时能纠正病人的酸中毒；④能充分地消除体内代谢废物，如尿素、肌酐、尿酸等；⑤对人体无毒无害；⑥容易配制和保存，不易发生沉淀。

(2) 血液透析液的基本成分

1) 钠：钠是细胞外液中主要阳离子，对维持血浆渗透压和血容量起重要作用。为保持透析患者钠平衡，透析液中钠需略低于正常血清钠值，浓度一般为 130～140mmol/L。

2) 钾：钾是细胞内液主要阳离子，透析液钾浓度一般为 0～4mmol/L，可根据不同的需要选用不同钾浓度的透析液。无钾透析液(0～1mmol/L)，主要用于 ARF 无尿期或高分解代谢患者或高血钾开始透析的头 1～2 小时；低钾透析液(2mmol/L)，多用于每次透析前血钾偏高或诱导期血钾偏高的患者；常规透析液(3～4mmol/L)，用于透析前血钾正常的维持性透析或服用洋地黄的患者。

3) 钙：维持性血透病人的血钙水平多数偏低，透析时使血钙达到正常或轻度正平衡。透析液钙含量应在 1.5～1.75mmol/L之间。

4) 镁：CRF 时常有高镁血症，透析液镁浓度一般为 0.6～1mmol/L，略低于正常血浆镁。

5) 氯：透析液中的氯离子基本上与细胞外液相同，由阳离子和醋酸钠的浓度决定，浓度为 96～110mmol/L。

6) 碱剂：CRF 病人均有不同程度的代谢性酸中毒和阴离子间隙增加的状况，起缓

冲作用的碳酸氢根（HCO_3^-）减少，需从透析液中补充，醋酸盐和碳酸氢盐可产生HCO_3^-，可用于补充体内HCO_3^-的不足。醋酸盐常用浓度为35～40mmol/L，碳酸氢盐浓度一般为32～38mmol/L。

7）葡萄糖：根据需要选用不同糖浓度的透析液，分为无糖透析液、高糖透析液（10～20g/L）、低糖透析液（1～2g/L）3种。

6. 血液透析时肝素的使用　血液透析是一个体外循环过程，血液与管道和透析膜的接触可触发机体的凝血系统，因此，血透过程中必须使用肝素等抗凝剂以防止血栓的形成，以免导致透析器和管道阻塞。抗凝方法则视患者有无出血倾向而定。

血液透析过程中肝素的用法包括以下几种：

(1) 全身肝素化法：适用于无出血倾向和无心包炎者，即透析开始前5分钟静脉使用肝素0.5～0.8mg/kg，透析开始后每小时追加肝素10mg，透析结束前1小时停用肝素。

(2) 局部肝素化：适用于有活动性出血、新近外科手术的心包炎病人，用肝素泵将肝素以0.25mg/min的速率持续注入动脉管道，同时在静脉管道将鱼精蛋白以0.25mg/min的速率注入，以中和肝素。透析结束后3小时静注鱼精蛋白30～50mg，以防肝素反跳。

(3) 边缘肝素化法：首次肝素剂量为0.5～0.7mg/kg，以后每小时补给肝素5～7mg，保持透析器内血液凝血时间在30分钟左右，透析结束前10分钟停用肝素。

(4) 无肝素透析：适用于有严重活动性出血的病人，即透析前，将透析器和管道用300u/L的肝素生理盐水浸泡10～15分钟，然后用生理盐水冲洗掉，透析过程中每隔15～20分钟用生理盐水冲洗透析器一次。

7. 血液透析时的监测　透析过程中主要的监测项目包括：①危重患者每隔15～30分钟，一般患者每隔30～60分钟记录血压、心率、呼吸、体温和体重一次；②严密观察疗效和透析副反应，一般要求透析液流量每分钟500ml，温度38～40℃，负压在－6.67～－20.0kPa，使用醋酸纤维膜负压不超过－20.67kPa为宜，以免破膜；③观察血流量、有无血液分层、静脉压、血液透析液颜色；④防止管道接头松脱出血；⑤一次透析超滤脱水量应控制在2～3L左右，或不超过体重的4%。

8. 血液透析的时间　透析时间根据患者病情、透析器的种类和透析过程中的反应而定。首次透析时间为3～4小时，一般少尿或无尿的维持性透析患者，每周透析3次。每次应用空心纤维型或小平板型透析器时间为4～5小时，标准平板型透析器时间为6～8小时。预定结束时间前应详细检查患者体液潴留情况，以决定是否需要延长透析时间。

四、血液透析的并发症及防治

在血液透析过程中或结束时发生的与透析治疗本身有关的并发症为急性并发症。包括：失衡综合征、首次使用综合征、症状性低血压、高血压、心跳骤停、心律失常、急性左心衰、热原反应、出血及急性溶血等。长期透析的患者出现的并发症为慢性并发症，包括：感染、贫血、神经系统并发症、透析性骨营养不良、心力衰竭、关节淀粉样病变、皮肤瘙痒等。

1. 首次使用综合征　首次使用综合征是一种过敏反应，可在使用新的透析器时发生，是因为补体被透析膜经旁路途径激活而产生的反应，其他如白细胞介素-1、血管舒缓素、前列腺素等的活化和释放以及消毒剂氧化乙烯（与蛋白结合形成半抗原）和醋酸盐等可能亦与此过敏反应有关。

临床症状多在透析开始后 5～30 分钟发生。轻者胸痛或背痛、皮肤瘙痒，重者呼吸困难、全身烧灼感、胸腹剧痛、血压下降。轻者对症治疗即可缓解，重者应立即停止透析，体外血液不宜再回流，给予吸氧、抗组胺或类固醇等治疗。重复使用透析器、新透析器使用前充分冲洗等可减少首次使用综合征的发生。

2. 失衡综合征　失衡综合征是透析过程中或透析结束后不久出现的以神经系统症状为主要表现的综合征。其表现为：症状轻者仅有焦虑不安、头痛、恶心、呕吐、视力模糊、血压升高；重者出现肌肉阵挛、震颤、失定向、嗜睡，进一步可引起癫痫样大发作、昏迷甚至死亡。脑电图显示弥漫性慢波。

防治措施包括：①首次透析时间缩短至 3～4 小时；②提高透析液渗透浓度，采用高钠透析液（Na^+155～160mmol/L）；③超滤脱水不可过多过快；④症状轻者可用 50%葡萄糖 40～60ml 静脉注射；⑤症状明显者应静脉滴注 20%甘露醇 250ml，并减少负压流量，严密观察心率、心律、血压和呼吸改变。若出现癫痫样发作，可静脉注射安定 10mg。出现严重失衡综合征应停止透析，及时抢救。

3. 症状性低血压　症状性低血压是血液透析中最常见的并发症之一，其发病机制有以下几方面：

（1） 血容量不足：透析前已有血容量不足，如进食少、低钠饮食、呕吐、服用降压和/或扩张血管药、大平板透析器预充量大、动脉血进入透析器流速快、透析开始后超滤负压过大、超滤速度快、超滤量过多等。

（2） 血浆渗透压下降：透析中清除肌酐、尿素等溶质，或长期使用低钠透析液，致使血浆渗透压下降，驱使水分移向组织间或细胞内，有效血容量减少，血压下降。

（3） 醋酸盐的扩血管作用：醋酸钠进入人体后能降低周围血管阻力，使周围血管扩张，血压下降。

（4） 前列腺素失衡：透析患者前列腺素升高，且和血压成反比，血栓氧丙烷 A_2（TXA_2）与正常人变化不大。TXA_2 有强大缩血管作用，而前列腺素则有较强的舒张血管作用，因此前列腺素和 TXA_2 与患者血压调节失衡有密切关系。

（5） 自主神经病变：透析患者的症状性低血压也可能由未知原因的交感神经张力突然下降，致静脉张力下降，静脉容量扩张引起。另外，副交感神经末梢释放的乙酰胆碱可刺激血管内皮细胞产生松弛血管平滑肌的化学物质。上述几种因素若同时存在，则发生低血压的机会增多，程度亦重。

发现低血压时，即取平卧位，降低负压以防继续超滤。血容量不足者一般经补充生理盐水或右旋糖酐即可迅速纠正，无效时给予甘露醇、白蛋白以及血浆，必要时加用升压药。若经上述处理低血压仍未纠正，应停止透析。若透析时经常出现低血压可采用透析前饮用盐水，停用降压药，适当提高透析液钠浓度，预充透析器，减慢放血速度，减少负压等措施。对醋酸钠不能耐受者可用碳酸氢钠透析液。对心源性低血压可用强心

药和升压药。用高效能透析器时应控制超滤速度和超滤量。对心血管功能不稳定和老年患者，改变血液净化方法，用序贯透析或血液滤过也可防止血压下降。

4. 透析过程中心跳骤停　心跳骤停的发生原因主要是脱水过快、血压急骤下降而未被及时发现。这种情况常发生于使用没有容量控制装置的透析机，或透析机负压装置失灵，或工作人员疏忽了脱水量的估计等。其他较少见的原因是过敏反应，病人本身的心脏疾患等。

5. 透析过程中心律失常　透析患者心律失常的发生率约50%，常见原因有电解质紊乱、酸碱平衡失调、心衰、严重贫血、低氧血症、低碳酸血症、低血压等。常见的心律失常有心动过缓和房室传导阻滞、室上性心动过速、室性心律失常。室上性心律失常主要表现为心房扑动和心房纤颤；频发室性早搏患者可出现致命性室性失常，如室性心动过速或室颤，是常见的猝死原因。

6. 贫血　尿毒症原已有不易纠正的贫血，加上透析中需反复抽血检查以及透析器中残留血液的丢失，可加重贫血，因此，应减少种种原因的失血，补充铁剂、叶酸或适量输血。

五、如何衡量血液透析是否充分

透析是否充分的指标有以下两个方面：

1. 临床指标

（1）临床症状：全身情况和营养状态良好，无明显的临床症状，有一定的生活和工作能力。

（2）血浆氮化合物水平：血 BUN 在透析前以 28.56mmol/L(80mg/dl)为宜，高于此值可能透析不充分，透析后下降至正常水平为佳。Scr 透析前为 442～884μmol/L(5～10mg/dl)，透析后可以下降至 176.8～265.2μmol/L(2～3mg/dl)。

（3）电解质、酸碱平衡：透析前血钾、磷、镁偏高，钙偏低，pH 值 7.30，剩余碱 －10mmol/L，透析后血钾偏低，钙、磷、镁接近正常，pH 值 7.40，剩余碱－2～0mmol/L。透析后 3 小时 pH 值和剩余碱出现偏碱倾向。

（4）干体重：指体液处于平衡状态时的体重。准确地估计病人的干体重既可以使透析充分，又可防止透析合并症的发生。

（5）贫血程度、血压水平：透析后贫血程度能够耐受，不用或少用降压药能维持血压正常。

2. 定量指标

（1）透析指数（DI）：DI＜1，患者发生周围神经病变，示透析不充分，DI＞1，示充分。

（2）平均时间尿素浓度（TACurea）：TACurea＜17.9mmol/L 示透析充分，其心血管、胃肠道并发症及死亡率均低于 TACurea＞17.9mmol/L。

（3）KT/V 指标：K 为透析器某溶质清除率，T 为透析时间，V 为某溶质的容量分布。KT/V≥1 表明透析充分。

第二节　血 液 滤 过

血液滤过(hemofiltration,HF)是新近发展起来的连续性血液净化技术,具有血流动力学稳定的特点,能清除炎性介质,改善组织氧代谢,保持水、电解质和酸碱平衡,提供充分营养支持及稳定内环境,是一种比血液透析更接近正常肾小球滤过生理的肾脏替代疗法。

一、原　理

血液滤过是模拟人体肾小球滤过和肾小管重吸收功能的原理而研制的一种血液净化方法。血液通过孔径大、滤过性能好、生物相容性一致、无毒、无热源的物质制成的血液滤过器,在跨膜压作用下以对流的方式清除体内中、小分子毒物和水分,同时又模仿肾小管重吸收功能,利用输液装置从滤器的动脉端或静脉端同步地输入与细胞外液成分相仿的平衡液,以达到排出毒物和炎症介质,纠正水、电解质、酸碱平衡紊乱的目的。

对流也称超滤,是指溶质和溶剂因透析膜两侧的静水压和渗透压梯度不同而跨膜转运的过程。由于仅有 200～300ml/min 血液流经滤器(相当于肾血流量 1/4～1/6),因此需在动脉端用血泵加压增加血流量。滤器膜外由负压泵造成负压,使流入滤器的水分有 35％～45％被滤出。血液滤过的滤过膜通透性高,一般分子量低于 40～60kD 的溶质分子均可滤出。滤过率达到 60～90ml/min 时,约为肾小球滤过率的 1/2～3/4,滤过率取决于血流量、膜的面积、滤过系数和跨膜压(TMP)。

自从 Kramer 等在 1977 年首次提出连续性动静脉血液滤过(CAVH)并应用于临床后,连续性肾脏替代治疗(continuous renal replacement therapy,CRRT)便开始运用于重症急性肾衰竭等危重病人。目前常用于临床的方法有连续性静脉-静脉血液滤过(CVVH)和连续性静脉-静脉血液透析滤过(CVVHDF)。CVVHDF 即 HD 与 HF 联用,可提高血液净化的效率及缩短透析时间。CRRT 几乎不改变血浆渗透压,对血流动力学影响小,能很好控制氮质血症和酸碱、电解质平衡,可快速清除过多液体,容易实行深静脉营养和静脉给药,故已成为治疗重症肾衰竭和非肾脏疾病危重患者的重要手段。

(一) 溶质清除方式

血液滤过与血液透析(hemodialysis,HD)的主要区别是:HD 主要是依靠半透膜两侧的溶质浓度差所产生的弥散作用清除溶质,对尿素氮和肌酐等小分子物质有较好的清除率,而对中分子物质的清除效果则较差。HF 模仿正常人肾小球清除溶质,溶质的清除与膜的性质(膜孔的大小、多孔性和膜孔长度)有关,其对尿素氮、肌酐等小分子物质的清除略逊于 HD,但对中分子物质的清除,纠正水、电解质及酸中毒,治疗肾衰竭、肺水肿、心包炎、脑水肿却优于 HD。HF 不同性质的膜对各种溶质的清除不尽相同,对某些溶质清除还与该物质的筛选系数有关。

(二) 血流动力学

HF 较 HD 更近似生理状态,因此 HF 者有更稳定的血流动力学状态。超滤会引

起血浆容量下降，同时由于血浆胶体渗透压上升，间质水分向血管内移动，使血容量回升，当超滤速度超过了血管再充盈速度时，有效循环血流量下降，可导致血压下降。血容量变化并不是血压变化的唯一因素，血压与外周血管阻力的大小有关。有人认为，HF时心输出量下降，外周血管阻力（TPR）增加，去甲肾上腺素（PNA）水平升高，心率无变化，血压稳定；HD时则心输出量不变，TPR不增加或下降，PNA无变化，心率增加。研究结果表明HD时血容量下降的生理反应能力受损，而HF时这种反应能力依然存在。

（三）影响血液滤过的因素

1. 滤过膜　不同滤过膜制作的滤过器其滤过率也不尽相同，主要取决于膜的厚度、几何结构及其滤过系数与有效面积。

2. 跨膜压（TMP）　跨膜压是HF的驱动力。对全血而言，当TMP＜400～500mmHg(53.4～66.6kPa)时，TMP越高，滤过率越大；当TMP＞400～500mmHg时，滤过率并不增加，而仅仅是小分子量溶质的清除率增加。

3. 血流量　血流量的大小与滤过率成正比。在相同TMP的情况下，血流量越大，滤过率越高。通常HF时的血流量不应低于250ml/min，否则将影响清除率和增加治疗时间。

4. 血浆蛋白浓度与红细胞比积　当血浆蛋白浓度与红细胞比积降低时，血流阻力降低，不易在滤过膜上形成蛋白覆盖层，故而滤过率增加。但另一方面，过低浓度的血浆蛋白其血浆胶体渗透压低，从而影响细胞外间隙的水分向毛细血管内的转移。

二、血液滤过的适应证和禁忌证

随着血液滤过技术在临床越来越广泛的使用以及对血液滤过技术的更深一步的了解，其适应范围越来越大。其适应证包括了所有血液透析技术的适应证以及血液透析技术所不能解决甚至作为禁忌的临床疾病。

（一）适应证

1. 肾脏疾病

（1）急性肾衰：急性肾衰合并高钾血症、酸中毒、肺水肿、心力衰竭、脑水肿、高分解代谢、ARDS；血流动力学不稳定、心脏外科术后、心肌梗死、脓毒症。

（2）慢性肾衰合并急性肺水肿、血流动力学不稳定。

（3）少尿患者因静脉营养或药物治疗需要大量补液时。

（4）慢性液体潴留：腹水、肾性水肿。

（5）酸碱和电解质紊乱：代谢性酸中毒、代谢性碱中毒、低钠血症、高钠血症、高钾血症。

2. 非肾性疾病

（1）全身炎性反应综合征；

（2）多器官功能障碍综合征；

（3）急性呼吸窘迫综合征；

（4）挤压综合征。

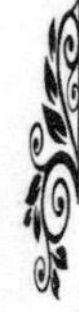

(5) 乳酸酸中毒。

(6) 急性坏死性胰腺炎。

(7) 心肺旁路。

(8) 慢性心力衰竭。

(9) 肝性脑病。

(10) 药物或毒物中毒。

(11) 其他方法不能控制的高热。

包括肾衰竭，代谢性酸中毒，心力衰竭，肺水肿，高脂血症，高磷血症，顽固性高血压，肝衰竭等。

(二) 相对禁忌证

1. 休克或低血压。

2. 严重出血倾向者。

三、操作方法

(一) 血液滤过方式选择

随着数十年的临床应用，逐渐衍生出一系列新的滤过方式，包括持续性动静脉血液滤过(CAVH)、持续性静脉静脉血液滤过(CVVH)、持续性动静脉血液透析滤过(CAVHDF)、持续性静脉静脉血液透析滤过(CVVHDF)、动静脉缓慢连续性超滤(AVSCUF)及静脉静脉缓慢连续性超滤(VVSCUF)等。

1. CAVH 利用人体动静脉之间的压力差作为体外循环的驱动压力，以对流原理清除大、中、小分子溶质，具有自限性、持续性、稳定性和简便性，优点是大大简化了治疗设备、患者耐受性好，但对溶质的清除能力有限，最大超滤仅在12～18L/d。

2. CVVH 利用泵驱动进行体外血液循环，溶质清除原理与CAVH相同，不同之处是采用中心静脉留置单针双腔导管建立血管通路。血流量可达100～300ml/min，用后稀释法输入置换液，尿素清除率可达到36L/d，用前稀释法时，置换液可达到48～56L/d。CVVH已逐渐取代CAVH，成为标准的治疗模式。

3. CVVHDF及CAVHDF CVVHDF及CAVHDF是在CVVH和CAVH基础上发展起来的，增加了透析以弥补CVVH和CAVH对氮质清除不足的缺点，溶质清除原理为对流加弥散，不仅增加了小分子物质的清除率，而且能有效清除中大分子物质，溶质清除率增加40%，适用于高分解代谢的患者。

4. 动静脉缓慢连续性超滤(AVSCUF)及静脉静脉缓慢连续性超滤(VVSCUF) 技术原理为以对流的方式清除溶质，不补充置换液，也不用透析液，但对溶质的清除效果不理想，临床用于水肿、难治性心衰患者。

5. 高容量血液滤过(HVHF) 原理基于实验性研究中提示血液滤过中增加超滤量能改善注射内毒素动物的血流动力学，置换液量需大于60L/d。有两种方法：标准CVVH(超滤量维持3～4L/h)、夜间标准CVVH维持(白天开始超滤，6L/h)。

6. 连续性血浆滤过吸附(CPFA) 临床主要用于内毒素和炎性介质的清除。

7. 日间血液滤过 能保证患者休息，减少人力物力消耗，适合我国国情。

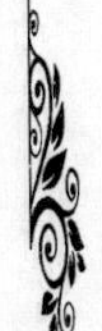

8. 脉冲式高容量血液滤过(Pulse HVHF)　前 6～8h 行 85ml/(kg·h)的 HVHF,后 16～18h 行 35ml/(kg·h)的 CVVH。

(二) 血管通路选择

根据患者病情,一般可以选择动静脉直接穿刺、动静脉瘘及中心静脉留置导管。动静脉直接穿刺多选择桡动脉、足背动脉、肱动脉、股动脉。操作简单,穿刺成功后血流量充足,但止血困难、易出血、形成血肿和假性动脉瘤,不容易固定及长期应用,已较少采用。急慢性肾衰的患者行血液滤过治疗时也可以采用动静脉瘘。中心静脉置管多为腔或双腔导管,血流量可达 250～350ml/min,再循环率约 20%。置管部位选择股静脉、颈内静脉、锁骨下静脉或颈外静脉,不同置管部位各有利弊。不同部位置管深度不同,具体导管位置需经 X 线证实。中心静脉置管并发症包括:出血、心律失常、血栓形成、血管狭窄、导管功能障碍和感染等。

(三) 血滤器的选择及复用

基本结构和透析器一样,有平板型和空心纤维型,滤过膜(聚砜膜、聚胺膜、聚丙烯腈膜)是用高分子聚合材料制成的非对称膜,即由微孔基础结构所支持的超薄膜,膜上各孔径大小和长度都相等,故血滤时溶质的清除率与其分子量无关。由于目前血液滤过中使用的人工合成膜费用昂贵,是否重复使用成为热门话题。

(四) 置换液选择

置换液的电解质成分是影响血液滤过治疗患者内环境的主要因素,为了避免内环境的波动,置换液配方原则上要求与生理浓度相符。常见的置换液用乳酸盐和醋酸盐作为碱基,而在多器官功能障碍综合征和肝功能衰竭时,机体代谢乳酸和醋酸的能力降低,可能导致或加重酸中毒,因此,最为理想的缓冲剂为碳酸氢盐,但由于碳酸氢盐不稳定,因而限制了广泛应用。目前常用的配方包括:

1. Port 配方　0.9% NaCl 1000ml+10% $CaCl_2$ 10ml;0.9% NaCl 1000ml+50% $MgSO_4$ 1.6ml;0.9% NaCl 1000ml;5%葡萄糖 1000ml+5% $NaHCO_3$ 250ml,四组液体共 4.26L,交替使用。

2. 南京军区总医院的配方　A 液(0.9% NaCl 3000ml+5%葡萄糖 170ml+注射用水 820ml+10% $CaCl_2$ 6.4ml+50% $MgSO_4$ 1.6ml 置入 4L 输液袋)与 B 液(5% $NaHCO_3$ 250ml)同步输入,不混合,以免沉淀。A 液中可根据患者血钾、血钠水平加入钾、钠。此配方缺点为不含磷,长期使用会造成低磷。

(五) 抗凝剂的应用

血液滤过抗凝的主要目标包括:尽量减轻滤器的膜和管路对凝血系统的激活作用,长时间维持滤器和管路的有效性;尽量减少全身出血的发生。抗凝方法主要包括全身性抗凝和局部枸橼酸抗凝及其他抗凝方法,具体抗凝方法选择应根据患者具体情况。

1. 全身性抗凝　①普通肝素抗凝:先采用 5000～20000U 肝素预冲并浸泡管道,引血前静脉推注肝素 10～20U/kg 作为首量,治疗过程中持续泵入肝素,维持 APTT 或 ACT 延长 50%。②低分子肝素法:首剂量 15～20IU/kg,追加量 5～10U/(kg·h),一般不需要监测凝血。

2. 局部枸橼酸抗凝　此方法临床较少采用,主要并发症为:低钙血症、枸橼酸中毒、代谢性酸中毒和高钠血症。

3. 无肝素抗凝方法　要求血流量大，血滤过程中每 0.5～1h 阻断 1 次，用生理盐水 200ml 冲洗管路。

4. 其他抗凝方法　包括水蛭素抗凝等。

（六）治疗剂量选择

目前对血液滤过研究的热点也在于对治疗剂量的选择，有人提出血液滤过治疗剂量包括“肾脏替代治疗剂量”和“脓毒症治疗剂量”的观点，肾脏替代治疗剂量的确定常采用尿素清除率（KT/V）判断，在肾脏替代治疗中，血液滤过的真正治疗剂量标准尚未建立。而采用何种指标来评价血液滤过对脓毒症的治疗效果尚不清楚，但大多数动物和临床试验表明，低流量血液滤过不能显著改善重症感染患者的血流动力学状态和预后，高流量血液滤过（置换液量大于 60L/d）有利于改善重症感染患者的血流动力学状态，但对患者预后的影响需大规模前瞻对比研究来进一步确定，但能够明确的是一旦明确严重感染性休克应在 6～8h 内开始血液滤过治疗，能显著改善患者预后。

（七）置换液输入方式选择

包括前稀释和后稀释法。前稀释法的好处在于置换液的交换量大，缺点在于血液被稀释后，尿素浓度低，扩散作用下降，小分子尿素清除率差。因此前置换法置换液须至少换到病患体重的 1.0～1.4 倍以上，才可能有足够的小分子尿素的清除率。后稀释法的好处在于血液没被稀释，尿素浓度高，扩散作用快，大分子溶质及小分子尿素清除率高，缺点在于因血液中血色素、蛋白质浓度被浓缩，水分不容易经透析器加以移除，因此补充液的交换量小，置换液在滤器后输入，虽然减少了置换液用量，提高了清除率，但血流阻力大，抗凝要求较高。

（八）血液滤过药物清除和剂量调整

血液滤过过程中应依据现有的参考资料、血浆药物浓度监测、血液滤过时药物清除及评估的测定调整药物剂量，非毒性药物可按计算或推荐剂量的 130％给予，对于治疗窗窄、毒性强的药物必须监测药物浓度。

（九）血液滤过机器的监测

1. 压力监测指标　①动脉压：反应血管通路所能提供的血流量和血泵转速的关系，正常值大于－200mmHg，低于此值需要干预，常见原因为管路打折、导管贴壁等；②滤器前压：是血管通路中压力最高处，压力大小与血泵流量、滤器阻力、血管通路静脉端阻力有关，在血流量及静脉压不变的情况下出现滤器前压进行性增高提示滤器凝血。各种原因导致的滤器前压过度增高，易造成管路接头处崩裂、失血及滤器破膜。③静脉压：反应静脉入口通畅与否的良好的指标，为正值。④废液压，包括两部分，一是滤器中血流的小部分压力通过超滤液传导产生，为正压，另一部分是超滤液泵产生，为负压。⑤滤器压力降，为滤器前压与静脉压之差，与滤器阻力及血流量有关。⑥跨膜压：反应滤器要完成目前超滤率所需要的压力，此压力为血泵对血流的挤压作用及超滤液泵的抽吸作用之和。跨膜压过大，可能反应滤器凝血，或超滤率过大。

2. 安全性监测　①空气监测：原因为体外循环未完全封闭，置换液在加热过程中产生气泡。②漏血监测：一般通过测定超滤液的透明度和颜色改变来实现，临床上黄疸或口服抗痨药，特别是利福平的患者，超滤液颜色会改变，机器常出现假报警。③其他监测：包括漏电保护、温度监测等。

（十）血液滤过过程中患者的监护

1. 生命体征的监护　包括血压、心率、呼吸、SPO_2、体温及神志等，当上述指标发生变化时，应立即对患者的病情进行评估。

2. 精确的液体平衡管理，每日对患者的出入量进行计划。

3. 血电解质及血气分析监测，及时纠正电解质及酸碱平衡紊乱。

4. 出血的预防和监测：血液滤过过程中使用抗凝剂，会增加出血风险，观察各种引流液、大便的颜色，有出血时，应尽早更改抗凝方法或停用抗凝。

5. 严格无菌操作，预防感染。

四、并发症防治

1. 凝血　常见原因有抗凝剂用量过小或高凝状态，低血压，体外循环血流温度过低，病人躁动不安导致导管位置不正，引血不畅等。观察滤器盖上血液分布是否均匀，滤器纤维颜色有无变深或条索状形成，管路有无跳动，管路血液颜色发暗、流速变慢，跨膜压突然增高或滤出液明显减少都提示有凝血倾向。可适量追加肝素用量或增加生理盐水冲洗次数，必要时更换滤器、管路。当超滤量小于 200ml/h，滤器易发生凝血。

2. 出血　由于毛细血管通透性增高及抗凝剂的使用导致出血危险增加，密切观察病人有无出血倾向，是否出现伤口渗血、大便或引流液颜色改变。1～4h 常规检测凝血酶原时间（PT）、APTT、血小板计数（PLT）1 次，随时调整肝素用量或用鱼精蛋白中和肝素用量。

3. 溶血　常见原因有泵转子过紧使血细胞破损、漏血或置换液温度过高，一般保持在 38℃左右，过低易凝血或血管痉挛。保持置换液出入平衡，注意滤出液的颜色，正常为黄色或淡黄色，若出现浓茶色应视为溶血或破膜，应立即停止，黄疸病人除外。

4. 体温过低　由于炎症介质的清除、置换液的输入、体外循环丢失热量导致。护理人员应密切观察体温变化，注意病人肢端皮肤情况，防止末梢循环不良而引起皮肤坏死。给病人盖被保暖，必要时给予热水袋，自动加温置换液 38～41℃，机械通气病人呼吸机湿化加温至 39～41℃，外周输液及肠内营养给予加温。

5. 血压降低　由于补充液体不足或滤出速度过快所致。血液滤过前严格检查测试血液滤过机液体平衡装置，对心血管功能不稳病人不宜选用大面积高效滤器，减慢血流速度。计算每小时出入量，保持出入量平衡，调节脱水量，必要时给予升压药或输血。

6. 空气栓塞　血液滤过器及血液滤过管路连接紧密，尤其是利用血液滤过管道输液时，严防输液完毕空气进入滤器内。随时观察动脉除气壶液面，若过低及时提升，以免空气进入血液滤过器，引起凝血，甚至空气栓塞。

7. 血栓　防止血栓进入体内，每次使用时回抽导管内的封管液，禁止直接向导管内推注液体。动脉小壶液面过低易形成血栓，保持血液与动脉小壶顶部 2～3mm，置换液与血液之间形成血-水面，以降低血栓发生因素。

8. 水、电解质平衡紊乱　由于 HF 治疗时间长，治疗剂量大，易发生水、电解质平衡失调。准确记录 24h 出入量，入量包括胃肠入液、静脉输液、置换液、输血、血浆等；出量包括大小便、各种引流液、切口渗液、滤出液及不显性失水等。根据前 1h 平衡情况决

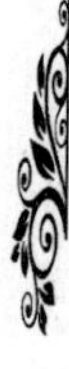

定 HF 的出入量，以维持水、电解质平衡。

9. 耗减综合征　HF 高分子物质的滤过可引起耗减综合征。据报道每次 HF 治疗平均丢失 6.5g 氨基酸和 3～14g 血浆蛋白，血浆甲状旁腺素和生长激素刺激素值下降，其他血浆激素水平仍保持不变，应注意适时补充。

10. 感染　行 HF 病人均病情危重，抵抗力低，深部静脉置管本身易并发感染和败血症，故任何一个环节都要严格遵守无菌操作原则。置换液使用量大，配制和更换时严格执行无菌操作，避免热源反应，严禁使用破损过期的 HF 用品和变色浑浊的置换液，HF 时出现发热者，应同时作血液和置换液的培养。预防置管处感染，每日碘伏消毒，无菌贴膜覆盖。

11. 远期并发症　HF 患者每年需输入大约 3000L 置换液，可能发生某些难以检测的微量元素慢性中毒。置换液中各种元素的含量，特别是微量元素应控制在允许范围内，否则将带来一些并发症。

血液滤过是一项侵入性操作，外接肝素抗凝血液滤过管路长而复杂，治疗时间相对较长。因此，要求医护人员不断学习，尽早掌握这一先进技术，并明确其严重并发症发生的相关因素，总结出一套有针对性的预防措施，是血液滤过成功的重要保证。

第三节　腹膜透析

一、腹膜透析的原理

腹膜是一种具有半渗透性的生物膜。参与透析作用的是腹膜中的毛细血管和微血管。它们的基膜通透性很强，允许分子量 15000 物质通过基膜；大分子物质能从毛细血管和微血管逸出，而不能从外面进入血内。腹膜透析时腹膜血管和透析液之间可透过物质，依浓度梯度从浓度高的一侧向浓度低的一侧移动，而水分则按渗透梯度从渗透浓度低的一侧流向渗透浓度高的一侧，间歇不断地更换透析液可使代谢废物及时地清除，血中缺乏的物质得以补充，并达到纠正水、电解质、酸碱失调的目的。浓度差越大则弥散速度越快。腹膜对某物质廓清的速度与腹膜两侧物质浓度梯度及分子量大小有关。分子量越小，越易被清除，次序为水、尿素、钾、氯、钠、磷、肌酐、尿酸等。调整葡萄糖浓度可增减透析液的渗透压，使用高渗透析液可增加超滤作用。

二、腹膜透析的适应证和禁忌证

1. 适应证

(1) 急性肾衰竭：腹膜透析具有设备简单，操作方便，体液变动小，可以腹腔用药等优点。对于急性肾衰伴有休克、心功能不全、活动性出血及儿童急性肾衰应首选腹膜透析。

(2) 慢性肾衰竭：因为腹膜透析比较符合人体生理状况，对中分子物质的清除较好，并且腹膜透析不需要抗凝剂，对心血管的影响较小，所以适用于 60 岁以上的老年患

者，包括以前曾患过心血管病，如心律失常、心绞痛、脑血管疾病、糖尿病、血透通道反复手术不成功或严重的出血倾向的患者；另外因腹膜透析不影响儿童的生长发育，故小儿慢性肾衰等均为腹膜透析的适应证。

（3）急性药物、食物中毒。

除此之外，腹膜透析适应证还有甲状腺功能亢进、多发性骨髓瘤、急性肝损害、急性胰腺炎等。

2. 禁忌证

无绝对禁忌证，但不宜在下述情况下透析：

（1）广泛腹膜粘连、腹腔内脏外伤、近期腹部大手术、结肠造瘘或粪瘘、腹壁广泛感染或蜂窝组织炎、腹腔内有弥漫性恶性肿瘤或病变不明者。

（2）膈疝、严重肺部病变伴呼吸困难者。

（3）妊娠。

三、腹膜透析的操作方法

1. 腹膜透析法选择

（1）紧急腹膜透析：短期内作整日持续性透析。多作为急性肾衰竭及急性药物中毒的抢救措施。

（2）间歇腹膜透析：每周透析5～7日，每日用透析液6000～10000ml，分4～8次输入腹腔内，每次留置1～2小时，每日透析10～12小时。用于慢性肾衰竭伴明显体液潴留者。

（3）不卧床持续腹膜透析（CAPD）：每周透析5～7日，每日透析4～5次，每次用透析液1500～2000ml，输入腹腔，每3～4小时更换1次，夜间1次可留置腹腔内10～12小时。在腹腔灌入透析液后，夹紧输液管，并将原盛透析液袋折起放入腰间口袋内，放液时取出，置于低处，让透析液从腹腔内通过腹膜透析管流出，然后再换新的腹膜透析液袋。患者在透析时不需卧床，病人可自由活动。

（4）持续循环腹膜透析（CCPD）：系采用计算机程序控制的自动循环腹膜透析机。患者在夜间睡眠时，腹腔内留置的腹膜透析管端与自动循环腹膜透析机连接，用6～8升透析液持续透析9～10小时，清晨在腹腔内存留2升透析液，脱离机器，整个白天（10～14小时）不更换透析液，白天患者可自由活动。

2. 腹膜透析管　常用的有单毛套、双毛套及无毛套等三种硅橡胶腹膜透析管。

3. 置管方法　用套管针在脐与耻骨联合线上1/3处穿刺，然后通过套针将透析管送入腹腔直肠膀胱窝中，或手术分层切开腹膜，将腹膜透析管插入直肠膀胱窝中，即可行透析。对慢性肾衰竭需作长期腹膜透析者，可在腹壁下作一隧道，并用带毛套的腹膜透析管通过隧道穿出皮肤外，以助固定。

4. 透析液的配方　透析液可临时自行配置或使用商品化透析液。

常用腹膜透析液成分与细胞外液电解质成分相似，透析液渗透压高于血浆渗透压，无菌，无致热源及无刺激性，pH>5.5。由于腹膜透析治疗疗效比较缓慢，透析液的成分一般不需要个体化。根据患者血钾浓度决定是否加钾，以及需要脱水时可调整葡萄

糖浓度。重症患者应尽量选择碳酸氢盐透析液，临时透析液配方：5%葡萄糖液 500ml，生理盐水 1000ml，5%碳酸氢钠 100ml，5%氯化钙 12ml，渗透压 359.4mmol/L。

上海长征制药厂透析液配方：氯化钠 5.5g，氯化钙 0.3g，氯化镁 0.15g，醋酸钠 5.0g，偏焦亚硫酸钠 0.15g，葡萄糖 20g，加水至 1000ml，渗透压 374.3mmol/L。

5. 透析注意事项　要严格无菌操作，注意有无伤口渗漏：记录透析液输入及流出量（若流出量＜输入量，应暂停透析寻找原因）；观察流出液的色泽及澄清度，并做常规检查，细菌培养及蛋白定量；遇有腹膜炎迹象时要立即采取措施控制。

6. 腹膜透析的时间选择　过早腹膜透析需要大量的财力和物力，腹膜透析也可能会带来相关的并发症；但如果推迟腹膜透析的时间，患者可能会因尿毒症的各种致命并发症而危及生命。因此需严格控制腹膜透析时间。

腹膜透析的时间选择要在病情危重之前进行，没有必要非得等到尿毒症再去透析，患者如有较严重的电解质紊乱（特别是血钾超过 6.5mmol/L）；有代谢性酸中毒；出现浮肿、血压升高、高容量心力衰竭等水潴留征象等现象等都可作为腹膜透析的指标。在此时只要制定合理的腹膜透析及其他治疗方案，积极控制并发症及治疗原发病，腹膜透析也并非终身依赖。当然，此时也可以选择血液透析，要根据患者的病情及两种透析的优劣势进行选择。

四、腹膜透析的并发症及防治

1. 腹膜炎　为最重要的并发症，以细菌性腹膜炎多见。感染细菌可来自伤口、手术操作时及透析液污染。如有腹痛、发热、透析液色泽变浊和白细胞数增至 $100/mm^3$、透析液内细菌检查阳性（应注意厌氧菌感染）时，可明确诊断。腹膜炎可引起蛋白严重丧失，腹膜粘连、增厚，导致腹膜透析失效，导管堵塞，甚至危及生命。发生腹膜炎时应选用合适的抗生素，如革兰氏阳性球菌可用甲氧苯青霉素（透析液内浓度 100mg/L）或头孢菌素（透析液内浓度 50mg/L；革兰阴性杆菌宜用庆大霉素（透析液内浓度 8mg/L）或妥布霉素（透析液内浓度为 8mg/L）并增加透析次数。一般经数日至 1 周可得到控制。若处理无效，病情日趋严重或有腹腔真菌感染者，则应考虑拔除透析管，改用其他透析疗法。此外，透析液配方不当或葡萄糖浓度过高亦可引起腹痛，透析液中白细胞数增加，蛋白质增多，色泽变浊，酷似腹膜炎（化学性腹膜炎）但透出液细菌检查阴性，可资鉴别。

2. 腹痛　高渗性透析液、透析液温度过低或过高、腹腔注入液量过多或进入空气过多、透析液 PH 不当、腹腔感染、导管移位刺激等均可引起腹痛。在处理上应去除原因，并可在透析液中加入 1%～2%普鲁卡因 3～10ml，无效时酌减透析次数。

3. 透析管引流不畅　原因有导管移位或扭曲，被纤维蛋白、血块或大网膜脂肪阻塞，肠腔或腹腔气体过多，透析后肠粘连，透析管端的小孔有部分露在腹腔内液体表面上，致使虹吸作用消失。可采用变换体位或取半卧位式，按摩腹部，或用盐水、肝素或尿激酶溶液注入透析管内，并留置 30～60 分钟；腹胀明显者可给小剂量新斯的明；腹腔内多注入 500ml 透析液，再取半卧位，以便恢复虹吸作用。如无效，可在严格消毒下，送入硬质透析管内芯，疏通透析管；无法复通者，应重新植入透析管。

4. 水过多或肺水肿　透析早期因患者有明显的氮质血症，如连续用高浓度葡萄糖透析液脱水，此时血浆渗透压往往高于透析液渗透压，一旦改为常规透析液，可招致水潴留，甚至有发生肺水肿的危险。

近年来，针对腹膜透析的几个传统问题，已有一定的研究进展。主要表现在以下几个方面：①含氨基酸腹膜透析液的应用：腹膜透析的一个主要缺点是，体内蛋白质会经由腹膜流失，造成患者营养不良的现象。新近问世的含氨基酸腹膜透析液，经由腹膜吸收氨基酸，已经文献证实可以减少蛋白质的流失；②淀粉类多糖腹膜透析液的应用：此种透析液是一种等张的溶液，被人体吸收的比例极少。研究显示，它可以减少人体葡萄糖的过度吸收，减缓葡萄糖对腹膜的不良影响，并且改善腹膜的脱水功能；③含重碳酸盐的中性腹膜透析液的应用：传统腹膜透析液为了长期保存，主要以乳酸盐来调制。乳酸盐经腹膜吸收后，于体内转变为碱性的重碳酸盐，以中和人体自然代谢所产生的酸。但乳酸盐本身是酸性物质，长期接触会导致腹膜的损伤。由于制造技术的进步，酸碱值7.4的中性腹膜透析液已经问世，它同时含有重碳酸盐及乳酸盐，与人体腹膜达到最佳的生物兼容性；④全自动腹膜透析：应用“全自动腹膜透析机”，可以在患者睡眠或休息时，自动执行透析的工作。

（杨　霞　袁世荧）

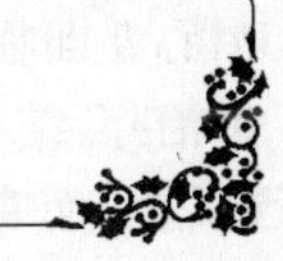

第六章 免疫系统

第一节 抗炎治疗及免疫调理

创伤(Trauma)、感染(Infection)、休克(Shock)引起全身性炎症反应综合征(SIRS)。以不同感染诱发失控性 SIRS 即脓毒血症(Sepsis),严重的脓毒血症(Severe Sepsis)导致脓毒性休克(Septic Shock),最终发生多器官功能障碍综合征(multiple organ dysfunction syndrome,MODS),是危重患者死亡的主要原因之一。尽管早期液体复苏、抗生素治疗、代谢支持及重要器官支持性治疗已取得显著进展,近 20 年死亡统计却未见明显改变,MODS 的病死率仍高达 70%左右,成为现代危重病医学中的难点与焦点问题。80 年代中期,荷兰学者 Goris 首先介绍 MODS 可能系严重损伤后失控性全身炎症反应所致,并逐渐得到认可。鉴于过度炎性介质产生是导致脓毒症和 MODS 的主要原因,近 10 年来抗炎试验性治疗成为探索移植后病人发生脓毒症和 MODS 防治策略的热点。

一、抗炎治疗的可能途径

一般认为,从靶细胞活化至炎性细胞因子产生、释放这一过程中存在多处阻断环节,其病理生理反应包括 4 个阶段,即诱导阶段、细胞因子合成和分泌阶段、细胞因子瀑布效应阶段、次级介质和效应细胞损害阶段。根据细胞因子诱生的环节对这些阶段可进行相应的干预。如最早注意到可用抗脂多糖抗体中和内毒素以防止靶细胞激活;蛋白激酶抑制剂和糖皮质激素等在细胞内可作用于多个水平,它们可阻断细胞信号传导与抑制细胞因子 mRNA 的转录翻译过程。抗细胞因子抗体或受体拮抗剂可直接抑制或中和细胞因子瀑布效应,如阻断肿瘤坏死因子(TNF)可采用抗 TNF 抗体、可溶性 TNF 受体、TNF 受体 Fc 段嵌合蛋白等方法;对抗白介素 1(IL_1)活性药物有可溶性 IL_1 受体拮抗剂(IL_{1ra})和可溶性 IL_1 受体(IL_{1sR})。此外,继发性介质对 MODS 的发生、发展过程具有显著影响,如花生四烯酸代谢产物、氧自由基、一氧化氮、血小板活化因子等。因此,在脓毒症患者中,设法阻断这些介质的作用可能有助于脓毒性休克及器官损害的防治。目前阻断或减轻严重损伤后脓毒症和 MODS 的用于临床多中心试验性治疗有抗核心脂多糖抗体、抗 TNF 抗体、IL_1 受体拮抗剂等免疫制剂。

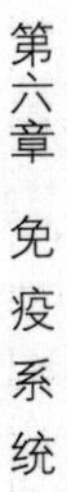

二、抗炎药物的临床疗效

大量动物实验,先后有数种抗 TNF 单克隆抗体(单抗)和可溶性 TNF 受体应用于临床脓毒症和 MODS 的防治。早期报道 CB0006 鼠抗 TNFα 抗体输入后无不良反应，且可发挥有益于改善脓毒症患者血流动力学的效应。继而对该单抗进行了前瞻性、多中心Ⅱ期临床试验观察。80 例患有严重脓毒症和脓毒性休克的患者分别接受 4 种剂量治疗，结果显示机体对单抗有良好的耐受性，但所有患者的生存率并未随着抗体剂量的增加而有所改善。然而对于循环 TNF 含量较高的患者，治疗确实起了一定的有益作用，患者的病死率明显下降。在另一项大规模随机、双盲、多中心Ⅲ期临床试验性观察中，共有 971 例脓毒症患者接受 BayX1351 单抗（小鼠抗 TNFα 单抗）试验性治疗，BayX1351 单抗还在欧洲、南非进行了临床试验性研究，证明该单抗不能改善全部患者预后，仅可减轻或延迟部分脓毒症患者多器官损害的发生。

近年来，IL_{1ra}亦被用于脓毒症和 MODS 患者的临床试验性治疗。总的来看，同其他免疫制剂如 TNF 或内毒素拮抗剂治疗脓毒症和 MODS 的最终结果相似，尽管在动物模型上已取得令人鼓舞的结果，但 IL_{1ra}在降低总病死率中仍未能证明有效。目前还无法确定 IL_{1ra}适合哪些患者，给药途径、给药时间的选择、治疗持续时间长短、药物剂量等问题都有待解决。

虽然人们已就 TNF、IL_1 和内毒素等多种致炎因子的抗体进行了 10 余年的研究，但迄今尚无一种能够通过Ⅲ期临床试验，甚至有使用拮抗剂可增加病死率的临床报告。

三、免疫治疗策略

移植后免疫抑制诱发的感染所致全身性炎症反应及器官功能损害，其本质在于机体过度释放众多介质引起炎症反应失控和免疫功能紊乱。由于过度炎症反应和免疫功能紊乱并存的矛盾直接影响 MODS 的发生、发展过程，因此在治疗上应予以足够的重视，不可顾此失彼。除了控制感染、妥善供氧、代谢支持及器官支持等综合措施外，免疫治疗应设法阻断或抑制炎性介质的瀑布效应，同时积极帮助恢复机体自身的免疫调控能力，以合理干预炎症反应的病理生理过程，防止 MODS 的发生、发展。

1. 近年来的动物试验与临床观察提示，机体炎症反应失控所致脓毒症和 MODS 不仅与细菌或内毒素诱发细胞因子过度表达、分泌有关，也与机体自然抗感染因子及内源性介质抑制物分泌不足或异常密切相关。这些自然产生的免疫反应产物，有利于维持宿主致炎因子与抗炎物质之间的平衡，一旦平衡失调即可能出现以全身炎症反应、“免疫麻痹”及器官损害为特征的病理性改变。从整体、器官、细胞、分子水平进行多层次综合性研究，了解其发病过程中炎性介质或细胞间网络作用的中心环节和调控机制；将体内炎性介质与介质抑制物、感染因子与抗感染因子之间的动态平衡与内在联系结合起来进行综合分析，从分子水平找出影响平衡失调的关键因素及其基因调节措施，最终达到早期干预的目的。

2. 现代免疫治疗的目的是阻止机体由免疫中间产物所致炎症反应转变成为脓毒症状态。尽管有多种预防或治疗措施应用于它的防治，如抗内毒素单抗、抗 TNF 抗体、sTNFR、IL_1 受体拮抗剂等，但是临床大规模试验没有一项显示出完全有效的、可重复的、统计上有显著性意义的临床价值。这使我们认识到，预防威胁生命器官损害最有效的方法是尽可能早期阻断或消除多种致病因素对宿主异常炎症反应和免疫功能的激

活。一般而言，理想的增强机体防御能力的方法应当是预防创伤后全身炎症反应发展至不可逆转性自身损害效应。这种治疗一定要在损伤早期给药才能起到预防作用，它能保护多种靶细胞（如淋巴细胞、巨噬细胞、中性粒细胞和内皮细胞等），其作用方式可以防止宿主细胞过度激活和损害。从我们目前对免疫机制的理解中可以看出，调节创伤后各种细胞平衡失调最有效的方法可能是几种药物联合应用。

在机体遭受打击后及时通过对炎症、免疫细胞的直接干预以纠正其内环境紊乱状态，才能够有效预防脓毒症和MODS的进一步发生与发展。Faist等提出一种联合的免疫调理方案，主要包括：①急性损伤早期（≤72小时）下调巨噬细胞和中性粒细胞的活性，上调淋巴细胞应答能力；②应用大剂量多价免疫球蛋白和可溶性补体、受体，中和循环内、外毒素以防止巨噬细胞的过度活化；③重建细胞免疫功能，注射胸腺类激素、γ干扰素、粒细胞集落刺激因子来增强细胞介导的特异免疫反应以克服创伤后的免疫功能障碍。虽然在临床患者中采用免疫调理能否获得理想的效果受多方面因素的影响，但免疫治疗即主动调节和恢复宿主防御反应，维持内环境平衡与稳定，真正发挥较全面的调理作用，已成为危重病治疗中的重要内容之一。研究发现运用中医药理论及方法可能具有其独特的功效，国内一些单位进行了大胆的尝试，初步结果令人鼓舞。

四、免疫调理治疗

免疫调理治疗的概念始于20世纪80年代中期。脓毒症是由机体对感染产生过度的炎症反应，及免疫细胞大量释放的促炎细胞素，如肿瘤坏死因子-α（TNF-α）、白细胞介素（IL-6）、血小板激活因子（PAF）等。因此，拮抗促炎细胞素治疗便成为有别于支持治疗的另一类方法，被称作“免疫调理治疗”。由于免疫调理治疗直接针对脓毒症发病机制，对其寄予巨大希望。然而，尽管拮抗促炎细胞素在实验研究中十分成功，但临床研究并没有重复出同样结果。最具影响力和被普遍接受的是1996年Bone提出的所谓代偿性抗炎反应综合征（CARS）假说。这个假说认为，脓毒症早期过度的炎症反应可以诱导出病程后期的免疫抑制，并且是以抗炎细胞素升高为标志的抗炎机制占优势的结果。因此，对脓毒症患者不加区别地实施促炎（或抗炎）细胞素治疗是不恰当的，一部分病例可能需要免疫刺激治疗。虽然CARS假说被普遍接受，但循此理念进行的临床研究报道并没有如预期那样大量出现，成功治疗的报道更十分有限。其中，较具代表性的是1996年Volk等的研究。该研究证明，在器官移植术后并发脓毒症免疫抑制的患者（以单核细胞HLA-DR/CD14$^+$<30%为标志）经采用γ干扰素治疗后，不但预后获得改善，而且确实观察到伴有单核细胞TNF-α分泌增加，这项研究对CARS假说是十分有力的验证和支持。但另一方面，与Bone所提出的免疫抑制形成机制不符甚至相悖的研究报道也不乏出现。其中，2003年的观察中发现，脓毒症免疫抑制的患者（以单核细胞HLA-DR/CD14$^+$<30%为标志）同时存在超高水平的促炎细胞素（TNF-α和IL-6）和抗炎细胞素（IL-4、IL-10）。经免疫刺激治疗且存活的患者，促炎细胞素不但没有升高，反而明显下降。反之，免疫状态得不到改善且死亡的患者，促炎细胞素却呈继续升高的趋势。临床上除了个别情况外，往往见到高亢的全身炎症反应明显地贯穿于脓毒症的整个病程，如持续存在的高热、白细胞计数升高、炎性介质和炎性反应产物增

加等，与之相伴的是各器官和系统序贯性的、进行性的炎性损害。早期的病理学资料已经证明，严重脓毒症/多器官功能障碍综合征最主要，甚至惟一的发现就是组织中广泛的炎性细胞浸润和水肿，这个基本的事实迄今仍然没有改变。在持续和剧烈炎症反应的同时，吞噬细胞趋化、吞噬和呼吸暴发等非特异性免疫功能却被削弱；皮肤迟发反应钝化、淋巴细胞计数减少、单核细胞 HLA-DR/CD+14 下降等涉及特异性免疫的功能也明显受损，总的结果是导致机体对感染因素的易感性增加。这种免疫抑制现象不仅在病程后期，甚至在早期就可以出现。因此，高亢的全身炎症反应和严重的免疫抑制并非仅单相地存在，更多时候是双相地同时存在。其实，这个事实也被 Bone 注意到了，并称之为混合性炎症反应综合征(MARS)。

对脓毒症患者的观察中发现：免疫抑制得到有效控制且存活的患者，促炎细胞素水平不但没有上升，反而明显下降。反之，免疫抑制没有明显改善且死亡的患者，促炎细胞素却呈现持续升高的趋势。首先，脓毒症确实可以诱发免疫抑制。若干抗炎物质，如抗炎细胞素、前列环素、神经内分泌反应等均参与了免疫抑制的形成，并使吞噬细胞功能在病程早期便受到损害。更重要的是，脓毒症的病理状态能够导致多种类型细胞凋亡加速(推测该机制可能也参与了器官功能的损害)，其中受累最重的是淋巴细胞和树突状细胞。淋巴细胞是行使特异性免疫功能的细胞；树突状细胞具有提呈抗原的能力，在非特异性免疫和特异性免疫之间起到桥梁作用。淋巴细胞和树突状细胞加速凋亡无疑直接导致特异性免疫功能损害，使机体抵御感染的特异性和有效性被削弱，成为脓毒症免疫抑制最重要的成分。

至于引发细胞凋亡加速的原因，目前还没有证据涉及到所谓的“抗炎机制”；相反，却与“促炎”机制有密切关系。已经证实，TNF-α、FasL、颗粒酶等促炎细胞素或炎性介质均是引发细胞凋亡加速的重要物质。它们通过与胞膜相应受体结合，经细胞内信号转导，激活胞质中的 caspase 系统并导致胞核内的 DNA 解聚。因此，CARS 假说过度炎症反应诱导出免疫抑制(图 6-1)。

炎症反应虽然存在活跃抗炎系统和免疫抑制，但至少有三个因素使得全身炎症反应持续地处在亢进的状态：①免疫抑制导致的机体反复的、难以控制的感染。②氧应激、抗原/抗体复合物、缺血、细菌毒素等生物学、化学、物理学因素均能够导致细胞损伤和坏死，并使细胞内容物泄漏到胞外，其中的溶酶体酶具有强烈的细胞损伤和致炎作用。③氧自由基、IL-1 等促炎物质能够延缓白细胞凋亡，使白细胞的存活周期从 6h 延长到 72h，白细胞凋亡延缓显然增加了炎性介质的来源，削弱了机体自限炎症的能力。对此(尤其是由细胞坏死所致的炎症反应)，抗炎系统能够发挥的作用非常有限。基于同样的原因，试图通过拮抗促炎细胞素抑制炎症反应是事倍功半，或许这是既往“抗炎”治疗失败的真正原因。(图 6-2)

以上阐述表明，脓毒症时亢进的全身炎症反应和免疫抑制是产生于不同的机制和涉及了不同的系统，它们往往是并存的，不存在促炎/抗炎机制谁占优势的问题。另外，亢进的炎症反应始终是脓毒症发展的主线，免疫抑制也是这个过程中的产物。因此，宜采用抗炎与免疫刺激治疗并举的策略。在抗炎药物选择上，可采用能够有效抑制弹性蛋白酶、胰蛋白酶、水解蛋白酶等直接造成细胞损伤的广谱的酶抑制剂，以实现对细胞的直接保护和减轻炎症反应；在免疫刺激方面，可采用能够直接影响淋巴细胞分化、成

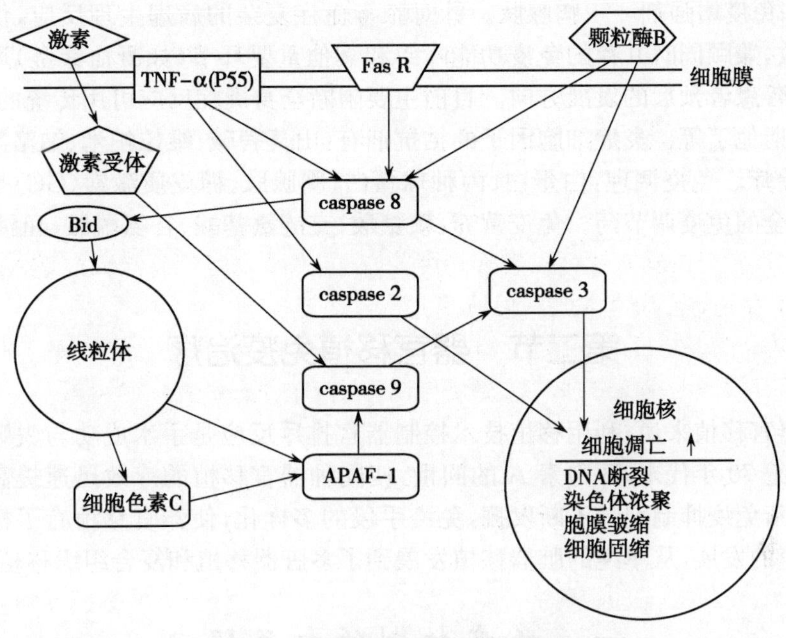

图 6-1　细胞凋亡发生机制示意图

TNF-α(P55)、糖皮质激素等可以加速细胞凋亡，在此过程中，caspase 活化起着关键作用，抑制 caspase 活化(如 ZVAD-fin，DEVD-CHO)将有助于抑制细胞凋亡，从而预防或纠正由淋巴细胞凋亡导致的免疫麻痹

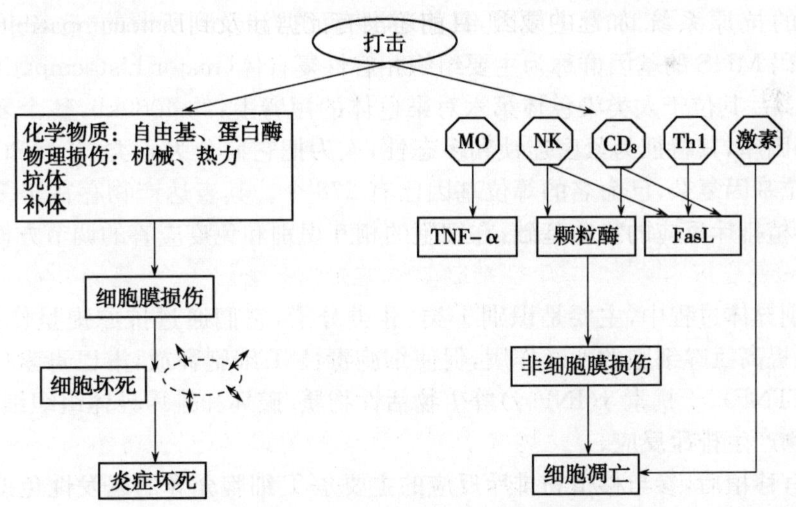

图 6-2　病损打击后的免疫系统反应

病损将分别通过细胞凋亡和细胞坏死途径，同时导致特异性免疫系统抑制和剧烈的全身炎症反应，后者主要通过非特异性免疫系统表现

熟，并具有一定抗细胞凋亡和改善单核细胞抗原提呈能力的药物，以实现特异性免疫功能的改善。目前对脓毒症的认识仍然需要继续进行更多的、设计严密的、大规模的临床研究给予验证。

基于脓毒血症病理过程中失控炎症反应与免疫功能抑制并存的事实，我们采用新的免疫调理策略对脓毒血症进行干预，即同时应用广谱炎症抑制剂——乌斯他丁(uli-

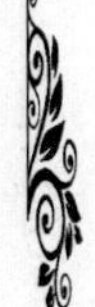

nastatin)和免疫增强剂——胸腺肽。针对脓毒血症复杂的病理生理反应，仅仅抗炎治疗难以奏效，兼顾同时并存的免疫功能障碍和其他重要环节（如凝血紊乱）可能是防治脓毒症、改善患者预后的发展方向。目前主要阻断全身炎症反应可用传统的中医中药、血必净、乌斯他丁等。炎症细胞因子的拮抗剂有：山莨菪碱、维拉帕米、纳洛酮等及连续血液净化治疗。免疫调理：白蛋白、丙种球蛋白、胸腺肽、糖皮质激素（GC）是特定条件下廉价、安全的免疫调节药。免疫营养：赖氨酸、支链氨基酸、谷氨酰胺、鱼油提取物-ω-3脂肪酸。

第二节　器官移植免疫治疗

对于器官移植来说，利用移植技术控制器官排斥反应是手术成功与失败的关键步骤，上个世纪70年代末，环孢素A的问世，使同种器官移植的疗效迅速提高。特别是近十年来，新免疫抑制剂的不断发掘，免疫手段的多样化，使器官移植有了极大地改观和更加迅速的发展，从单纯的脏器移植发展到了多脏器移植和复合组织移植。

一、免疫机制的相关研究

器官移植的排斥反应是免疫效应的表现之一，是由于哺乳动物中具有非常复杂的组织相容性抗原，统称为组织相容性抗原系统，其中，在该抗原系统中能引起快而强的排斥反应的抗原系统称为主要组织相容性系统（major histocompatibity system, MHS），编码MHS的基因群称为主要组织相容性复合体（major histocmpatibility complex，MHC）。其位于人类染色体第六对染色体的短臂上，约4000kb，整个复合体上有近60个基因座，其特征为紧密连锁和多态性，人为把它们分为Ⅰ类、Ⅱ类和Ⅲ类基因。它们的等位基因复杂，已命名的等位基因已有278个。其表达产物存在于多种细胞表面，构成移植排斥反应的物质基础，在细胞的相互识别和免疫应答的调节方面发挥重要作用。

在识别异体过程中，主要是识别Ⅰ类、Ⅱ类分子，它们通过抗原提呈作用，诱使T细胞活化，提高巨噬细胞的吞噬作用，促使细胞毒性T细胞释放，淋巴毒素（LT）、肿瘤坏死因子（TNF）、干扰素γ（INF-γ）等生物活性物质，破坏和排斥异体组织细胞，从而对异体移植物产生排斥反应。

在器官移植后，参与移植物排斥反应的主要是T细胞介导的迟发性免疫反应及活化的CDSCTL细胞介导的细胞毒作用。T细胞通过直接途径或间接途径识别抗原。其中T细胞识别供体抗原提呈细胞表面完整的MHC分子为直接途径，间接途径为T细胞识别自体抗原提呈细胞加工的抗原。直接途径移植物中高密度的MHC引起早期、急性细胞排斥反应，大约5%～10%的外周T细胞参与了这一途径。间接途径在排斥反应，尤其是在慢性排斥反应的维持和加强中起重要作用，它是由移植物脱落的供者抗原（MHC分子、次要组织相容性抗原或组织特异性抗原）被受者抗原提呈细胞（APC）吸收，提呈给T细胞，从而引起T细胞的激活、增殖，发挥效应。除了T细胞介导的免疫反应以外，体液免疫也在排斥反应中起作用。通过补体介导的细胞毒反应以

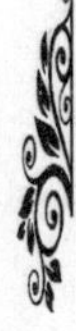

及免疫复合物介导的超敏反应引起移植物的血管损伤，最终引起移植器官发生退行性病变或死亡。

二、预防免疫排斥反应的免疫策略和免疫药物的发展

目前临床器官移植已取得的巨大成功与免疫抑制剂的应用密不可分，其主要是依据器官免疫排斥机制，通过影响 T/B 淋巴细胞活化或增殖发挥作用。根据作用机制和策略的不同大致可分为：①干预细胞因子转录过程，如 CsA、FK506；②干预核苷酸合成，如：硫唑嘌呤（Aza）、霉酚酸酯（MMF）、咪唑立宾（MZR）、来氟米特（LEF）、布列奎钠（BQR）；③影响淋巴细胞分化过程，如 15-脱氧精胍菌素。下面就对几种常用的免疫抑制剂进行概述：

1. 硫唑嘌呤（Azathioprine，依木兰，Aza） 硫唑嘌呤是最早应用的免疫抑制剂之一，能干扰核酸尤其是 DNA 的生物合成，阻止细胞分裂增殖，主要作用于细胞 S 期。它的不良反应主要是感染器官功能障碍，以及诱发肿瘤、消化道溃疡、脱发、精子减少、肝功能受损等。由于其毒副作用比较大，目前已经逐步被其他药物代替。

2. 环磷酰胺（Cyclophosphamide） 也是最早应用的免疫抑制剂之一，主要作用于细胞分裂周期的 G2 期，分裂速度快的 B 细胞比 T 细胞对其更为敏感。能抑制 B 淋巴细胞活性，减少抗体生成。口服或静注该药时，均可引起恶心、呕吐等胃肠道反应。用药一周后可发生白细胞、血小板、红细胞减少，大剂量可继发感染、恶性肿瘤，此外还可引起脱发、口腔溃疡、肝功能受损、肺间质纤维化、膀胱炎等。

3. 环孢素 A（cyclosporin A，CsA） CsA 是由真菌产生的一种环状肽抗生素，是一种强效免疫抑制剂。其作用机制主要是抑制 T 淋巴细胞增殖，抑制白细胞介素-2（IL2）、白介素-3（IL3）和干扰素-γ（IFN-γ）等淋巴因子基因转录，抑制 IL2 的生成及受体的表达。CsA 自从上个世纪 80 年代开始用于器官移植排斥反应治疗以来，对于器官移植的发展起了极大的推动作用。目前该药还是预防、治疗器官移植排斥反应的一线药物广泛用于肾、心、肝、胰、皮肤、骨髓、角膜移植。目前国内外学者多主张采用以 CsA 为基础的三联用药（CsA、Aza、强的松），认为此方案是术后存活一年以上患者的最佳方案，也是预防肾慢性排斥反应的最佳方案。环孢素 A 主要副作用表现为肾毒性以及肝毒性、神经毒性、致高血压效应、多毛症、齿增生、震颤、胃肠道反应、皮肤反应、少有听觉丧失、闭经等不良反应，其中以肾毒性发生率最高。

4. FK506 FK506 又名他克莫司（tacrolimus），是一种新型的免疫抑制剂，是 1984 年日本藤泽制药公司从放线菌中分离出的 23 环大环内酯类抗生素。1989 年 Starzl 等首次用于肝移植取得了良好的效果。目前常与霉酚酸酯、强的松、类固醇等联合应用于肝、肾、心、小肠等器官的移植术后抗排斥反应，效果显著。FK506 作用机制与 CsA 相似，都是通过抑制相关细胞因子的产生和表达来抑制 T 细胞的活化。目前其在复合组织移植中显示了良好的效果，从 Ubernard 进行世界首例异体手移植术，到国内的首例手移植，及 Levi 进行的异体腹壁移植，术后均运用 FK506 为主要的免疫抑制剂。FK506 最常见的不良反应有震颤、思维紊乱、低磷血症、失眠、视力

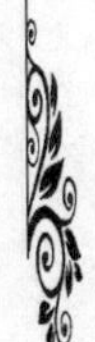

障碍、恶心、呕吐等，偶见中枢神经系统和感觉异常，消化系统、呼吸系统、心血管系统失调，皮肤异常等。

5. 霉酚酸酯(mycophenolatemofeti，MMF)　MMF是从青霉素族中提取、纯化而来的一种微生物产物。是上个世纪90年代问世的一种强力而有效的新型免疫抑制剂，它在体内转化为活性成分霉酚酸(MPA)，通过选择性抑制T、B淋巴细胞的次黄嘌呤单磷酸脱氢，阻断了细胞DNA和RNA的合成，抑制T、B细胞的分化、增殖，阻断抗体生成。近年来还发现它能抑制细胞黏附分子的合成，抑制白细胞与内皮细胞的黏附，从而阻止炎症细胞在局部聚集。自临床应用MMF以来，各文献报道MMF可明显降低肾移植术后排斥反应的发生率，而没有肝、肾及神经系统毒性。Djamali回顾了100000多例全美肾移植的报告，发现应用MMF与CsA、泼尼松组成的三联方案较传统方案有效地降低了50%的急性排斥反应的发生，很多难治性排斥反应经MMF治疗可逆转，并且运用MMF后继发糖尿病的发生率极低。Shimizu通过研究发现，MMF可有效地抑制血管平滑肌细胞的增殖，防止动脉粥样斑块的形成，可阻止或缓解慢性排斥反应。另外，与CsA相比，没有明显的肾毒性，比硫唑嘌呤对骨髓抑制作用弱。主要不良反应包括：呕吐、腹泻、白细胞减少症、败血症以及感染，其发生率均增加，有时有较轻的肝毒性。

6. FTY720　FTY720是经冬虫夏草的有效成分ISP-1结构改造而成的一种新型免疫抑制剂，其作用机制不同于以往的免疫抑制剂，不造成淋巴细胞活化、扩增和记忆功能的缺陷，主要是通过调节淋巴细胞归巢至淋巴结和结外器官实现的，抑制活化的淋巴细胞对移植或炎症组织造成浸润从而保护移植器官。在发挥药效时并不减少淋巴细胞的总量。许多动物实验FTY720在保护移植器官方面有良好的效果，特别值得关注的是FTY720在保护移植器官的同时并没有广泛抑制机体的免疫功能。因此很多人认为它是一种免疫调节剂而非免疫抑制剂。虽然FTY720的具体作用机制仍未完全明了，但在近期的Ⅰ期和Ⅱ期临床验证中通过FTY720和MMF的比较，证实其具有良好的抗排斥治疗效果和安全性。由于作用机制不同，FTY720与CsA和FK506联合使用可以相互促进，使得免疫抑制效果更强。目前的资料显示FTY720有轻度和暂时的心律减缓作用，其他并发症如感染、心力衰竭、心律失常等类似或低于以往的免疫抑制剂。

7. 其他免疫抑制剂　粉防己碱、去甲泽拉木醛等中药制剂和阿那白滞素(anakinra，Kineret)、吡美莫司(pimecrolimus，Elidel)、依维莫司(everolimus，Certican)等制剂均在动物实验中和前期的临床实验中，展示了在器官移植领域中良好的应用前景。

三、免疫耐受和微嵌合状态

实体器官移植和细胞移植已经取得了巨大的进展，但这种成功在很大程度上是免疫抑制药物发展的结果。为了避免移植物排斥，患者需长期服用，但是长期非特异性免疫抑制往往导致严重的并发症，如机会性感染、肿瘤发生、药物直接毒性及代谢并发症等。另外，即使维持明显有效的免疫抑制，实现同种异体特异性耐受诱导方法，即在无须维持免疫抑制的条件下，移植物能够长期存活且功能正常，将临床器官移植的最终

目标。

免疫耐受是指机体只对以前接触过的特定抗原不应答。而对不引起耐受的其他抗原则仍能进行良好的免疫应答的状态。由于免疫耐受具有免疫特异性，与免疫缺陷或药物引起的对免疫系统的普遍抑制作用相比，具有显而易见的优势，所以在器官移植中具有明显的优势。

目前认为，主要有三种机制在诱导和维持免疫耐受的过程中发挥作用，即通过各种方式使受体呈现克隆无反应性、克隆清除、克隆抑制或克隆无功能等状态，对特异性抗原失去应答反应。诱导和维持免疫耐受的主要方式如下：

1. 中央型免疫耐受　以全身照射等方法对宿主动物进行去髓性预处理，然后输注供者骨髓认为是“自信”，其相应的成熟胸腺细胞即通过阴性选择而被清除，建立骨髓细胞嵌合体(BM chimeras)，成为中央型免疫耐受。或者在胸腺内直接注射供体细胞获取的 MHC 抗原，诱导胸腺内未成熟的 T 细胞直接接触原而发生的阴性选择作用，产生克隆清除或克隆无功能，建立获得性胸腺耐受(acquired thymic tolerance)，成为中央型免疫耐受。目前，临床上在特异性供体骨髓细胞输注的基础上，降低免疫抑制剂的剂量，获得了良好的效果。

2. 周围型免疫耐受　经静脉注射或口服途径给予供者抗原，联合或不联合短暂的免疫抑制剂，运用特定的方法，诱导受体对供体抗原产生免疫耐受，称为周围性免疫耐受。具体方法包括：周围清除 T 细胞或封闭抗原，阻断细胞间黏附分子途径，阻断第二信号和转基因技术。

对于周围清除 T 细胞或封闭抗原，最常用的单抗为抗 CD4 和抗 CD8 单抗(depleting anti-CD4 和 CD8mAbs)，他们可清除循环中 CD4 和 CD8 细胞。随着转基因技术的进步，运用转基因技术，通过持续释放作用，诱导免疫耐受，展示了良好的前景。即在体外将供者 MHC 基因转录到受体骨髓细胞内，带有 MHC 基因的自体骨髓细胞回输到受体，能长期释放供体特异性抗原，诱导免疫耐受。

近年来，发现了一组具有典型树突状外形、膜表面高度表达主要组织相容性复合物(MHC)H 类分子的抗原提呈细胞(dendritic cell，DC)。DC 细胞能移行至淋巴器官并刺激原始 T 细胞活化、增殖，是目前知道的最强大的抗原提呈细胞。另外，由于 DC 细胞的特殊性，目前它已经成为基因治疗的载体和靶细胞。将 FasL cDNA 转染骨髓 DC，经腹腔反复注射，在 MHC 不完全匹配的情况下，取得了异体心脏移植鼠移植的心脏长期存活。TGF-β 转染的 DC 细胞也明显地延长了异体移植物的存活。总之，免疫耐受技术的进展，为人类异体器官移植展示了光辉的前景。

附例：贵州省遵义医学院附属医院一肝移植病人部分用药如下：

一、抗乙肝病毒

贺普丁(拉米夫啶)：用于肝炎后肝硬化的病人，100mg 从入院后开始服用。连续服用至移植术后二年。

二、抗排斥

用三联用药：

(1) 环孢霉素 A(新山地明)

静脉：术后不能口服时，静脉给药：按 0.7～0.8mg/kg/24h。一般用 5% GS245ml

十环孢霉素 A250mg(5ml)，配成浓度为 1mg/ml。若 50kg 患者，则：0.7×50＝35mg/24h，微量泵推注为 1.4ml/h。

口服给药：环孢霉素胶囊剂型：25mg、50mg、100mg。

给药途径：

术后 24 小时后从胃管给入，4～6mg/(kg·d)，分二次口服(125 或 150mg)。拔出胃管后，改口服。

(2) FK506：静脉：0.01～0.05mg/(kg·d)，口服：BID，0.1～0.2mg/(kg·d)

(3) 骁悉：0.75g，2 次/天，若白细胞下降，改 0.5g，2 次/天。用至术后二月停药。

(4) 甲基强的松龙，见表 6-1：

表 6-1 甲基强的松龙用法

术后天数	名　称	剂量	给药途径	频率
1	甲基强的松龙注射液	50mg	静推	Q6h
2	甲基强的松龙注射液	40mg	静推	Q6h
3	甲基强的松龙注射液	30mg	静推	Q6h
4	甲基强的松龙注射液	20mg	静推	Q6h
5	甲基强的松龙注射液	20mg	静推	Q6h
6	甲基强的松龙注射液	20mg	静推	Q6h
7	甲基强的松龙注射液	20mg	静推	Q6h
8	强的松片	20mg	口服	qd
13	强的松片	15mg	口服	qd
18	强的松片	10mg	口服	qd
22	强的松片	5mg	口服	qd

三、强心

西地兰：重肝有心脏损害：可用西地兰 0.4mg 静推，12 小时静推 0.2mg。

前列腺素 E：主要扩张冠状血管、改善心肌循环，防止血小板凝聚。

剂量：0.02μg/(kg·min)/5%GS 250ml＋300μg/60ml/h。

四、纠正 FIB

原则上无出血倾血，肝功能恢复后，自行改善，但有出血倾血，可给纤维蛋白原 3～5g。

五、升白细胞

原则上肝移植术后病人应升高，但术前脾亢明显，术后可能出现白细胞下降，可以给予升白细胞药物，如赛强针：150μg 肌注，Bid。

六、升压药

多巴胺：2～5μg/(kg·min)，一般按 3μg/(kg·min)，总量配为 50ml。此浓度主要用于维持肾动脉灌注。配制通用公式：[公斤体重(kg)×3mg]ml＋NS×ml＝50ml

配制完后根据需要(维持肾动脉灌注或者升压作用)用微量泵注入不同的量。

如维持肾动脉灌注：即为 2～5ml/h；升压作用：5～15ml/h。

七、降压药

硝酸甘油：0.05μg/(kg·min)。

八、蛋白的补充

原则上根据化验结果若缺则补，有腹水的情况下，每丢失 100ml 腹水，需补充 5g 白蛋白(25ml)。根据正常血清白蛋白浓度 35～60g/L 计算，一般以 40g/L 计算，每给 10g 白蛋白，则需补充平衡液 200～250ml。

九、免疫球蛋白

术中用门静脉开放后用 1000U，术后 1000U 静滴，1 次/日。连用 6 日。然后每周一次，每次 1000U，连用四周，1000U/月。持续半年。

（陈　森）

参考文献

1. Bone RC, Sir Isaac, Newton. sepsis SIRS and CARS. Crit Care Med, 2006, 24(7): 1125-1128
2. Volk HD, Reinke P, Krausch D, et al. Monocyte deactivation-rationale for a new therapeutic strategy in sepsis. Intensive Care Med, 1996, 22: 474-481
3. 林洪远，郭旭升，姚咏明，等. CD14+ 单核细胞人类白细胞抗原—DR 预测脓毒症预后及指导免疫调理治疗的初步临床研究. 中国危重病及急救医学，2003，15 (3): 135-138
4. 林洪远，盛志勇. 脓毒症免疫调理治疗新思路. 中国危重病及急救医学，2004，16 (2): 67-69
5. 姚咏明，刘辉，盛志勇. 提高对神经-内分泌-免疫网络与创伤脓毒症的认识. 中华创伤杂志，2006，22(8): 561-564
6. Sheng ZY, Yao YM, Lin HY. Immunologic: dissorance in the pathogenesis of sepsis. chin crit care Med, 2006, 18(11): 641-642
7. Pasdnal J, Marcen R, Burgos FJ, et aL. Spanish experience with cyclosporine. Transplant Proc, 2004, 36(2 Suppl): 117-119
8. 于立新，裴国献，顾立强. 新型免疫抑制剂用于异体手移植的近期效果评价(2 例报告). 第一军医大学学报，2001，21(9): 679-681
9. Djamali A, Premasathian N, Pirsch JD. Outcomes in kidney transplantion. Semin Nephrol, 2003, 23(3): 306-316
10. Kunzendorf U, Ziegler E, Kabelitz D. FTY720-the first compound of a new promising class of immunosuppressive drugs. Nephrol Dial Transplant, 2004, 19(7): 1677-1681
11. 姜春，陈江华. 粉防己碱的免疫调节作用及在器官移植中的应用. 国外医学中医药分册，2003，25(5): 267-269
12. Langer HE. Missler-Karger B. Kineret: efficacy and safety in daily clinical practice. an interim analysis of the Kineret response assessment initiative (creative) protocol. Int J Clin Pharmacol Res, 2003, 23(4): 119-128
13. Holmes M, Chilcott J, Wahers S, et al. Economic evaluation of everolimus versus

mycophenolate mofetil in combination with cyclosporine and prednisolone in de novo renal transplant recipients. Transpl lnt,2004,17(4):182-187

14. 谢蜀生. 我国移植免疫学发展的历史和现状. 中国免疫学杂志,2004,20(1):11-12

15. 石炳毅. 器官移植免疫耐受的研究进展. 解放军医学杂志,2002,27(10):847-851

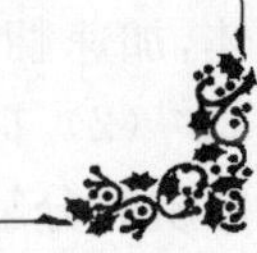

第七章 内分泌系统

第一节 胰岛素的临床应用

胰岛素(insulin)是由胰岛β细胞分泌的一种酸性蛋白质,由A链(含21个氨基酸残基)和B链(含30个氨基酸残基)通过两个二硫键连接而成。1921年加拿大外科医生Banting和他的助手Best发现了胰岛素,次年胰岛素就开始用于治疗糖尿病(diabetes mellitus,DM)。我国科学家于1965年首先化学合成牛胰岛素,但一直局限于实验室,未能用于临床。临床所用的胰岛素多从猪、牛胰腺中提取。牛胰岛素与人胰岛素相差3个氨基酸,猪胰岛素与人胰岛素仅差1个氨基酸。目前可将猪胰岛素第30位的丙氨酸用苏氨酸替代而获得人胰岛素,另外,也可以通过DNA重组技术人工合成胰岛素。人胰岛素比动物来源的胰岛素较少引起免疫反应。

胰岛素主要用于糖尿病的治疗。糖尿病是一组由多种病因引起体内胰岛素缺乏和(或)胰岛素生物作用障碍,从而导致的以高血糖为特征的代谢综合征,伴有脂肪和蛋白质代谢异常。糖尿病分为四大类型:1型糖尿病(T1DM)、2型糖尿病(T2DM)、其他类型糖尿病和妊娠期糖尿病(gestational diabetes mellitus,GDM)。其病程中始终存在胰岛素的绝对或相对不足。合理使用胰岛素,可控制血糖,纠正代谢紊乱,减轻多脏器损害,提高患者生活质量。

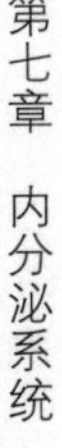

一、胰岛素的作用及其机制

(一) 药理作用

胰岛素主要作用在肝脏、肌肉及脂肪组织,对糖、脂肪、蛋白质的代谢和贮存起多方面的作用。

1. 对糖代谢的影响

(1) 加速葡萄糖利用:能提高细胞膜对葡萄糖的通透性,有利于葡萄糖由细胞外转运到细胞内;能促进葡萄糖转变为6-磷酸葡萄糖,加速葡萄糖的氧化和酵解;在糖原合成酶的作用下促使肝糖原和肌糖原的合成和贮存。

(2) 抑制葡萄糖生成:能抑制甘油、乳酸和氨基酸转变为糖原,减少糖原异生;抑制肝糖原分解为葡萄糖。

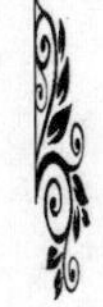

2. 对脂肪代谢的影响　能增加脂肪酸的合成和转运,促进脂肪组织从血中摄取脂肪酸。胰岛素还降低脂肪酶的活性,抑制游离脂肪酸的释放和氧化,减少酮体的生成。基础水平的胰岛素即可限制脂肪分解和酮体生成。

3. 对蛋白质代谢的影响

(1) 增强蛋白质合成:其作用可在蛋白质合成的各个环节上:促进氨基酸经过膜的转运进入细胞内;加快细胞核的复制和转录,增加 DNA 和 RNA 的生成;作用于核糖体,加速翻译过程。

(2) 抑制蛋白质分解:可稳定溶酶体,阻止组织蛋白酶类的释放,从而减少组织蛋白质的分解。

(二) 作用机制

胰岛素是通过其受体发挥作用的。几乎体内所有细胞的膜上都有胰岛素受体(insulin receptor,InsR)。不同细胞的受体的数目相差较大。胰岛素受体是由两个 α-亚单位及两个 β-亚单位组成的四聚体。α-亚单位由 719 个氨基酸组成,完全裸露在细胞膜外,含有胰岛素结合部位。β-亚单位为跨膜蛋白,由 620 个氨基酸残基组成,分为三个结构域:N 端 194 个氨基酸残基伸出膜外;中间是含有 23 个氨基酸残基的跨膜结构域;C 端伸向膜内侧为蛋白激酶结构域。胰岛素与 InsR 的 α-亚单位结合后迅速引起 β-亚单位的自身磷酸化,进而激活 β-亚单位上的酪氨酸蛋白激酶,由此导致对其他细胞内活性蛋白的连续磷酸化反应,进而产生一系列生物效应。

二、胰岛素的适应证

下列情况需用胰岛素治疗:①T1DM;②T2DM 患者经饮食治疗及口服降糖药未能获良好控制;③继发性糖尿病,如胰源性糖尿病、垂体瘤、Cushing 综合征等;④GDM 或糖尿病病人妊娠和分娩期间;⑤糖尿病酮症酸中毒(diabetic ketoacidosis,DKA)、高渗性非酮症昏迷(hyperosmolar nonketotic diabetic coma,HONK)和乳酸性酸中毒;⑥糖尿病病人出现严重慢性并发症,或合并严重感染、高热、急性心肌梗死、脑血管意外、消耗性疾病等;⑦糖尿病病人围术期。

三、胰岛素的制剂

(一) 按起效作用快慢和作用维持时间

胰岛素制剂可分为以下三类。

1. 速效胰岛素　普通胰岛素(regular insulin,RI)皮下注射后起效迅速,作用时间短(持续 6～8 小时),静脉注射时起效更迅速,作用时间更短,适用于危重病人的抢救。赖脯胰岛素为胰岛素的类似物,是将胰岛素 B 链 28 位脯氨酸和 29 位的赖氨酸次序颠倒而成,皮下注射 15 分钟起效,30～60 分钟达高峰,持续 4～5 小时。

2. 中效胰岛素　低精蛋白胰岛素(neutral protamine Hagedorn,NPH)为中性的白色混悬液,不宜静脉注射,皮下注射后 1～3 小时起效,达峰时间为 6～12 小时,以后作用渐减,持续 18～26 小时。常用的中效制剂还有慢胰岛素锌混悬液(lente insulin zinc suspension)。

3. 长效胰岛素　精蛋白锌胰岛素(protamine zinc insulin,PZI)注射后逐渐释出胰岛素,无明显作用高峰,维持时间 28～36 小时。长效胰岛素的类似物有甘精胰岛素(insulin glargine)。

某些患者需要混合使用速、中效胰岛素。最常用的预混制剂有短效：中效＝30：70和短效：中效＝50：50两种。不同胰岛素制剂皮下注射时的作用时间见表7-1。

表7-1　不同胰岛素制剂皮下注射时的作用时间

种　类	起效时间(h)	作用高峰(h)	持续时间(h)
速效(RI)	0.5～1	2～4	6～8
中效(NPH)	1～3	6～12	18～26
长效(PZI)	4～8	12～24	28～36

(二) 按纯度

胰岛素制剂可分为结晶胰岛素和纯化胰岛素。纯化胰岛素又可分为：①单峰胰岛素；②单组分胰岛素(monocomponent insulin，McI)；③人胰岛素。McI其纯度大于99%，抗原性极弱。人胰岛素包括短效人胰岛素、中效人胰岛素和预混人胰岛素。当从动物胰岛素改用人胰岛素制剂时，需要适当减量，以免发生低血糖。

四、胰岛素的治疗原则和方法

(一) 治疗原则

使用胰岛素时应严格掌握适应证，熟悉各剂型的作用特点，并在一般治疗和饮食治疗的基础上进行。用量强调个体化，开始剂量宜小，然后依据具体病情不断调整。

(二) 给药方式

皮下注射是胰岛素经典的给药方式，胰岛素使用时不必抽吸和混合胰岛素，目前有更符合生理状态的持续皮下胰岛素输注(continuous subcutaneous insulin infusion，SSII，又称胰岛素泵)应用于临床。危重病患者多采用速效胰岛素静脉连续滴注或经静脉微量泵持续泵入。任何中效、长效、预混制剂禁忌静脉注射。胰岛素吸入是一种新的给药方式。

(三) 1型糖尿病的胰岛素治疗

T1DM患者胰岛β细胞破坏严重，胰岛素绝对缺乏，确诊后应及时采用胰岛素作终身替代治疗。理想的胰岛素治疗应尽可能模拟机体内生理性胰岛素分泌，既要保持基础胰岛素水平，又要控制餐后高血糖，通常需采用胰岛素联合应用。目前常用的组合有：①餐前注射速效胰岛素，睡前注射中效胰岛素，另于早餐前注射小剂量中效胰岛素；②餐前注射速效胰岛素，早晚餐前注射长效胰岛素；③速效与中效胰岛素按一定比例预先混合后早晚餐前各注射一次。对于超过理想体重或低于理想体重但在20%以内的T1DM患者，若无特殊情况，初始剂量为0.5～1.0U/(kg·d)。试用2～3天后，应根据病情和血糖作进一步调整。在病情相对稳定阶段(蜜月期)，因胰岛尚有一定的分泌功能，胰岛素剂量应减小。出现急性并发症或有伴发疾病时，剂量则应增加。每日剂量的40%～50%用于维持机体基础胰岛素水平，其余部分按需要分别于早、午、晚餐前分别注射每日剂量的15%～25%、15%、15%～25%。

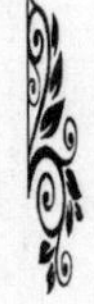

（四）2型糖尿病的胰岛素治疗

T2DM患者同时存在胰岛素分泌不足和胰岛素抵抗（insulin resistance，IR）。IR使机体对胰岛素的需要量增加。早期口服药物虽可以控制血糖，但随后可发生减效甚至失效，并加速胰岛功能衰竭，现主张早期应用胰岛素。根据血糖监测结果，可选用以下方案：①空腹血糖正常者不需要胰岛素治疗；②空腹血糖在6.2～11.1mmol/L者，睡前注射中效胰岛素制剂，早晨可加或不加小剂量中效胰岛素，或每天注射1～2次长效胰岛素；③空腹血糖＞11.1mmol/L者，每天注射2次中效胰岛素，餐前加速效胰岛素，或用预混制剂。控制餐后高血糖宜选用速效胰岛素或用预混制剂。胰岛素可与口服降糖药联合使用，也可停服降糖药，每日仅以胰岛素注射控制血糖。血糖控制后应逐渐减少胰岛素用量，用量小于每天20U时，可考虑换为口服降糖药。

（五）糖尿病酮症酸中毒的胰岛素治疗

DKA是糖尿病常见的急性并发症，以高血糖、高血酮和代谢性酸中毒为主要特点。多见于T1DM患者，一旦发生，应积极抢救。其处理包括补液、应用胰岛素、纠正电解质及酸碱平衡失调、去除潜在的病因和防治并发症等。

关于胰岛素的用法用量，目前多主张采用小剂量速效胰岛素静脉输注的方案，其优点是简单易行，较少引起低血糖、低血钾和脑水肿等并发症。静脉给予负荷剂量10～20U后，以0.1U/(kg·h)的速度开始持续静脉输注。每小时测血糖和电解质以指导调整胰岛素的剂量，使血糖以每小时3.9～6.1mmol/L的速度下降。开始治疗后2小时，血糖下降不到10%说明患者可能伴有抗胰岛素因素，应将胰岛素加倍。一旦血糖降至16.7mmol/L时，胰岛素用量减少1/2。葡萄糖为消酮体所必需，当血糖低于13.9mmol/L时，注意输注葡萄糖，可按胰岛素（U）∶葡萄糖（g）＝1∶3～4给药，维持血糖在11.1mmol/L以下。当血糖低于7.8mmol/L或下降太快时，应补充葡萄糖，也不应将胰岛素的输注速度降至0.05U/(kg·h)以下。高血糖的纠正较酮体快，应持续输注胰岛素直到尿酮消失。当病人神志清楚，饮食恢复，脱水、酸中毒及电解质紊乱纠正后可改为胰岛素皮下注射。

（六）高渗性非酮症糖尿病昏迷的胰岛素治疗

HONK是一种较为少见但更为严重的糖尿病急性并发症。以极度高血糖、血浆渗透压升高、无明显的酮症为主要特点。多见于老年人，约2/3患者发病前并无糖尿病史，或仅有轻度症状。其治疗与DKA的治疗相似。

本病对胰岛素较DKA敏感，所需要的胰岛素用量较小。静脉首次注射负荷剂量后，继续以0.1U/(kg·h)的速度静脉输注。当血糖低于13.9mmol/L时，可开始输入5%葡萄糖，仍按每3～4g糖加胰岛素1U给药。血糖应保持在11.1mmol/L左右，直到患者能进食，以防渗透压下降过快过低引起继发性脑水肿。在决定停用胰岛素静脉输注前1小时皮下注射普通胰岛素8U以防血糖回升。

（七）胰岛素在糖尿病病人围术期的应用

1. 术前胰岛素的应用　平时单纯饮食或口服降糖药控制血糖者，施行大型手术或伴有严重感染等应激时，至少术前3天应改用速效胰岛素制剂控制血糖。术前已经使用胰岛素者，进行小手术时可维持原治疗；但若施行大型手术或伴有严重感染等应激时，应改为速效胰岛素制剂三餐前皮下注射，并根据夜间血糖情况，于晚餐前或睡前加

用中效胰岛素制剂。长效胰岛素可能致延迟性低血糖，术前应停用。术前空腹血糖＞10.0mmol/L、餐后血糖＞13.9mmol/L、糖化血红蛋白＞9.0％时，如果情况允许，应推迟手术。

2. 术中胰岛素的应用　糖尿病病人术中血糖控制宜采用葡萄糖-胰岛素-氯化钾静脉输注法(GIK 法)。GIK 液由葡萄糖、胰岛素和氯化钾按一定比例配制而成。其机制为：患者术前多禁食，输注葡萄糖可抑制脂肪分解，防止酮症酸中毒和低血糖；使用胰岛素则将血糖控制在安全的范围内；葡萄糖和胰岛素同时输注时可引起血钾降低，故应同时补钾。手术开始时，常用的配制方法是 10％葡萄糖 500ml 中加胰岛素 4U 和 10％氯化钾 10ml，以 100ml/h 的速度输入。术中胰岛素和葡萄糖的配制比例应根据血糖监测结果不断进行调整：血糖＜5.0mmol/L 时，500ml 液体中胰岛素减少 4U；血糖＞10.0mmol/L 时胰岛素则增加 4U；当血糖＞13.9mmol/L 时应将 10％葡萄糖 500ml 改为生理盐水 500ml。此外，也可将葡萄糖和胰岛素分开静脉输注，能随时调整胰岛素剂量。

3. 急症手术时的胰岛素的应用　急症手术的术前准备时间有限，患者甚至直接被送入手术室。无酮症酸中毒时用 GIK 法即可，有酮症酸中毒或高渗性昏迷时应予以小剂量胰岛素治疗，并补充足够的液体。同时，应加强血糖监测，避免造成高血糖或低血糖。

4. 术后胰岛素的应用　糖尿病病人术后继续应用胰岛素治疗，严格控制血糖在正常范围内。当患者能进食后可参考采用 GIK 法时全天胰岛素剂量改为胰岛素三餐前皮下注射(早、中、晚餐前的比例分别为 40％、30％、30％)。当全天用量小于 20U 时，可改为降糖药口服。

五、胰岛素强化治疗在危重病人中的应用

危重病人常伴有血糖增高，而无论是否有糖尿病病史。显著的高血糖会使危重病人发生严重的并发症。危重病人应控制血糖，但究竟应该在什么范围，一直存在争议。近来研究发现，即使是轻度的血糖增高也是有害的。2001 年，van den Berghe 等通过 12 个月对外科重症监护病房(surgical intensive care unit，SICU)1548 名患者进行前瞻性随机对照研究发现，相对于常规将血糖控制在 10.0～11.1mmol/L，采用强化胰岛素治疗(intensive insulin therapy，IIT)将患者血糖控制在 4.4～6.1mmol/L 可明显降低危重病人并发症发生率和病死率。2006 年，van den Berghe 等又通过 12 个月对内科重症监护病房(medical intensive care unit，MICU)1200 名患者进行前瞻性随机对照研究，也得出相似的结论。其他研究也证实，对伴有应激性高血糖的危重病人，进行 IIT 可改善病情和预后。危重病人 IIT 方案越来越多地被用于实际临床工作中。

(一) 导致危重病人血糖增高的因素

1. 应激因素　创伤、烧伤、大手术、严重感染等皆可引起机体发生应激性高血糖(stress hyperglycemia，SHG)。危重病人产生 SHG 的机制包括：①胰岛素反向调节激素分泌增多：儿茶酚胺、糖皮质激素、胰高血糖素、生长素等分泌增多，而胰岛素分泌减少；②细胞因子的大量释放：细胞因子作为全身性炎症介质通过刺激反向调节激素的分

泌和导致胰岛素抵抗而产生高血糖效应，主要参与的细胞因子有白细胞介素-1(IL-1)、IL-6、肿瘤坏死因子-α(TNF-α)等；③出现IR：IR与效应细胞胰岛素受体数目、结合力、结构完整性和受体后信号传导等水平下调有关，机体对内源性或外源性胰岛素的敏感性和反应性降低，出现高血糖与高胰岛素血症并存。

2. 营养支持　危重病人常需要营养支持，甚至是全胃肠外营养。短时间大量输注葡萄糖可引起血糖迅速增高。过高热量营养底物摄入往往导致血糖难以控制。

3. 临床用药　危重病人治疗期间使用的许多药物如糖皮质激素、拟交感类药物、免疫抑制剂、利尿剂等均可导致高血糖的发生。值得一提的是糖皮质激素，其可促进糖原异生，减少组织对葡萄糖的利用，并加速脂肪和蛋白质的分解，常引起血糖增高。

（二）高血糖对机体的危害

1. 高血糖能损害中性粒细胞及吞噬细胞功能，促使氧自由基的产生及脂质过氧化，引起可溶性细胞间黏附分子-1(sICAM-1)等黏附分子明显增加，易致感染的发生。

2. 机体遭受严重打击时，组织缺血缺氧，葡萄糖无氧酵解加速，高血糖增加了底物供给，使乳酸大量堆积，影响细胞功能，加重组织损伤。

3. 高血糖可伴有高渗综合征，引起水电解质酸碱失衡和意识障碍。

4. 机体持续高血糖引起机体分解代谢增加，蛋白质合成降低，从而导致组织修复能力减弱，创口不易愈合。

5. 高血糖对胰腺β细胞有毒副作用。Brunzell等发现，餐前血糖＞6.4mmol/L时就出现β细胞胰岛素第一时相分泌的抑制，这也可能是应激反应后期机体血糖仍维持在较高水平的原因。

（三）危重病人胰岛素强化治疗

根据血糖监测相应调节胰岛素用量使血糖维持在正常范围，即使是运用于无糖尿病病史的危重病人，也有助于病人度过急性期。多项临床研究表明，危重病人IIT能有效地降低各类ICU病人的病死率，能减少严重感染、多神经病变和多器官功能障碍综合征(multiple organ dysfunction syndrome，MODS)等并发症的发生。应用胰岛素控制危重病人的血糖应注意以下要点。

1. 目标血糖控制水平　在传统的治疗中，医护人员习惯把危重病人的血糖控制在10.0mmol/L以下或更高一点作为血糖目标值，现已为临床所摒弃。血糖超过何种水平就应该给予治疗，现在仍没有一个明确的限定。Van den Berghe等人认为应将血糖严格控制在4.4～6.1mmol/L之间。我国2006年5月《危重病人营养支持指导意见(草案)》建议目标血糖控制在≤6.1～8.3mmol/L的范围，以获得较好的改善危重症预后的效果，同时又能降低低血糖的发生率。目前较统一的看法是应将血糖控制在正常或者是接近正常的水平。

2. 药物使用方法　即使只有轻度的血糖增高，也不主张使用口服降血糖药物。由于危重病人组织灌注差，胰岛素制剂经皮下注射，会影响药物吸收，使得剂量难以把握。目前多采用普通胰岛素静脉连续输注法，一般是将胰岛素50U加入生理盐水50ml中通过微量泵持续泵入。

3. 胰岛素剂量的调整　静脉输入胰岛素的初始剂量与病人的病情和血糖水平有关，一般情况下应＜0.1U/(kg·h)，很少需要超过4～6U/h。然后根据血糖水平调整

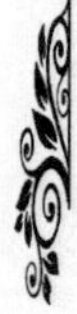

胰岛素的输注速度和血糖测量的时间间隔。危重病人至少每 4h 测量血糖一次，如胰岛素输注速度＞4U/h 或血糖变动较大时，则测量间隔为 1～2h。血糖达到理想水平时，多数患者胰岛素的维持用量为 1～2U/h。血糖低于正常值时，应及时停用胰岛素，并加强监测。血糖低于 3.0mmol/L 时应静脉注射 50％葡萄糖 20ml。

4. 合理的营养支持　危重病人宜及早施行营养支持。提倡低热量支持，尤其是在手术等应激后的初期。一般情况下，葡萄糖的输入量应≤200g/d，并可按每 3～6g 糖加 1U 胰岛素以控制血糖。各种营养液应当持续、匀速输注，以免血糖剧烈波动。

5. 防止低血糖　危重病人出现低血糖常导致病情加重甚至死亡，主要取决于低血糖的严重程度和持续时间。IIT 将血糖持续而严格地控制在一个较狭窄的范围，无疑增加了低血糖的风险。危重病人多行有创通气，或伴有意识障碍，无法用言语向医护人员表达，所以加强血糖监测十分重要。每小时监测一次就足以让医护人员对之作出反应。血糖迅速下降，患者往往同时出现生命体征的变化，如心率加快、血压下降以及多汗、意识障碍加深等，此时应立即复查血糖并作相应处理。

另外，危重病人胰岛素治疗的实施也没有一个统一的方案。医护人员应密切配合，发展和制定适合本病区的血糖控制方案。Van den Berghe 的强化胰岛素治疗方案见表 7-2。

表 7-2　Van den Berghe 强化胰岛素治疗方案

血糖监测	血糖浓度	胰岛素剂量调整及其他处理
初入 ICU 测定血糖	＞12.1mmol/L	以 2～4U/h 开始输注
	12.1～6.1mmol/L	以 1～2U/h 开始输注
	6.1mmol/L	每 4h 测定一次血糖
每 1～2h 测定血糖一次直到正常范围	＞7.8mmol/L	增加 1～2U/h
	6.1～7.8mmol/L	增加 0.5～1U/h
	接近正常范围	调整到 0.1～0.5U/h
每 4h 测定一次血糖	接近正常范围	调整到 0.1～0.5U/h
	正常	不改变
	快速降低	剂量减半和加强监测
	3.3～4.4mmol/L	减少剂量和 1h 内重测血糖
	2.2～3.3mmol/L	停止输注，确保基础糖摄取和 1h 内重测血糖
	＜2.2mmol/L	停止输注，确保基础糖摄取，静脉注射葡萄糖 10g 和 1h 内重测血糖

六、胰岛素的不良反应

1. 低血糖反应　低血糖反应是胰岛素治疗中最常见的不良反应。多因胰岛素剂量过大、注射后未及时进餐或剧烈体力活动所致。患者常出现饥饿感、疲乏、出汗、心跳

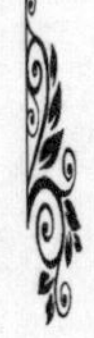

加快、震颤等症状，严重者可引起休克、昏迷、甚至死亡。一般低血糖反应出现在餐前或睡眠前。病人、病人家属及医护人员应熟知此反应，尽早发现和处理。轻者可以给予口服糖食，严重者应立即静脉注射50%葡萄糖。

2. 过敏反应　一般反应轻微，常在注射后2～12小时注射部位出现红肿、瘙痒、水疱、硬结等，持续2小时后会逐渐消退。个别病人也会出现全身过敏反应，甚至发生休克。一般认为可能与胰岛素制剂纯度低及胰岛素本身引起的免疫应答有关。猪、牛胰岛素由于含有异体蛋白，过敏反应较人胰岛素多见。发生过敏反应时可更换胰岛素制剂种属或应用高纯度制剂或人胰岛素，并口服抗组胺药物和糖皮质激素，严重者需停用胰岛素。

3. 脂肪营养不良　见于注射部位，可表现为皮下脂肪萎缩或增生。停止该部位注射后可缓慢自然恢复。为防止脂肪营养不良的发生，应经常更换注射部位。应用高纯度制剂后，此不良反应已较少见。

第二节　糖皮质激素的临床应用

皮质醇(cortisol，即氢化可的松)和醛固酮(aldosterone)均为肾上腺皮质分泌的具有21个碳原子的胆固醇衍生物。皮质醇及其天然的和人工合成的类似物被称为糖皮质激素(glucocorticoids)，有较强的影响糖代谢以及抗炎等作用，而对水盐代谢的作用较弱。醛固酮及其类似物被称为盐皮质激素(mineralocorticoids)，对维持机体正常的水盐代谢起重要作用。

糖皮质激素的靶细胞分布于人体中几乎全部组织。糖皮质激素主要通过与靶细胞胞液中的糖皮质激素受体(glucocorticoid receptor，GR)结合，经复杂的信号转导，增加或减少靶基因的表达而产生效应。生理情况下，主要影响物质代谢过程；应激状态时，机体分泌大量糖皮质激素，以适应内外环境的剧烈变化；超生理剂量时，还有抗炎、抗休克、免疫抑制等多种药理作用。其临床应用非常广泛，但使用不当或大剂量使用，可引起多种不良反应，甚至危及生命。

一、糖皮质激素的作用

(一) 对代谢的影响

1. 糖、脂肪、蛋白质代谢　促进糖原异生和储存，减慢葡萄糖分解，减少机体组织对葡萄糖的利用；促进脂肪分解，抑制其合成，久用可增高血浆胆固醇，激活四肢皮下的脂肪酶，促使脂肪分解，重新分布于面部、胸、背及臀部等部位，形成向心性肥胖；抑制蛋白质的合成，促进蛋白质的分解，引起负氮平衡。

2. 水盐代谢　有弱的盐皮质激素样作用，能促进远曲小管对钠离子的重吸收和排钾作用；增加肾小球滤过率和拮抗抗利尿激素，减少肾小管对水的重吸收而有利尿作用；过多时还可引起低血钙。

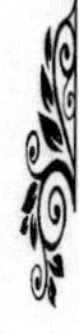

(二) 在应激反应中的作用

当机体受到意外刺激时，下丘脑-垂体-肾上腺皮质(hypothalamo-pituitary-adrenal，HPA）轴兴奋，引起糖皮质激素分泌量急剧增加，糖皮质激素通过允许作用（permissive action）等机制，增强了机体对有害刺激的抵抗能力。允许作用是指糖皮质激素对有些组织细胞虽无直接作用，但可给其他激素发挥作用创造条件，有助于维持细胞和器官功能的稳定。

（三）抗炎作用

糖皮质激素具有很强的抗炎作用，能抑制各种原因如物理、化学、生理、免疫等因素所引起的炎症反应。在炎症早期，可减轻渗出、毛细血管扩张、白细胞浸润及吞噬反应，从而改善局部的红、肿、热、痛等症状；在炎症后期，可抑制毛细血管和成纤维细胞的增生，延缓肉芽组织的生成，防止粘连及瘢痕形成，减少炎症的后遗症。

（四）免疫抑制作用

糖皮质激素能限制巨噬细胞吞噬和杀菌的性能，干扰淋巴组织在抗原刺激下的分裂和增殖，阻断致敏T淋巴细胞所诱发的反应，同时能干扰淋巴细胞的物质代谢并诱导其凋亡。

（五）抗休克作用

一般来说，其抗休克作用与下列机制有关：①稳定溶酶体膜，减少心肌抑制因子（myocardial depressant factor，MDF）的形成；②减轻炎症反应，改善微循环；③增加心肌收缩力，增加冠脉血流量，扩张收缩的血管；④提高机体对细菌内毒素的耐受力。

（六）其他作用

加强骨髓对红细胞和血小板的造血功能，增加中性粒细胞数量，抑制淋巴组织增生并减少血中淋巴细胞数量，引起嗜酸性、嗜碱性粒细胞的数量减少；促进胃酸和胃蛋白酶的分泌；提高中枢神经系统的兴奋性。

二、糖皮质激素的适应证

（一）肾上腺皮质功能不全

用于急性肾上腺皮质功能不全危象、慢性肾上腺皮质功能不全、合成糖皮质激素所需酶系缺陷所致的各型肾上腺增生症、继发于脑垂体前叶功能不全引起的肾上腺皮质功能不全等。

（二）严重感染或炎症

严重急性感染伴有休克时，在应用抗菌药物同时可用糖皮质激素。病毒性感染一般不主张用激素，但对严重传染性肝炎、流行性腮腺炎、麻疹和乙型脑炎等，也有缓解症状的作用。某些炎症，如结核性脑膜炎、心包炎、风湿性心瓣膜炎、损伤性关节炎、睾丸炎、烧伤后疤痕挛缩等，早期应用糖皮质激素可减轻症状，避免组织粘连或瘢痕形成。

（三）休克

适用于各种休克。

（四）自身免疫性疾病

系统性红斑狼疮、类风湿性关节炎、结节性多动脉炎、多发性皮肌炎、重症肌无力、自身免疫性溶血、亚急性非化脓性甲状腺炎、溃疡性结肠炎和肾病综合征等应用皮质激素后可缓解症状。

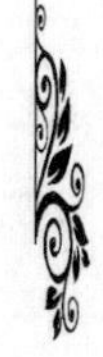

（五）过敏性疾病

荨麻疹、枯草热、血清热、血管神经性水肿、过敏性鼻炎、支气管哮喘和过敏性休克等，应用糖皮质激素，能抑制抗原-抗体反应导致的组织损害和炎症过程。

（六）器官移植

与其他免疫抑制剂合用防止器官移植的排斥反应。

（七）血液病

对急性淋巴细胞性白血病，尤其是儿童急性淋巴细胞性白血病，有较好的疗效。另外，也可用于再生障碍性贫血、粒细胞减少症、血小板减少症和过敏性紫癜等的治疗。

（八）眼科疾病

对角膜炎、虹膜炎、视网膜炎和视神经炎等非特异性眼炎有效。

（九）局部用药

用于一般性皮肤病，如湿疹、接触性皮炎、牛皮癣、肛门瘙痒等，多采用局部用药。肌肉、韧带或关节劳损时，可将糖皮质激素与局麻药混合后注入压痛点或关节腔内以消炎止痛。

（十）其他

慢性阻塞性肺疾部疾病（chronic obstructive pulmonary disease，COPD）、严重心肌梗死、完全性房室传导阻滞、顽固的心力衰竭、脑水肿、甲状腺危象及高钙血症等，在病因治疗基础上加用糖皮质激素可以提高疗效。

三、常用的糖皮质激素类药物

（一）氢化可的松（hydrocortisone）

为短效糖皮质激素类药，用于各种肾上腺功能不全、严重感染、自身免疫性疾病、过敏性疾病、各种原因引起的休克、血液病等疾病的治疗。口服、注射均吸收迅速，进入人体后直接发挥药理作用。本品兼有较强的糖皮质激素及盐皮质激素的特性，较适用于各种肾上腺功能不全的替代治疗。醇型注射剂中含有50％乙醇，须稀释至0.2mg/ml后静脉滴注用，有中枢神经系抑制或肝功能不全者应慎用，大剂量时应改用氢化可的松琥珀酸钠。其混悬液也可用于关节炎、腱鞘炎或眼部非特异性炎症时局部治疗。在应用生理剂量替代治疗时无明显不良反应。

（二）可的松（cortisone）

为短效皮质激素类药，用于各种肾上腺功能不全、自身免疫性疾病、过敏性疾病、血液病等疾病的治疗。需经肝脏转化为氢化可的松而发挥作用，肝功能不全者宜采用氢化可的松。其潴钠作用较强，一般不作抗炎、抗过敏的首选药。皮肤局部外用或关节腔内注射无效。不良反应较大，药理剂量时水钠潴留较多见。

（三）泼尼松（prednisone）

为中效糖皮质激素类药，主要用于严重感染、过敏性疾病、血液病、严重皮肤病、器官移植的免疫排斥反应等。其生物活性需经肝脏转化，肝功能不全者效差。半衰期较氢化可的松长，尤适用于隔日疗法。由于潴钠作用较弱，一般不用作肾上腺皮质功能不全的替代治疗。不良反应较可的松弱。

（四）泼尼松龙（prednisolone）

为中效糖皮质激素类药，主要用于严重感染、过敏性疾病、血液病、严重皮肤病、器官移植的免疫排斥反应等。直接发挥效应，无需经肝脏转化，可用于肝功能不全患者。抗炎作用较强，而潴钠作用相对地较可的松和氢化可的松弱，一般不用作替代治疗，也较少引起水和电解质紊乱。

（五）甲基泼尼松龙（methylprednisolone）

为中效糖皮质激素药，适用于危重型系统性红斑狼疮、重症多肌炎、皮肌炎、血管炎、哮喘发作、器官移植术前后等。起效快，作用时间中等，是治疗炎症和过敏反应的首选药物。治疗严重休克时，应于 4 小时后重复给药。潴钠作用较弱，一般不用作替代治疗。

（六）曲安西龙（triamcinolone）

为中效糖皮质激素类药，主要用于严重感染、过敏性疾病、血液病、严重皮肤病、器官移植的免疫排斥反应等。潴钠作用微弱，不宜用于替代治疗。吸收缓慢，作用持久，一般注射一次疗效可维持两周以上。还可局部应用以及作雾化吸入。不良反应较轻，一般不引起类 Cushing 综合征的面容和体态。

（七）地塞米松（dexamethasone）

为长效糖皮质激素类药，除用于严重细菌感染、过敏性疾病、血液病、严重皮肤病、器官移植的免疫排斥反应、肿瘤外，还可用于预防新生儿呼吸窘迫综合征、降低颅内高压以及 Cushing 综合征的诊断与病因鉴别诊断等。其潴钠作用微弱，也不宜用作替代治疗。静脉给药常用于危重疾病。较大剂量服用易引起糖尿和类 Cushing 综合征的症状。

（八）倍他米松（betamethasone）

为长效糖皮质激素类药，主要用于治疗风湿、类风湿、活动性红斑狼疮、重症支气管哮喘和血液病等。它是糖皮质激素中抗炎作用最强者，其潴钠排钾作用小。

常用糖皮质激素类药物的比较见表 7-3。

表 7-3　常用糖皮质激素类药物的比较

药物	糖代谢（比值）	水盐代谢（比值）	抗炎作用（比值）	血浆半衰期(min)	药理半效期(h)	等效剂量(mg)
氢化可的松	1	1	1	90	8～12	20
可的松	0.8	0.8	0.8	30	8～12	25
泼尼松	3.5	0.3	4	60	12～36	5
泼尼松龙	4	0.3	5	200	12～36	5
甲基泼尼松龙	5	0	5	180	12～36	4
曲安西龙	5	0	5	300	24～48	4
地塞米松	30	0	30	100～300	36～54	0.75
倍他米松	30～35	0	25～40	100～300	36～54	0.6

四、用法和疗程

(一) 大剂量突击疗法

用于急危重症如休克、严重感染、哮喘持续状态、器官移植抗排斥反应等。常用氢化可的松静脉滴注，首剂 200～300mg，一日剂量可达 1g 以上，疗程限于 3～5 天。另外，也可选用甲基泼尼松龙。

(二) 一般剂量长期疗法

用于结缔组织病、肾病综合征、顽固性支气管哮喘、中心性视网膜炎、各种恶性淋巴瘤、淋巴细胞性白血病等。口服泼尼松 10～20mg(或其他制剂等效量)，一日 3 次，产生疗效后逐渐减量至最小维持量，持续数月。

(三) 小剂量替代疗法

肾上腺皮质功能不全病人需终身服用生理剂量的肾上腺皮质激素替代。每日口服可的松 12.5～25mg 或氢化可的松 10～20mg，剂量根据病人具体情况适当加减。

(四) 隔日疗法

某些慢性疾病病情好转时可采用隔日一次给药法，即将两日的总药量在隔日早晨一次给予。早晨为糖皮质激素正常分泌高峰，此时给药对肾上腺皮质功能的抑制较小。药物以泼尼松、泼尼松龙等中效制剂为佳。

五、糖皮质激素在危重症中的应用

(一) 严重感染和感染性休克

糖皮质激素用于严重感染和感染性休克，自其问世以来，就倍受人关注。1951 年 Hahn 首先报道氢化可的松可治疗严重感染。基于动物实验和 1976 年 Schumer 的报道，大剂量糖皮质激素用于严重感染和感染性休克在上世纪 70 年代末和 80 年代成为较为普遍的方法。但是，随后的前瞻性、多中心、随机对照试验发现大剂量糖皮质激素并不能改善患者的预后。1998 年，Bollaert 等在进行的临床试验中证实，应用生理剂量糖皮质激素可改善依赖血管活性药物的感染性休克病人的血流动力学状态。2000 年，Annane 等提出了相对性肾上腺皮质功能不全(relative adrenal insufficiency，RAI)概念。RAI 的提出在很大程度上明确了补充外源性糖皮质激素的理论基础及应用原则。尽管糖皮质激素在严重感染及感染性休克中的应用仍存在争议，但越来越多的临床试验支持生理剂量的糖皮质激素替代疗法应用于感染性休克合并肾上腺皮质功能不全的危重病人。

1. 相对肾上腺皮质功能不全　糖皮质激素替代疗法在感染性休克应用的理论基础源于 RAI 这一概念的提出。RAI 指处于严重应激状态的患者血皮质醇水平升高但仍不能满足机体应激的需要，是肾上腺皮质功能代偿不足的表现。其发生机制是过多炎性介质的作用导致了 HPA 轴的改变以及出现靶器官对糖皮质激素的抵抗。严重感染及感染性休克时，有相当一部分患者存在 RAI。即使是轻度的 RAI，也将导致严重的后果。健康人群血皮质醇水平约为 138.0～662.4nmol/L。促肾上腺皮质激素(ad-

renocorticotropic hormone，ACTH）刺激试验是目前临床应用最广泛的测定肾上腺皮质功能的激发试验，该实验记录基础血皮质醇浓度后静脉推注 ACTH 250μg，观察给药前和给药后 30 及 60 分钟的血皮质醇水平。如刺激后峰值浓度<496.8nmol/L，或较基础值增加<248.4nmol/L，则可诊断肾上腺皮质功能不全的存在。

2. 糖皮质激素替代疗法在严重感染和感染性休克的应用

（1）作用机制：严重感染和感染性休克时，糖皮质激素相对不足，补充外源性糖皮质激素，可促进循环功能的恢复和稳定；抗炎是糖皮质激素的基本特性，其可限制炎症细胞的激活，阻断了炎症的连锁反应，减少组织损伤；糖皮质激素还可提高血糖水平，增加能量供给，满足代谢需要。

（2）适应证：感染性休克合并有 RAI 或糖皮质激素抵抗是糖皮质激素应用于感染性休克的主要适应证。在未发生休克时，则不应该在感染的治疗过程中常规使用激素。对于肾上腺皮质功能不全或既往长期服用激素治疗的病人，可根据用药史进行治疗。

（3）剂量与疗程：过去使用大剂量糖皮质激素治疗严重感染及感染性休克中的应用价值基本上被否定。大剂量糖皮质激素治疗的并发症包括：降低机体抵抗力，增加多重感染的机会；损害肝肾功能；易发生胃肠道出血。越来越多的临床试验证实，生理剂量的替代疗法，能迅速稳定血流动力学，控制感染引起的一系列症状，并能减少大剂量糖皮质激素带来的负面效应。通常使用氢化可的松，每天 200～300mg，分 3～4 次给予或是持续静脉输注，一般疗程 7～15 天。

（二）急性呼吸窘迫综合征

急性呼吸窘迫综合征（acute respiratory distress syndrome，ARDS）是指非心源性原因引起的急性、进行性加重的呼吸困难。炎症反应、肺组织损伤和纤维化是其主要发病机制。现多不主张在 ARDS 的早期常规应用糖皮质激素。下列两种情况可以考虑应用糖皮质激素：一是对溺水、刺激性气体吸入、脂肪栓塞等非感染性 ARDS 可以尽早、大剂量使用糖皮质激素，一般用甲基泼尼松龙 20mg/（kg·d），分成 4 次静注，疗程 1～3 天；二是当出现顽固性缺氧或休克时，酌情应用糖皮质激素，剂量不宜过大，甲基泼尼松龙 5mg/（kg·d），3～5 天减量，疗程以<7～14 天为宜。在 ARDS 的纤维增生期，即发病后 5～10 天，可小剂量、长疗程使用糖皮质激素以抑制肺纤维化的形成，多在使用 1 周后或激素治疗获得较好效果后再逐渐减量，直至停药。

（三）休克

休克是糖皮质激素的适应证：对低血容量性休克，在控制出血，经输血补液效果仍不佳，可合用大剂量的糖皮质激素；在感染性休克的应用见前述；糖皮质激素为过敏性休克的次选药，不能替代肾上腺素，也不能纠正急性血流动力学不平稳，应与肾上腺素合用，每次可用地塞米松 10～20mg 或甲基泼尼松龙 30mg/kg，缓慢静脉输注；糖皮质激素也可用于心源性休克的治疗，但需结合病因治疗。

（四）脊髓损伤

脊髓损伤使用大剂量甲基泼尼松龙是大剂量糖皮质激素应用的经典示例。大多数脊髓原发性损伤并不是脊髓轴突完全性断裂，但若处理不及时或治疗不当，常引起继发性损害而导致脊髓功能完全丧失。研究发现，在脊髓损伤中，及时应用大剂量的甲基泼

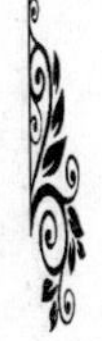

尼松龙可抑制细胞膜中的脂质过氧化，改善微血管灌注，以保护未受损的脊髓神经。脊髓损伤必须在伤后尽快开始治疗，伤后 8 小时后使用甲基泼尼松龙，其作用大减。甲泼尼松龙的推荐使用方法和剂量如下：甲基泼尼松龙 30mg/kg 静脉推注 15 分钟，间隔 45 分钟，再以甲基泼尼松龙 5.4mg/(kg·h)静脉持续滴注，伤后 3 小时以内接受治疗者，持续滴注 23 小时，伤后 3～8 小时接受治疗者，持续滴注 47 小时。与此同时，加大抗生素用量，并使用胃粘膜保护剂以预防应激性溃疡。

（五）急性肾上腺功皮质能不全危象

急性肾上腺皮质功能不全危象是指肾上腺皮质激素绝对或相对缺乏引起的内分泌急症。病人表现为恶心、呕吐、腹痛、腹泻、血压降低、心率增快、高热、精神失常等。治疗除补充盐水、治疗原发病和抗感染治疗外，应立即静注氢化可的松 100mg，继以氢化可的松每天 200～400mg 静脉滴注，以后根据病情逐日减量，直至维持量。应用维持量时，应每天加用 9α-氟氢可的松。

六、糖皮质激素的不良反应

糖皮质激素在生理剂量时无明显不良反应，不良反应多发生在应用剂量较大时，且与用药种类、用法、给药途径及疗程等因素有密切关系。

（一）长期大剂量应用引起的不良反应

1. 类 Cushing 综合征　长期超生理剂量应用糖皮质激素可引起物质代谢和水盐代谢紊乱，表现为满月脸、水牛背、皮肤变薄、痤疮、多毛、浮肿、肌无力、低血钾、高血压、糖尿等症状。一般无需特殊处理，在停药后可自行消失，必要时可对症治疗，如低盐、低糖、高蛋白饮食，适量补钾，应用降血压、降血糖药物等。

2. 诱发或加重感染　糖皮质激素能抑制机体免疫功能，增加了细菌和真菌的感染机会，而本身并无抗菌作用。长期应用常可诱发感染或使体内潜在感染病灶扩散，特别是原有抵抗力下降者，如肾病综合征、再生障碍性贫血等。在决定采用长程治疗前应仔细检查，排除潜在的感染，应用过程中也应提高警惕。结核病患者宜并用抗结核药物。

3. 诱发或加重溃疡　能刺激胃酸、胃蛋白酶的分泌并抑制胃黏液分泌，降低胃粘膜的抵抗力，与此同时，激素使血中蛋白质减少也影响胃粘膜的修复，故可诱发或加剧胃、十二指肠溃疡，甚至引起消化道出血或穿孔等严重并发症。在合用解热镇痛等对胃肠有刺激作用的药物时更易发生此副作用。为减少对胃肠道的刺激，可于饭后服用，或加用胃粘膜保护剂。

4. 增加心脑血管疾病的风险　长期应用糖皮质激素，可因钠、水潴留和血脂升高而诱发高血压和动脉粥样硬化等心脑血管疾病。

5. 精神症状　长期使用激素的病人可出现欣快感、激动、不安、失眠，甚者出现明显的精神病症状，易发生于患慢性消耗性疾病的人及以往有过精神不正常者。一旦出现精神症状应及时停药，同时使用镇静剂，并加强心理疏导及监护。糖皮质激素也可能诱发癫痫发作。

6. 骨质疏松　骨质疏松与糖皮质激素抑制肠内钙的吸收、增加尿中钙的丢失、减

少生长激素的产生和抑制成骨细胞活性等有关，多见于儿童、老人和绝经妇女，严重者可发生自发性骨折。长期大量应用激素治疗的病人应同时补充足够的钙剂和维生素 D。

7. 其他　发生类固醇糖尿病；诱发白内障和青光眼等眼病；引起肌萎缩、伤口愈合以及儿童生长发育迟缓。

(二) 停药引起的不良反应

1. 药源性肾上腺皮质萎缩和功能不全　长期应用超生理剂量糖皮质激素，可因反馈性抑制 ACTH 的分泌，使内源性皮质激素释放减少及肾上腺皮质萎缩。停药后，HPA 轴的抑制可持续几个月，甚至长达 1 年，因此停药应采取逐渐减量的方式，以使皮质功能得以逐渐恢复。皮质功能不全的患者可有恶心、呕吐、食欲不振、疲乏无力、体位性低血压等非特异表现。在停药过程中或停药后一段时间内，有些病人在严重感染、创伤和大手术等应激情况下，可发生急性肾上腺皮质功能不全危象，此时应及时补充糖皮质激素。

2. 反跳现象　长期应用糖皮质激素，症状已缓解，但因突然停药或减量过快，可出现原发病复发或恶化现象称为反跳现象。多因患者对激素产生依赖性，体内激素浓度突然下降所致。需加大剂量再行治疗，待症状缓解后再逐渐减量直至停药。

七、糖皮质激素的禁忌证

下列情况一般禁用糖皮质激素：曾患或现患严重精神病和癫痫，真菌感染，病毒感染，活动性消化性溃疡，新近做过胃肠吻合术，骨折，创伤修复期，角膜溃疡，肾上腺皮质功能亢进症，糖尿病，严重高血压，较重的骨质疏松、妊娠初期和产褥期。

当病情危急时，虽有禁忌证存在，也可以考虑使用糖皮质激素，病情稳定后，及早停药或减量。

第三节　其他激素的应用

一、重组人生长激素

重组人生长激素(recombinant human growth hormone，rhGH)与内源性人生长激素(human growth hormone，HGH)结构和生物学特性完全相同。HGH 是腺垂体分泌的含 191 个氨基酸的多肽类激素，直接或通过胰岛素样生长因子(insulin like growth factor，IGF)间接发挥作用。既往主要用于 GH 缺乏性侏儒症的治疗。近年来研究表明，rhGH 除促进生长发育外，尚可促进蛋白质合成、改善营养状况，同时具有免疫调理作用，能提高机体抵抗力，临床应用日趋广泛。现将其在危重症中的应用作一简介。

(一) 手术、创伤后高代谢状态

手术、创伤后机体出现蛋白质分解加剧、合成减少，表现为负氮平衡，常规补充葡萄糖、脂肪乳、氨基酸无法在短期内逆转负氮平衡。HGH 可增强机体对营养底物的充分

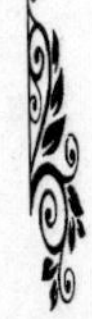

利用,促进蛋白质的合成,增加脂肪氧化分解和糖异生,增加体内氮贮量,纠正负氮平衡,从而改善患者围术期的营养状况,减少胃肠瘘等术后并发症的发生。一般用 rhGH 每日 4～8IU,皮下注射,疗程 7 日。

(二) 严重烧伤

rhGH 能改善烧伤患者的高代谢状态,促进上皮的增殖、移行,加速创面的愈合。rhGH 对受抑的免疫功能也有积极的免疫调理作用,能降低严重烧伤后血清内毒素及主要免疫抑制性细胞因子(TNF-α,IL-6)水平,减少炎症反应对机体的危害。推荐剂量为 0.2～0.4IU/(kg·d),每日一次,皮下注射,疗程 2～4 周。

(三) 充血性心力衰竭

HGH 能调节心室的结构与功能:促进心肌蛋白合成,增加心肌收缩力,降低心肌耗氧量。rhGH 可作为治疗心力衰竭的一种辅助措施。

(四) 慢性阻塞性肺疾病

对 ICU 病房采用机械通气治疗的 COPD 患者,予以 rhGH 4～8IU/d 治疗,能够显著缩短 COPD 患者的机械通气时间,降低病死率。

(五) 失代偿性肝硬化

失代偿性肝硬化常伴有低蛋白血症,至今无特效治疗,即使输入外源性白蛋白也难以达到理想的效果。rhGH 能促进全身蛋白质合成,纠正重度感染及肝硬化本身等所致的低蛋白血症;刺激免疫球蛋白合成,增强抗感染能力。给予 rhGH 后,能显著改善患者的症状,延长存活时间。

(六) 急性胰腺炎

对急性胰腺炎的病人,联合应用生长激素和生长抑素能抑制炎性介质的高表达,促进白蛋白合成继而改善损伤器官功能及预防 MOSF 的发生。

临床应用 rhGH 时应注意以下几点:①有肿瘤进展症状的患者禁用;②严重全身感染等危重病人在机体急性休克期内禁用;③糖皮质激素可能抑制其作用,二者并用时,应适当调整皮质激素的用量;④注射的部位应常变动,以防注射部位脂肪萎缩;⑤切忌过量用药,一次注射过量的生长激素可导致低血糖,继之出现高血糖,长期过量注射可导致肢端肥大症状与体征。

二、降钙素原

降钙素原(procalcitonin,PCT)是正常人血清中存在的含 116 个氨基酸的糖蛋白,是降钙素的前体物。正常人血清 PCT 浓度极低,一般不超过 0.05ng/ml。目前发现,PCT 是细菌感染的重要标志物。在细菌毒素和炎性因子的诱导刺激下,血清 PCT 反应性增高,并与感染的严重程度成正相关。血清 PCT 检测已广泛用于临床。

(一) 用于感染的早期诊断

严重的细菌、真菌、寄生虫感染时血清 PCT 浓度＞2ng/ml。在发病后 2～3h,即可检测出 PCT 增高,24 小时左右达到峰值。患者 PCT 变化优于传统的体温、白细胞、血沉、C 反应蛋白等炎性因子指标。

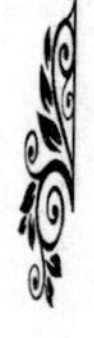

(二) 用于鉴别诊断

局部或轻度细菌感染 PCT 浓度不增高，病毒感染、慢性非特异性炎症、移植物宿主排斥反应或自身免疫性疾病等疾病 PCT 也不增高，只有在严重的全身感染时才明显增高，因而有助于鉴别诊断。

(三) 用于感染的病情监测

PCT 浓度和细菌感染的严重程度成正相关，其监测可作为判断病情和预后的可靠指标。随着感染的控制和病情的缓解，PCT 以 24h 内减半的速度恢复至正常，临床症状随之明显好转。PCT 持续升高往往提示病情凶险和预后不良。

(四) 指导抗生素的应用

PCT 浓度的变化也可为临床合理使用抗生素提供帮助。当 PCT<0.25ng/ml 可以不用抗生素，>0.25ng/ml 应使用抗生素，用抗生素后 PCT 降到 0.25ng/ml 以下可以停用抗生素。当 PCT>10ng/ml，虽血液培养阴性也应结合临床，及时给予特异抗感染治疗。

不同血清 PCT 浓度的临床意义见表 7-4。

表 7-4　不同血清 PCT 浓度的临床意义

PCT 浓度(ng/ml)	临 床 意 义
<0.05	正常
<0.25	基本排除细菌感染可能
<0.5	局部感染不除外，不可能是脓毒症或感染性休克
0.5～2.0	可能存在脓毒症，不可能是严重的脓毒症或感染性休克
2.0～10.0	严重的脓毒症
>10.0	脓毒症出现多器官功能障碍或休克

(于湘友)

参考文献

1. 叶任高，陆再英主编. 内科学. 第 6 版. 北京：人民卫生出版社，2004：755-758，787-813
2. 廖二元，超楚生主编. 内分泌学. 北京：人民卫生出版社，2001：2146-2147
3. 许曼音主编. 糖尿病学. 上海：上海科学技术出版社，2003：275-287
4. 杨宝峰主编. 药理学. 第 6 版. 北京：人民卫生出版社，2003：359-368，379-381
5. 俞森洋主编. 危重病监护治疗学. 北京：中国协和医科大学出版社，2001：372-386，390-393
6. Spector SA，Coppola CP，Bell RL 编著. 傅强主译. 危重病医学(Critical Care). 天津：天津科技翻译出版公司，2001：185-191
7. Van den Berghe G，Wouters P，Weekers F，et al. Intensive insulin therapy in the critically ill patients. N Engl J Med，2001，345：1359-1367
8. Van den Berghe G，Wouters PJ，Bouillon R，et al. Outcome benefit of intensive in-

sulin therapy in the critically ill: insulin dose versus glycemic control. Crit Care Med, 2003, 31: 359-366

9. Van den Berghe G, Wilmer A, Hermans G, et al. Intensive insulin therapy in the medical ICU. N Engl J Med, 2006, 354: 449-461

10. Bracken MB, Shepard MJ, Holford TR, et al. Administration of methylprednisolone for 24 or 48 hours or tirilazad mesylate for 48 hours in the treatment of acute spinal cord injury. JAMA, 1997, 277: 1597-1604

第八章 中枢神经系统

第一节 脑脊液穿刺技术

脑脊液(cerebral spinal fluid,CSF)是充满于脑室系统、脊髓中央管和蛛网膜下隙内的无色透明液体,内含无机离子、葡萄糖和少量蛋白,细胞很少,主要为单核细胞和淋巴细胞。脑脊液总量在成人约150ml,它处于不断地产生、循行和回流的平衡状态(图8-1)。

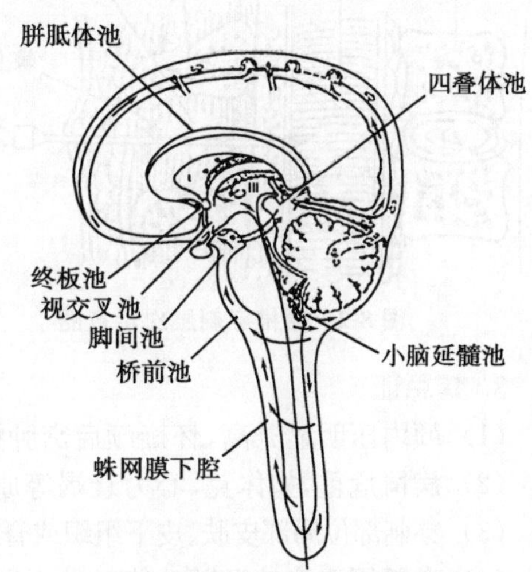

图8-1 脑脊液产生与吸收的关系

脑脊液由侧脑室脉络丛(choroid plexus)产生,经室间孔(interventricular foramen或称foramen of monro)流至第三脑室,与第三脑室脉络丛产生的脑脊液,经中脑水管流入第四脑室,再汇合第四脑室脉络丛产生的脑脊液经第四脑室正中孔(foramina of Luschka,有两个)和外侧孔(foramen of magendie只有一个)流入蛛网膜下隙,使脑、脊髓和脑神经、脊神经根均被脑脊液浸泡。然后,脑脊液再沿蛛网膜下隙流向大脑背面,经蛛网膜颗粒渗透到硬脑膜窦(主要是上矢状窦)内,回流入血液中。如在脑脊液循环途径中发生阻塞,可导致脑积水和颅内压升高,进而使脑组织受压移位,甚至形成脑疝。

脑脊液内,含有恒定的化学成分,能维持中枢神经系统的渗透压和酸碱平衡,使中枢神经系统保持稳定的化学内环境。脑脊液还起着运送营养物质到中枢神经系统及从中枢神经系统运走代谢产物的作用。正常情况下,在血液与脑脊液之间、脑脊液与脑之间存在机械性和渗透性屏障,血液中的各种化学成分只能选择性地进入脑脊液中,这种功能称为血脑脊液屏障(blood brain barrier,BBB)。近年研究表明存在着接触脑脊液的神经元系统(CSF-contacting neuronal system),这些神经细胞的胞体位于脑室腔内、室管膜内或脑实质中,借胞体、树突或轴突直接与脑脊液接触,并能接受脑脊液的化学和物理因素的刺激和释放神经活性物质(如肽类、胺类和氨基酸类物质)至脑脊液中,执行感受、分泌和调整的功能。因此,在脑脊液与脑组织之间存在着交流信息的神经-体液回路。在病理情况下,如脑瘤、脑膜炎时脑脊液的生成可成倍增加,且血脑脊液屏障破坏和通透性增高可使脑脊液成分发生改变。因此,检查脑脊液是研究神经系统疾病生物化学和代谢状况的重要手段,对诊断神经系统疾病具有重要意义。通过监测脑脊

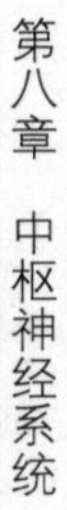

液的压力变化还可了解颅内压力的情况。

采集脑脊液的方法有腰椎穿刺(lumbar puncture)、小脑延髓池穿刺、颈椎侧方穿刺(cervical vertebra side paracentetesis)和侧脑室穿刺,其中临床以腰椎穿刺最为常用和安全。

一、腰椎穿刺术

1. 解剖学基础　在94%的人群中,脊髓下缘终止于 L_1 椎体下缘,6%人群中脊髓终止于 $L_{2,3}$ 间隙。所以腰椎穿刺一般都在 $L_{3,4}$ 或 $L_{4,5}$ 之间隙进入。婴儿脊髓终止水平较低,因此腰椎穿刺应尽可能在最低的腰椎间隙处进行。腰椎穿刺经过层次见下图(图8-2)。

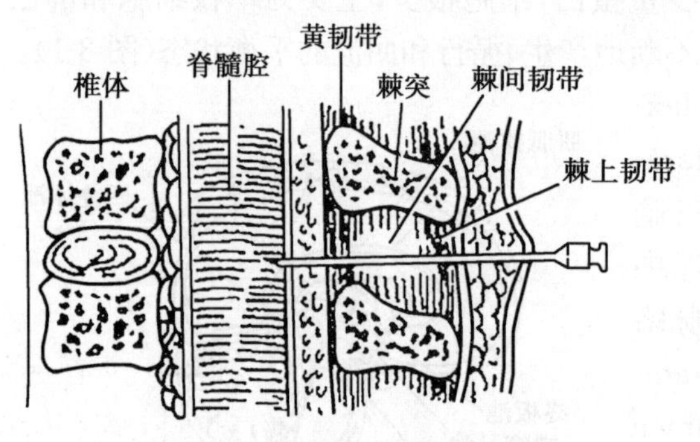

图8-2　腰椎穿刺层次示意图

2. 适应证

(1) 了解脑脊液压力和成分的变化。

(2) 需要注入显影剂和空气等进行造影,以观察脊髓蛛网膜下隙、脑蛛网膜下隙和脑室系统情况的疾病,以及需要做脑脊髓液动力学检查者。

(3) 需要放脑脊液或鞘内注入药物进行治疗的疾病。

3. 禁忌证

(1) 颅内压明显升高,怀疑颅后窝肿瘤,有脑疝迹象或危险者。

(2) 病情危重,如休克、心力衰竭等原因不能承受腰椎穿刺术者。

(3) 穿刺部位局部皮肤、皮下组织或脊柱有感染,穿刺易将感染带入中枢神经系统时。

(4) 脊髓压迫症的脊髓功能已处于即将丧失的临界状态者。此时腰椎穿刺可加重病情。

(5) 严重凝血功能障碍、使用肝素等药物导致出血倾向者。

(6) 躁动不安,难以合作及严重脊柱畸形者。

4. 穿刺过程

(1) 操作方法

1) 除特殊情况采用坐位外,一般采用侧卧位。患者侧卧于硬板床上,背部与床面垂直,头向胸部俯屈,两膝弯曲至腹部,使躯干呈弓形;或由助手在术者对面用一手抱住患者头部,另一手挽住双下肢腘窝处并用力抱紧,使脊柱尽量后凸以增宽椎间隙,便于进针(图8-3)。

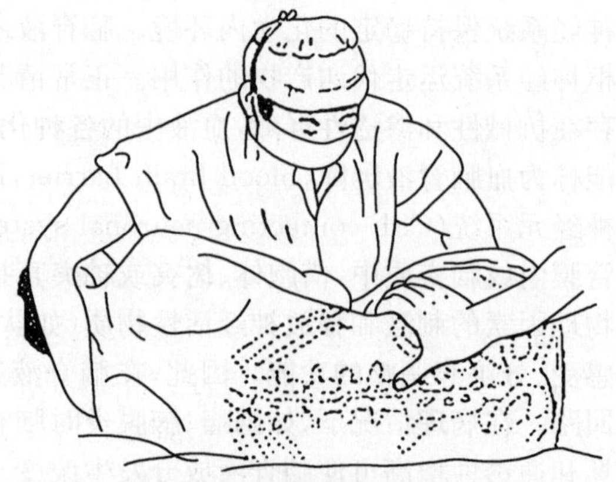
图8-3　腰穿体位示意图

2）确定穿刺点：以髂后上棘连线与后正中线的交会处为穿刺点，一般取第3～4腰椎棘突间隙，有时也可在上一或下一腰椎间隙进行。儿童脊髓终止水平较低，不宜在腰椎2～3间隙穿刺，以免损伤脊髓。

3）选定穿刺部位后，消毒皮肤，戴无菌手套，铺消毒洞巾，用2%利多卡因1～2ml行局部麻醉。

4）术者一手固定穿刺点周围皮肤，另一手持针，以垂直于背部或稍向头端方向缓慢进针4～6cm（儿童2～3cm），当针尖穿过韧带和硬膜时可感到阻力突然消失的“突破感”，此时针尖即已进入蛛网膜下隙。缓慢抽出针芯，即可见脑脊液流出。并测量压力。

5）术毕，将针芯插入后再拔出，局部涂以碘酊，覆盖消毒纱布并用胶布固定。术后患者去枕平卧至少4～6小时，以免引起术后低颅压性头痛。并应注意观察病情变化，防止脑疝形成，尤其是有高颅内压者。

（2）脑脊液压力测定：腰椎穿刺成功后，测压前颈部应伸直，下肢与躯干平行，防止颈静脉或腹部受压产生颅内压升高的假象。一般用压力管或压力表测压，计算每分钟的滴数是不准确的。侧卧位穿刺的正常压力为0.785～1.766kPa（80～180mmH_2O），超过1.96kPa（200mmH_2O）提示颅内压增高，低于0.785kPa（80mmH_2O）时为低颅压。压力测定包括初压（取脑脊液前）及终压（取脑脊液后）。

（3）脑脊液动力学试验

1）压颈试验（Queckenstedt 试验）：简单的方法为用手指压迫颈静脉，椎管如通畅，压颈后脑脊液压力迅速上升，至1.96～2.94kPa（200～300mmH_2O）以上，压颈解除后，压力又迅速下降至初压水平。如穿刺部位以上有椎管阻塞，压颈时不见上升（完全阻塞）或上升、下降缓慢（部分阻塞），此称压颈试验阳性。有颅高压症、脑出血等疾病时，不应做此检查，以免发生脑疝。

2）压腹试验（Stookey 试验）：压颈试验前应先作压腹试验，以证实穿刺针头确在蛛网膜下腔内。用手掌深压腹部，脑脊液压力迅速上升，解除压迫后，压力迅速下降。

3）单侧颈静脉压迫试验（Tbbey Ager 试验）：分别压迫两侧颈静脉，其结果与压颈试验结果相似，只是压力变化程度和幅度较小。如一侧颈静脉压迫时压力无变化称单侧压颈试验阳性，提示该侧横窦或颈内静脉梗阻。

5. 并发症

（1）腰穿后头痛，最常见的并发症。

腰穿后头痛的病理生理过程如下：

1）脑脊液容量减少：腰穿后脑脊液自蛛网膜下腔漏至硬膜外腔，脑脊液容量下降。使脑脊液对大脑“支撑垫”作用减弱。

2）脑血管扩张：①脑脊液减少—脑内压下降—血管内外压力差增大—脑血管（尤其是血管壁薄的静脉机械扩张；②脑脊液减少—脑腺苷酸受体活化—神经递质释放增多—兴奋性与抑制性递质平衡打破—动、静脉血管扩张。

3）脑血管扩张—刺激位于血管壁中的痛敏感组织产生头痛。

腰穿后头痛的临床表现及预防措施：低压性头痛在平卧时缓解，坐位、立位时有头部胀痛及恶心感，有些病例可同时伴有耳鸣及听力减退，可能是由于迷路内压力同时降低所引起。头痛在穿刺后1～7日出现，最长可达两周。头痛多见于青年，女性较多。

坐位穿刺比卧位穿刺多见。穿刺针越粗头痛越多见。穿刺失败而连续多次穿刺，穿刺孔增多，脑脊液外漏增加。头痛也易发生。为预防腰穿后头痛，穿刺时尽量选小号穿刺针，进针时针尖斜面应与脊柱轴线平行，以免硬脊膜纤维受损。硬脊膜穿破后头痛(post-epidural puncture headache，简称 PEPH)，虽然多在穿刺后 1 周左右自愈，或适当治疗后头痛消除，但也可长期不愈(1 年半至 2 年以上)。留取脑脊液不宜过多，一般不要超过 10ml。腰穿后至少去枕平卧 4～6 小时。为减轻腰穿后头痛，应多饮水，必要时可静脉输入生理盐水。

(2) 脑疝：为最危险的并发症。颅内压增高或后颅窝占位性病变时，在枕骨大孔处此形成一个压力锥区(pressure cone)。腰穿后脊髓腔压力降低，小脑蚓部组织嵌入枕大孔内形成小脑扁桃体疝。因此必须严格掌握腰穿适应证。如确诊为颅内占位性病变可作脑室引流及立即手术。

(3) 蛛网膜下腔出血及硬膜下血肿：一般腰穿有创伤性出血时，大都是刺破蛛网膜或硬膜的静脉，出血量少，不引起临床症状。偶尔刺伤较大的血管，可能产生较大量的出血，类似蛛网膜下腔出血，临床上出现脑膜刺激征征象。特别是具有出血性素质的人或正在使用抗凝疗法的病人容易发生。

(4) 腰背痛及根痛：据国外的统计约 13%病人可能因穿刺针损伤神经根而引起急性根痛或感觉障碍，少数病例可以遗留较长时间。腰椎穿刺引起腰穿部位神经根后方受刺激的原因为：①穿刺部位损伤较重，如多次进针，局部组织损伤肿胀及炎性因子刺激。②非正规操作，常以麻醉用注射针头直接进入，由于针头斜面锋利，易造成马尾神经的损伤刺激，引起反射性肌痉挛。③脑脊液从硬脊膜穿刺点漏出和在硬膜外聚集造成神经根受压和刺激，前弯腰可使神经根后方的间隙变化，从而使刺激减轻，缓解疼痛。④术后平卧时间过长，长时间固定体位引起肌肉韧带劳损，一般去枕平卧 2～3 小时即可。治疗给予非甾体抗炎止痛药，多于 48 小时内缓解，无后遗症发生。

(5) 感染：未经严格消毒或操作不规范可能引起各种感染，包括脊髓炎、椎间盘感染、硬膜外脓肿和细菌性脑膜炎。

6. 穿刺失败原因分析　穿刺位置偏移、穿刺方向不当、穿刺太浅或太深，被认为是腰椎穿刺失败的主要原因。所以，正确选定穿刺点，保证穿刺点不偏移，以及正确的穿刺方向和准确的深浅度，是提高穿刺成功率的关键。腰椎穿刺时应注意穿刺针一定要与腰背平面垂直，这是穿刺成败的关键，且方向稍朝向头侧或水平进针，避免针偏向脊柱两侧，致针尖偏离硬膜囊，使穿刺失败。当然，获得患者配合亦是腰椎穿刺成功的关键之一。

二、脑室穿刺术

脑室穿刺术(Ventricular puncture)是用穿刺针穿刺脑室的技术，通常用于诊断、治疗及抢救。

1. 应用解剖学基础　脑室系统是位于脑内的腔隙，包括侧脑室、第三脑室、第四脑室及连结它们的孔道。脑室壁由室管膜覆盖，室内有分泌脑脊液的脉络丛。脑室内脑脊液约 20ml，由于脑室的大小变异较大，故含量变化也较大。

(1) 侧脑室的位置及形态：侧脑室左右各一，是脑室系统中最大者，位于大脑半球内借室间孔与狭窄的第3脑室相连通。侧脑室呈弯曲的弓形，包绕在尾状核的周围，从前向后再向下分成前角、中央部、后角和下角。(图8-4)

(2) X线造影：测得侧脑室各部与脑表面的距离：侧脑室的容积约为7ml，两侧容积等大者占37%，左侧较大者占48%，右侧较大者占15%。两侧脑室之间的宽度为8.5cm，下角至颅骨内板的距离为4.0cm。据中国人测量材料，两侧脑室前角间距为4.0cm，下角间距为9.0cm，侧脑室中央部宽3.5cm，前角长3.5cm，中央部长4.5cm。

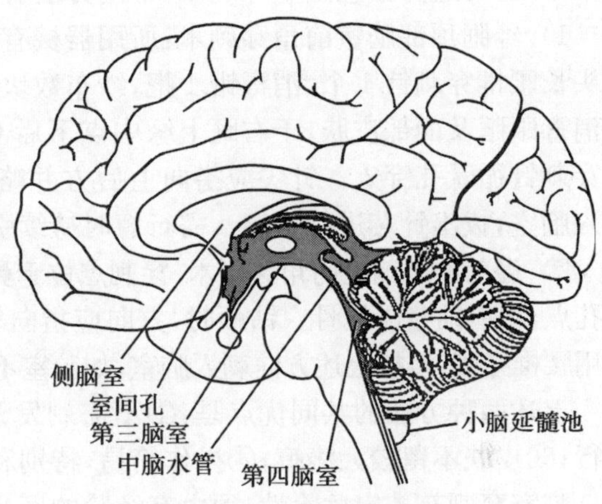

图8-4 脑室示意图

2. 适应证

(1) 幕下或中线占位性病变须作脑室造影明确诊断者。

(2) 当患者因颅内高压而威胁生命时，如昏迷、出现脑疝、呼吸障碍等。

(3) 颅内感染需经脑室内注药或伴颅内压增高须作脑室引流以缓解颅内高压者。

(4) 对婴儿先天性脑积水，通过脑室穿刺可抽取脑脊液或注入染料以测试脑积水为阻塞性或交通性。

(5) 开颅手术时，为降低颅内压，以利于手术操作或后颅窝手术后为解除脑积水所致的颅内压增高等。

3. 禁忌证

(1) 患者颅部穿刺点皮肤感染、硬脑膜下积脓、脑脓肿等疾病，行穿刺术有使感染向脑内扩散，或促使脓肿破溃等危险。

(2) 大脑半球占位性疾病患者，其患侧脑室受压移位或变形，若行健侧脑室穿刺，有引起或加重脑移位的可能。

(3) 蛛网膜下腔出血患者，其出血原因没有确诊之前，切勿草率决定行脑室穿刺术。以防误伤可能存在的畸形的动静脉血管而导致大出血。

4. 穿刺方法 成人有前入法、后入法、侧入法、经眶法等。婴儿因囟门未闭合，可直接经囟门穿刺。穿刺点尽可能选在右侧，以减少失语等并发症。

(1) 前入法(前角穿刺法)：穿刺点在发际后2cm，中线旁2.5cm。进针方向与矢状面平行，指向外耳道连线。正常深度为4～6cm。

(2) 后入法(三角区穿刺法)：穿刺点在枕外粗隆上6～7cm，中线旁3cm。进针方向与矢状面平行，指向眶上缘中点。正常深度为4.5～5.5cm。

(3) 侧入法(穿刺颞角后部或三角区)：穿刺点在耳轮顶点上1cm，后1cm处作垂直方向刺入。正常深度为4～5cm。

前入法和后入法为成人常用的方法。以上三种方法，均需先找准穿刺点作颅骨钻孔术，钻孔后，再用穿刺针按上述方法和指向穿刺脑室。

(4) 囟门穿入法：在前囟侧角距中线 1.5～2.0cm 处，用 7 号腰穿针穿刺，刺入方向是穿刺针与穿刺点皮肤垂直刺入。正常深度为 3～4cm。

(5) 紧急脑室穿刺术：当病人已出现枕骨大孔疝呼吸停止时，按切开法行脑室穿刺已来不及，可进行紧急脑室穿刺术，常用方法有以下两种：

1) 经眶顶部脑室前角穿刺术：所用器械有：特制钢锥(骨髓穿刺针亦可)1 把，20 号钝头长腰椎穿刺针 1 个，消毒钳 1 把，纱布数块，孔巾一块。病员取仰卧位，用 1%硫汞酊消毒眼眶及面部皮肤，于右眶上缘中点下后 0.5cm，用钢锥穿通额骨眶板，再换用腰椎穿刺针循骨孔穿入。针尖应指向上后方并略向内，前角扩大者刺入 4～5cm 左右可进入脑室，拔出针芯进行引流。需行短时持续引流者，应将穿刺针妥善固定。

2) 经前额部脑室前角穿刺术：穿刺点位于鼻根上方 5～6cm，与中线旁 3cm 的交点为钻孔点，用钢锥穿透颅骨。钻颅时，方向应指向枕外粗隆中点上方 3cm 处。颅骨钻穿后改用腰椎穿刺针，按上述方向刺入脑室，如脑室不扩大则进针 6～7cm 即入脑室。

上述两种方法的共同优点是：①不需剃发及特殊器械；②可在床旁或 X 线床台上进行；③皮肤不留较大瘢痕；④操作简易，特别利于抢救病员。

脑室穿刺有一定危险性，须由有经验的医生操作或在其指导下进行。术前应按需要选好穿刺点。要严格消毒，以防感染。针刺入要缓慢，刺入 3cm 后，每推进 1cm 拔出针芯，观察有无脑脊液流出。进针过程中严禁针身摆动，更不可中途改变方向，以免造成脑组织损伤及出血。当脑脊液从针内溢出时，表示脑压高，应用针芯或手指堵住针管，以免放液速度过快。否则，脑压骤降，可导致一系列的严重并发症，例如脑皮质突然下陷，颅内出现负压，使硬脑膜与颅骨剥离而引起出血等。

5. 并发症

(1) 脑室内出血：这与反复穿刺或刺入过深有关。大量脑室出血可造成病人昏迷、脑疝，甚至死亡。

(2) 硬脑膜外或硬膜下急性血肿：这与穿刺放液速度过快，颅内压急剧下降，脑皮质塌陷而产生负压，吸引硬脑膜使之与颅骨分离而出血或桥静脉撕裂出血形成血肿。确诊后应立即手术清除血肿并止血。预防此种并发症的方法是在放液时速度放慢。

(3) 脑室感染：大多数因操作时消毒不严格而引起。

三、前囟穿刺术

前囟穿刺术(anterior fontanelle puncture)仅前囟未闭的婴儿采用此术。

1. 适应证

(1) 用以诊断及治疗婴儿硬膜下血肿、积液或积脓等。

(2) 侧脑室引流、测压、脑室造影及药物注射。

(3) 如单纯为采集脑脊液标本，只是在腰穿有困难时，方可考虑行该穿刺术。

2. 禁忌证

(1) 前囟狭小或已闭合，穿刺易损伤上矢状窦。

(2) 局部有感染者。

3. 方法

（1）前囟硬膜下穿刺：患儿取仰卧位或侧卧位，于前囟外侧局麻后，用 20 号或 22 号腰穿针于前囟外侧角（通常取右侧角）垂直或稍向前外侧方呈 30°角刺入，当穿透硬膜时阻力消失，即达硬膜下腔，一般深度 1cm 左右，此时有病理性液体流出。经抽吸而无液体者，应更改穿刺方向再穿。拔针后稍压迫穿刺点，以免出血或脑脊液外漏。

（2）前囟脑室穿刺：穿刺部位同上，斜穿过头皮后即改为垂直方向刺入，每进针 1cm 拔出针芯一次，以观有无脑脊液流出。缓慢进入 3～5cm 后有落空感时，拔出针芯，见有脑脊液流出即可。若无液体流出，可抽吸，仍无时，可改变穿刺部位、穿刺方向，但穿刺点不宜离中线太近，以免损伤上矢状窦。

四、小脑延髓池穿刺术

小脑延髓池邻近生命中枢延髓，小脑延髓池穿刺术（cisternal puncture）难度大，有一定危险性，应严格掌握指征。

1. 适应证

（1）需要进行蛛网膜下腔穿刺而又不能进行腰穿者。

（2）椎管内有梗阻，为比较上下部分脑脊液时，或需比较脑池及腰池脑脊液成分及压力者。

（3）为注入造影剂作脊髓造影或作气脑造影时。

（4）需要注射药物时。

2. 禁忌证

（1）颅内压力增高或怀疑有后颅窝占位病变和小脑扁桃体疝者。

（2）穿刺部位有感染或脊柱结核者。

（3）枕骨大孔区畸形。

3. 操作方法

（1）术前准备：术前剃光枕部毛发。

（2）体位：气脑造影时应采用坐位，并向病人作好解释工作，取得其术中配合，让病人坐在造影椅上，头前屈使眶耳线与地平面呈 15°角。椎管造影时采用侧卧位，头略前屈，头下置垫，使头与脊柱在同一平面上。

（3）标记穿刺点：相当于枕外粗隆至第二颈椎连线中点或两乳突连线中点后，皮肤常规消毒并铺巾，穿刺点用 1%普鲁卡因局部浸润麻醉。

（4）步骤：一般选用 7 号腰穿针在 4cm 处作好标志以便掌握穿刺深度。由穿刺点进针后针尖的方向应朝前上方指向两眉间，缓慢穿入，针尖先触及枕骨大孔后上缘骨质，然后将穿刺针稍后退再调整方向，沿枕骨大孔后缘缓慢穿入，当穿刺环枕韧带及硬脊膜时，即有落空感，拔出针芯，有脑脊液溢出则证实针尖已进入小脑延髓池。如果拔出针芯无脑脊液溢出，可能深度不够，可将穿刺针再穿进少许，并每进入 0.2cm 即用空针回抽 1 次，直至穿刺成功为止。穿刺深度最多不能超过 6cm。术毕令病人静卧2～4h。

4. 注意事项

（1）小脑延髓池穿刺有损伤延髓的危险，一旦发生可造成肢体瘫痪等严重后果。因此，要求手术者要熟悉局部解剖及操作方法。操作中一旦发现异常，应即停止手术并

作相应处理。

（2）手术前作好病人解释工作，取得其密切合作，保持绝对安静。术中应严格掌握，操作方法及步骤，多能较顺利地完成手术全过程。操作中若遇到困难、出现不良反应或有血性脑脊液溢出时，应即停止手术，压迫局部，密切观察；疑有颅后窝血肿时，应紧急行开颅术。

五、颈椎侧方穿刺术

1. 适应证

（1）中枢神经系统炎症性疾病的诊断与鉴别诊断：包括化脓性脑膜炎、结核性脑膜炎、病毒性脑膜炎、霉菌性脑膜炎、乙型脑炎等。

（2）脑血管意外的诊断与鉴别诊断：包括脑溢血、脑梗死、蛛网膜下腔出血等。

（3）肿瘤性疾病的诊断：用于诊断如脑膜白血病。

2. 禁忌证

（1）颅内压明显增高，眼底有视乳头水肿、有脑疝先兆或有脑疝者。

（2）颅后窝占位性病变或脑脓肿引起者。

（3）穿刺处局部皮肤或皮下组织有感染病灶者。

（4）如病史及体检诊断已明确，颈椎侧方穿刺术不能提供更多信息者。

3. 操作方法　患者去枕平卧位，需一助手固定头部，使病人面向上，头胸呈水平正中位，常规消毒耳后、颈部皮肤，铺孔巾。取乳突尖下 0.5～1.0cm，再向后 0.5～1.0cm（相当于第 1、2 颈椎之间的侧方为穿刺点，用 2%利多卡因逐层浸润麻醉，用 9 号腰穿针水平进针，方向与病人颈椎呈 90°角，缓慢将穿刺针向前推进，当针尖通过黄韧带及硬脊膜时各有一次落空感，第二次落空感说明已进入蛛网膜下腔，一般进针深度为 4.0～6.0cm。此时取出针芯，测定并记录脑脊液静水压即初压，然后采集标本 2ml 送检，最后插回针芯，快速拔出穿刺针，以无菌敷料覆盖并固定，嘱患者平卧 1～2h。

4. 注意事项　严格无菌操作。如果穿刺点局部皮肤恰有浅表小静脉血管存在，为避免损伤该血管，可将皮肤向一边推移，然后穿刺。颈椎侧方穿刺术成功的关键有如下四点：第一是要求助手固定好病人的头部，不能左右歪斜，必须面向上，头胸正中位。第二是颈部不能垫枕，头不能抬高。第三是穿刺医生要摸清乳突尖的位置，穿刺点的选择要准确无误。第四是穿刺针必须水平方向向前推进，不可上下偏离方向，深度 4.0～6.0cm。做到上述四点穿刺就容易成功。

（孙荣青）

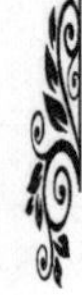

参考文献

1. 王忠诚主编. 神经外科学. 武汉：湖北科学技术出版社，1998
2. 章翔. 临床神经外科学. 北京：人民军医出版社，2006
3. 贾建. 神经疾病诊疗学. 北京：人民军医出版社，2006
4. 尤荣开. 神经科危重症监测治疗学. 北京：人民军医出版社，2004
5. 薛庆澄. 神经外科学. 天津：天津科学技术出版社，1992

6. 张大义. 硬脊膜穿破后头痛的预防和治疗. 临床医学,2006 年 7 月第 26 卷第 7 期,69
7. 李柏胜,陈永群. 腰椎穿刺术 100 例分析. 中国基层医药,2006,5(13):792
8. 胡宁利. 腰麻或腰穿后头痛的研究近况. 国外医学·麻醉学与复苏分册,2003,24(2):118
9. 申世海. 颈椎侧方穿刺术临床分析. 中华医学写作杂志,2004,15(11):1305
10. 王运良,包仕尧. 腰椎穿刺后头痛的研究进展. 河南实用神经疾病杂志,2004,3(7):93

第二节 高颅压的治疗

一、概　念

颅内压(intracranial pressure, ICP)是指颅腔内容物对颅腔壁所产生的压力,常以侧卧位腰椎穿刺或直接脑室穿刺测量的压力值表示,成人的正常颅内压为 0.7～2.0kPa(70～200mmH_2O),儿童的正常颅内压力为 0.5～1.0kPa(50～100mmH_2O)。临床上颅内压可以通过采用颅内压监护装置,进行持续的动态观察。若颅内压＞2.0kPa(200mmH_2O)并持续超过 5 分钟即属于颅内压增高(increased intracranial pressure)。

颅内压增高是临床常见的许多疾病共有的一组症候群。颅内压增高有两种类型,弥漫性颅内压增高和局灶性颅内压增高。弥漫性颅内压增高通常预后良好,能耐受的压力限度较高,可以通过生理调节而得到缓冲,压力解除后神经功能恢复较快,而局部性颅内压增高调节功能较差,可耐受的压力限度较低,压力解除后神经功能恢复较慢。根据其起病和临床经过可分为急性、亚急性和慢性颅内压增高。

二、病　理　生　理

常见疾病包括脑外伤、脑病(缺血缺氧、中毒、代谢性、水电解质紊乱、单或多器官功能障碍等全身性因素)、脑炎、脑肿瘤、先天性发育异常变性病、脑血管病等,即当脑内容增加、脑血流增加或脑脊液分泌过多、脑室系统任何部位有梗阻等均可致颅内压增高,以上原因可单独或合并存在。

颅腔容纳着脑组织、脑脊液和血液三种内容物。颅内容积代偿有其特殊规律,在颅内容积增大的初期,由于颅内容积代偿功能较强,则颅内压不增高或增高不明显。随着容积的逐渐增大,代偿功能逐渐消耗,当代偿功能的消耗发展到一个临界点时,即使容积少量的增加,也将引起颅内压明显上升,1965 年 Langfitt 从狗的动物实验得到典型的容积/压力关系曲线呈指数曲线(图 8-5)。

临床上也可以从颅内压监测所示的容积/压力曲线反映出来。这种关系可说明一些临床现象。当颅内压增高的病人,颅内容积代偿机能的消耗已发展到一临界点时,如病人用力排便、咳嗽、呼吸道不畅通、躁动不安或体位不正等,均可引起血压升高或颅内

静脉回流受阻而导致颅内容积的增加，即使这种增加容积量很小，有时也足以使病人颅内压力急剧上升，使病人发生颅内高压危象。相反，少量容积量减少，如进行脱水疗法、脑室脑脊液引流、过度换气等，也可迅速缓解颅内高压危象。

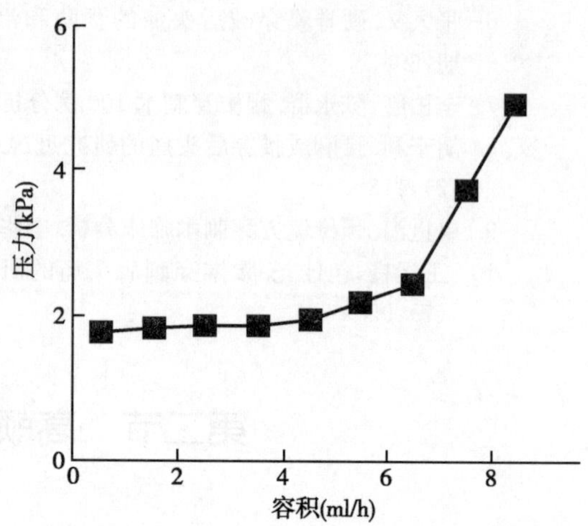

图 8-5　颅内容积与颅内压力关系曲线图

容积与压力的关系也表明了颅内容积有顺应性和抗塑性两个特点。顺应性是颅腔的容积代偿机能，即升高 1 单位压力时所需要压缩颅内容物容积的量的变化，用 C 表示。抗塑性（回缩性）来自颅脊髓腔内软组织的可塑性与弹性，是顺应性的倒数，即每增加 1 容积单位上升压力的变动数，用 E 表示。当颅内的容积代偿机能较多地保留时，则顺应性强而抗塑性弱；相反，顺应性弱而抗塑性强。二者呈反比关系。其临床特点如下：

1. 在临界点前虽容积有增加，但可借脑脊液置换和脑血流量减少来代偿，不致出现明显的颅内压高症状。如一旦达到临界点后，增加的颅内容积虽仅少量，但颅内压上升的幅度却明显加快，说明此时的生理调节功能已渐丧失。临床上可见到缓慢生长的肿瘤，可较长期不出现颅内压增高症状，一旦出现颅内压增高症状，病情发展明显加速，短期内即可出现危象或发生脑疝。在一些发展迅速的占位性病变，颅内压短期内就开始升高，并随着病变的进展呈颅内压持续上升现象。

2. 可提示颅内容物间的顺应性和可塑性之间的关系。顺应性为颅腔内可供调节颅内压升高时的容积量，可塑性则显示颅内容物在颅腔内的阻力。在临界点前的阶段，表示顺应性超过了可塑性，也就是可被置换的脑脊液量多少。临界点的图形显示可塑性迅速超过顺应性，也就是脑组织压缩过程中所显示的阻力强度。临界点后，顺应性越来越小，可塑性越来越强。

3. 顺应性和可塑性间的程度，可用容积/压力反应（volume-pressure response）来检测，即从脑室或腰穿放出 1 毫升脑脊液，如压力下降甚少，说明仍在代偿期内；如压力下降超过 0.4kPa（3mmHg），则显示颅内容积/压力曲线已超过临界点。容积/压力反应越大，表示颅内压增高越严重。

4. 综上所述，可以得知在颅内占位性病变中，不同时期会有不同的参数 E 和 C 的改变，顺应性 C 值越大，抗塑性 E 值越小，则表示代偿能力大，是病变的初期。反之 C 值越小，E 值越大，表示代偿能力逐渐或急剧减小，是病变的晚期。代偿期 C 值＞0.3，E 值＜3；否则处于失代偿期。

三、临床表现

颅内压增高的基本临床特征是头痛、呕吐、视乳头水肿、意识障碍和脑疝等。

(1) 头痛:慢性颅内压增高所致头痛多呈周期性和搏动性,常于夜间或清晨时加重,如无其他体征常易误诊为血管性头痛。如在咳嗽、喷嚏、呵欠时加重,说明颅内压增高严重。急性颅内压增高多由于外伤所致颅内血肿、脑挫伤、严重脑水肿等引起脑室系统的急性梗阻,因此其头痛剧烈,而且不能被缓解,常很快发生意识障碍,甚至脑出血。

(2) 呕吐:恶心和呕吐常是颅内压增高的征兆,尤其常是慢性颅内压增高唯一的临床征象。伴剧烈头痛的喷射状呕吐则是急性颅内压增高的佐证。若呕吐后头痛缓解可能是偏头痛的表现。

(3) 视神经乳头水肿:视神经乳头水肿是诊断颅内压增高的准确依据,但视乳头无水肿却不能否定颅内压增高的诊断。由于急性颅内压增高病情进展迅速,一般很少发生此种情况。反之,慢性颅内压增高则往往有典型的视乳头水肿表现,首先是鼻侧边缘模糊不清、乳头颜色淡红、静脉增粗、搏动消失;继而发展为乳头生理凹陷消失,乳头肿胀隆起,其周围有时可见“火焰性”出血。

(4) 意识障碍:它是急性颅内压增高最重要的症状之一,系由中脑与桥脑上部的被盖部受压缺氧或出血,使脑干网状上行激活系统受损所致。慢性颅内压增高不一定有意识障碍,但随着病情进展,可出现情感障碍、兴奋、躁动、失眠、嗜睡等。

(5) 脑疝:由于颅内压增高,脑组织在向阻力最小的地方移位时,被挤压入硬膜间隙或颅骨生理孔道中,发生嵌顿,称为脑疝。试验证明:颅内压高达 2.9~4.0kPa 持续30min 就可发生脑疝。脑疝发生后,一方面是被嵌入的脑组织发生继发性病理损害(瘀血、水肿、出血、软化等);另一方面是损害邻近神经组织,阻碍和破坏脑脊液和血液的循环通路和生理调节,使颅内压更为增高,形成恶性循环,以致危及生命。

临床常见的脑疝有小脑幕裂孔疝和枕骨大孔疝。前者多发生于幕上大脑半球的病变,临床表现为病灶侧瞳孔先缩小后散大、意识障碍、对侧偏瘫和生命体征变化,如心率慢、血压高、呼吸深慢和不规则等;后者主要由于增高的颅内压传导至后颅凹或因后颅凹本身病变而引起。早期临床表现为后枕部疼痛,颈项强直。急性的枕骨大孔疝常表现为突然昏迷、明显的呼吸障碍(呼吸慢、不规则或呼吸骤停),心率加快是其特征,也有心搏呼吸并停者,而血压增高则不如前者明显。

四、颅内压监测

颅内压监测(intracranial pressure monitoring)是了解神经科患者颅内压动态变化的方法。分有创和无创的监测方法:有创颅内压监测应用广泛,数据准确,但具有一定的风险性。无创颅内压监测方法目前比较有可行性的是生物电阻抗无创测量法,闪光视觉诱发电位(visual evoked potential, VEP)测量法,经颅多普勒(transcranial Doppler, TCD)等方法,无创监测监护时间不受限制,可进行连续监护,且不存在受感染的危险,在颅内压监护方面有着很好的研究价值和应用前景。

虽然临床症状和体征可为颅内压变化提供重要信息,但在危重病人,颅内压升高的一些典型症状和体征,有可能被其他症状所掩盖,而且对体征的判断也受检测者经验和水平的影响,因此是不够准确的。判断颅内压变化最准确的方法是进行有创颅内压

监测。

1. 适应证

(1) 所有开颅术后的病人。

(2) CT显示有可以暂不必手术的损伤,但格拉斯哥昏迷评分法(glasgow coma scale, GCS)评分<7分,该类病人有50%可发展为颅内高压。

(3) 虽然CT正常,但GCS<7分,并且有下列情况二项以上者:①年龄>40岁;②收缩压<11.0kPa;③有异常的肢体姿态,该类病人发展为颅内高压的可能性为60%。

2. 监测方法 有创颅内压监测有四种方法(图8-6):

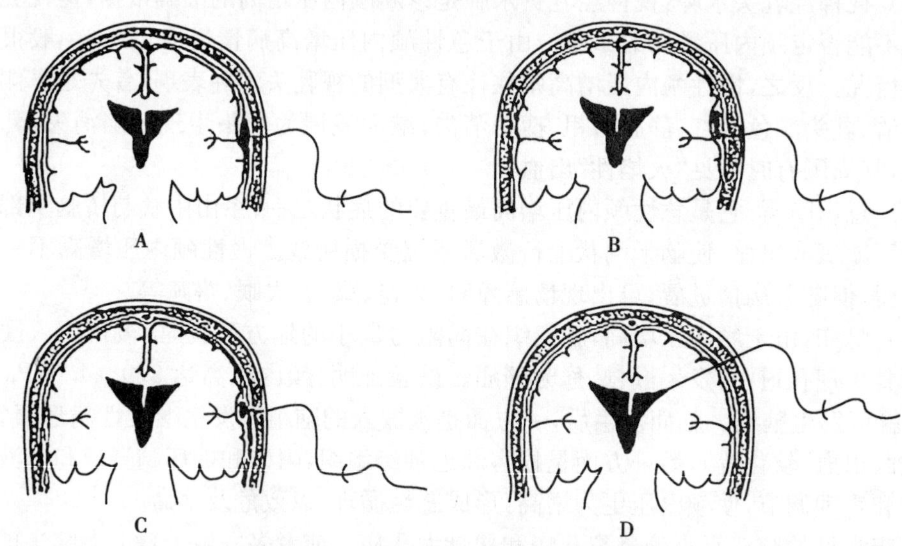

图8-6 颅内压[ICP]监测方法示意图

A. 硬脑膜外法;B. 硬脑膜下法;C. 蛛网膜下隙法;D. 脑室内法

(1) 脑室内测压:在颅缝与瞳孔中线交点处行颅骨钻孔并行脑室穿刺,或在手术中置入细硅胶管,导管可与任何测压装置相连接。通过DOME与血流动力学监测仪的测压系统相连接,结果非常满意。为便于引流脑脊液,可在DOME前端连接一个三通。如果没有电子测压装置,则改用玻璃测压管测压。脑室内测压最准确,且可通过引流脑脊液控制颅内压,但有损伤脑组织的风险,在脑严重受压而使脑室移位或压扁时也不易插管成功。此外,导管也容易受压或梗阻而影响测压的准确性。脑室内测压最严重的并发症是感染,因此管道内必须保持绝对无菌并防止液体反流。

(2) 硬膜下测压:即将带有压力传感器的测压装置置于硬脑膜下、软脑膜表面,可以避免脑穿刺而损伤脑组织,但准确性较脑室内测压差,感染仍是主要风险。

(3) 硬膜外测压:将测压装置放在内板与硬膜之间,无感染风险,但准确性最差。

(4) 腰穿测压:在急性ICP升高,特别是未做减压术的病人不宜采用,因有诱发脑疝形成的可能。一旦脑疝形成后,脊髓腔内压力将不能准确反映颅内压。

颅内压的正常范围为0.7~2.0kPa,2.0kPa即被认为颅内压增高,达到2.67kPa是临床必须采取降压措施的最高临界,这时脑容量极少的增加即可造成ICP急剧上升。对具体病人来说,容积-压力关系可以有所不同,并取决于脑容量增加的速度和颅

内缓冲代偿能力。作为对这种脑顺应性测试的一种方法，可以向蛛网膜下腔内注入或抽出 1ml 液体，如颅内压变化＞0.4kPa，即表示颅压缓冲机制已经衰竭而必须给予处理。正常的颅内压波形平直，在颅内压升高的基础上可以观察到两种较典型的高颅内压波形。

一种为突然急剧升高的波，可达 6.67～13.33kPa 并持续 5～20min，然后突然下降，此称 A 型波(图 8-7)。A 型波可能与脑血管突然扩张，导致脑容量急剧增加有关。A 型波具有重要的临床意义，常伴有明显临床症状和体征变化。

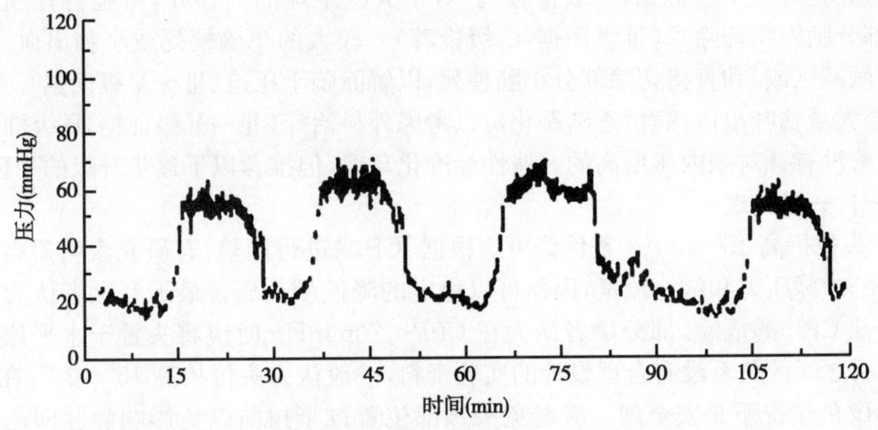

图 8-7　高颅内压患者的 A 波

一种为每分钟急剧上升到 2.67kPa 的波型，称为 B 型波(图 8-8)。B 型波的确切意义还不十分清楚，可能为 A 型波的前奏，提示脑顺应性降低。但也有人认为 B 型波可能与呼吸有关，而无特殊重要意义。

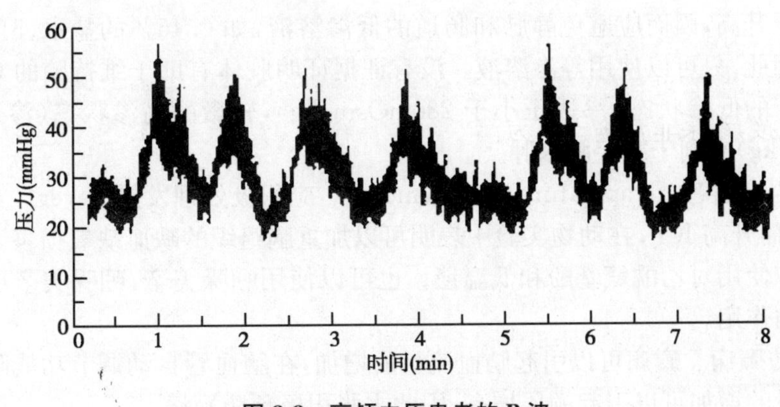

图 8-8　高颅内压患者的 B 波

五、高颅压的治疗

治疗高颅压的目标是：①使颅内压(intracranial pressure，ICP)降至 20mmHg 以下；②脑灌注压(cerebral perfusion pressure，CPP)控制在 70～120mmHg 的范围内；

③预防脑疝发生。

疑有颅内压升高的患者、意识水平下降是有创颅内压监测的适应证。总的来说，GCS<9 或考虑由颅内压增高引起的病情加重应进行有创颅内压监测（Ⅴ级证据，C 级推荐）。

一旦颅内压增高得到明确，应尽快决定是否进行外科手术治疗。除了血肿的占位效应和脑组织肿胀外，继发性的脑积水也可以引起颅高压。伴有脑积水或具有脑积水危险的患者应进行脑室引流，引流最好不要超过 7 天（Ⅴ级证据，C 级推荐），推荐使用抗生素预防感染（Ⅴ级证据，C 级推荐）。对于大脑半球的大梗死，可施行开颅减压术和/或部分脑组织切除术（Ⅲ级证据，C 级推荐）。较大的小脑梗死或小脑出血，可行后颅窝开颅减压或/和直接切除部分小脑梗死，以解除脑干压迫（Ⅲ～Ⅴ级证据）。年轻患者，中至大量脑叶出血，病情逐渐恶化可以考虑外科治疗（Ⅱ～Ⅴ级证据，B 级推荐）。

尽管没有针对颅内压增高的普遍性标准化草案，但推荐以下逐步升级的处理方案：

（一）一般处理

1. 头位抬高 15°～30°　条件许可应根据 ICP 来进行调整，有研究表明抬高头位可以降低脑静脉压力和脑血流量，因而可以稳定的降低颅内压。最近有学者认为抬高头位有降低 CPP 的危险，部分学者认为在 CPP<70mmHg 时应将头置于水平位置。头位与预后之间的关系没有合理设计的实验资料，一般认为头位抬高 15°～30°，在CPP>70mmHg 的情况下是安全的。应避免头颈部位置过于扭曲以免影响静脉回流。吸痰和颈部操作应十分小心。

2. 液体的管理（fluid management）　过去颅高压的患者主张限制液体量，以避免增加脑组织的水分。目前发现低血容量可以导致 CPP 的下降，因而导致脑组织的缺血缺氧。另外，没有证据显示限制液体可以改善脑水肿（brain edema），因此应尽可能避免低血容量。但在具有细胞毒性脑水肿时，由于在脑细胞膜损害的情况下，可以使脑组织的渗透压升高，因而应避免静脉和肠道的低渗溶液，如 0.45%的盐水、5%葡萄糖或自由水。因此，只可以使用等渗溶液。没有证据证明胶体有助于维持脑的 CPP。应及时纠正血清的低渗状态（渗透压小于 280mOsm/kg），轻微的高渗状态（渗透压 300～315mOsm/kg）有利于减轻脑水肿。

3. 体温的管理（temperature management）　应积极处理发热（fever），发热可以增加血流量，而升高 ICP，在动物实验中表明可以加重脑组织的缺血缺氧损害。持续性高热的患者应使用对乙酰氨基酚和低温毯。也可以使用吲哚美辛，吲哚美辛可能具有直接的降颅内作用。

4. 预防癫痫　癫痫可以引起脑血流量的增加，在脑血管自动调节功能降低的情况下脑血容量的增加可以引起颅压增高，因此主张积极预防癫痫。

5. 类固醇激素（steroid）　不主张常规使用类固醇激素，类固醇激素对肿瘤和脓肿引起的血管源性脑水肿有效，但对细胞毒性脑水肿、脑梗死引起的占位、脑出血和脑外伤无效。由于副作用大，临床研究显示并不比高渗性药物更为有效，中风患者应避免使用皮质类固醇激素（Ⅰ级证据，A 级推荐）。

6. 镇静　镇静是控制 ICP 的关键因素，经常被忽视。患者由各种原因引起的紧张、挣扎等，可以通过升高胸内压、颈静脉压使颅内压升高。交感神经兴奋引起的高血

压和心动过速亦可以引起颅高压，除外焦虑和恐惧也可以引起脑代谢率升高和血流速度增快。在进行其他治疗之前，激惹的患者应首先进行镇静治疗使患者安静下来。部分肠道外的镇静剂可以引起呼吸暂停和低血压，因此必须进行气管插管和监测血压。异丙酚是一种理想的用药，它半衰期短，具有抗癫痫和清除自由基的作用。

7. 肌松剂　结合适当的镇静剂，能够预防与咳嗽、用力、吸痰和上呼吸机有关的胸腔内压和静脉压力增高引起的ICP升高（Ⅲ级证据，C级推荐）。非极性剂，如维库溴胺（0.05mg/h），具有轻微的组织胺释放和神经节阻滞作用，在这种状态下优先使用（Ⅲ级证据，C级推荐）。ICP显著升高的患者，在吸痰前应使用肌松剂，利多卡因是一种可以选择的药物。极性神经肌肉阻滞剂因可以升高颅内压和降低脑灌注压应避免使用。

8. 血压的管理　镇静后如果平均动脉压（mean arterial pressure，MAP）和ICP仍然较高，降低血压可以降低ICP。这在脑的自动调节功能紊乱时尤其有效。如果CPP＞120mmHg，ICP＞20mmHg，应该使用短效的降血压药物，使CPP接近100mmHg左右。应避免使CPP＜70mmHg，因为可以引起脑缺氧，反射性脑血管扩张。慢性高血压的患者阈值更高。拉贝洛尔和尼卡地平是ICP升高患者常用的两种降压药物。硝普钠因为可以诱导脑血管扩张而进一步升高ICP，因而应避免使用。当CPP＜70mmHg、ICP＞20mmHg时，合理的策略是升高利用升压药物提高MAP，如多巴胺。通过提高MAP，由缺氧引起的脑血管扩张可以得到控制，脑血管收缩后引起脑组织容量和ICP的降低。

（二）高渗性脱水

首道药物防线是渗透性治疗。但不应预防性使用。B型的ICP波型、ICP进行性的增高、与占位有关的临床症状的加重可以使用20％的甘露醇（0.25～0.50g/kg，每4～6小时使用一次）（Ⅴ级证据，C级推荐）。甘露醇（mannitol）是一种渗透性利尿剂，由肾脏排泄，其作用机制是提高远端肾小管的渗透压梯度，因此可以带走自由水。由于甘露醇首次经过脑组织时，不能透过血脑屏障，因此能使脑组织快速脱水。同时甘露醇能引起继发性的血液高渗状态起到脱水作用。另外，甘露醇能降低血黏度，短暂性的升高脑血液量，反射性的引起脑血管收缩，从而降低脑组织容积。

甘露醇首剂用量为1.0g/kg，以后的用量为0.25～0.5g/kg，如果ICP＞20mmHg，可重复使用（每4～6小时一次），通常每日的最大用量是2g/kg。单剂量的甘露醇10分钟起效，20～60分钟达到高峰，作用抢救持续4～6小时。单剂量的甘露醇有时作用可以持续24小时，但常常需要数小时重复使用一次。当重复使用时，甘露醇可以在脑组织中堆积，反跳性的引起ICP升高，但许多学者认为这种情况并不常见。

甘露醇的副作用包括：充血性心力衰竭、高钾血症和急性肾小管坏死等。重复使用甘露醇需要监测血清的电解质和渗透压，24小时出入量，液体的丢失应用生理盐水补充。长期使用甘露醇，有报告认为可以降低疗效。尤其是当渗透压＞320mOsm/kg时。由于甘露醇具有反跳作用，推荐使用不超过5天。为了维持渗透压梯度，可以同时使用速尿（10mg 2～8h一次）。接受渗透性治疗时，血清的渗透压必须每天监测2次，控制渗透压在300～315mOsm/kg之间。长期使用甘露醇时易引起低钾血症和高钠血症，因此要注意监测水电解质。

甘油可以降低大面积脑梗死的死亡率（Ⅱ级证据）。甘油的降压作用较为温和，当

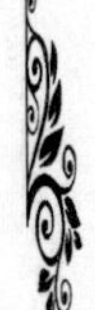

甘油透过血脑屏障时可以被脑组织代谢，因而无明显反跳作用。静注10%的甘油对急性脑血管病具有以下作用：①提高梗死灶脑组织的灌注压；②减轻脑水肿；③改善脑的代谢；④增加脂质合成；⑤提高心钠素的水平。甘油对缺血性脑血管病的治疗作用经随机双盲对照试验证实有效，对脑出血患者作用不明显。一般的用法是10%的甘油250ml，q6h。但甘油太甜，口服患者常常难以耐受。静脉内注射甘油可以诱导溶血，因此给药时不能太快。另外，糖尿病患者慎用。

（三）过度换气

低二氧化碳血症引起脑血管收缩，几乎可以立即引起脑血流量的下降，但其ICP降低的高峰是在二氧化碳分压改变30分钟后。将潮气量提高到12～14ml/kg，使二氧化碳分压降低至30～35mmHg，大部分患者ICP能降低25%～30%（Ⅲ级证据，C级推荐）。过度换气（hyperventilation）不能降低ICP是预后不良的表现。

持续的过度换气对ICP的有益作用未有相应的证据。在理论上，当CSF的pH值达到平衡时，过度换气引起的ICP降低停止。延长过度换气的时间对减少颅内水体积有效。如果恢复正常通气量过快，可以出现反跳。当过度换气不再需要时，应该在24～48小时将血清二氧化碳分压恢复正常。总的来讲，利用过度换气来降低颅内压，应该将二氧化碳分压控制在30～35mmHg，直至ICP被控制。

（四）巴比妥昏迷

如果按以上方法不能控制ICP，可以采取巴比妥昏迷（barbiturate coma）。高剂量的巴比妥治疗应该被作为一种选择，而不是标准治疗方法的一部分。巴比妥可以诱导脑血流量和脑代谢的降低，在高剂量时可以降低脑容量和ICP。此外，作为轻微的降血压作用的结果，巴比妥可以减轻脑组织肿胀，并起着自由基清除剂的作用。短效的巴比妥类药物，如硫喷妥钠（1～5mg/kg）可以有效的降低颅内压。但大剂量的巴比妥盐（10mg/kg·d）的副作用包括低血压和并发感染。

临床试验表明，戊巴比妥静注，负荷量为5～20mg/kg，维持量为1～4mg/kg，使戊巴比妥的血药浓度≤60mg/dl，脑电图呈爆发性抑制，能够有效的降低其他治疗无效的颅高压。有研究表明，经颅内占位病变切除、脑脊液引流、抬高头位、过度换气和甘露醇治疗，ICP仍不能控制的患者，使用戊巴比妥治疗控制ICP有效的机会是其他治疗的两倍，尽管预后并无明显差别，但心血管病变者慎用。尽管大剂量的戊巴比妥能够降低颅内压，但在治疗过程中需要将CPP维持在70mmHg以上，因为巴比妥可以显著的降低MAP。最近有研究表明巴比妥昏迷治疗可以诱导脑缺氧使预后更差，尽管CPP和MAP维持在治疗范围内，尤其是当颈静脉血氧饱和度低于45%时。

（五）低温疗法

低温疗法（hypothermia treatment，HT）可降低脑的代谢，因而降低脑血流量、脑容量，从而降低ICP。将体温控制在32～34℃可以降低ICP和提高CPP，改善患者的预后，ICP可以平均降低10.4mmHg左右。在已做的研究中多通过使用低温毯（hypothermia blanket）来降温，也有使用冰水洗胃来降低脑的温度，整个躯体的降低效果优于单纯的头部降温，但在低温治疗时要注意心律失常。

到底颅内压多高才是底线，目前尚未有定论。临床上，当颅内压升高至20至25mmHg时，即为应当积极处理的时机。降低颅内压的方法有许多种，各有其适用的

情况及不良的反应，因此依照各种治疗的益处与危险比（benefit risk ratio)，学者专家们提出了处理颅内压升高的危急路径及步骤(图 8-9)。

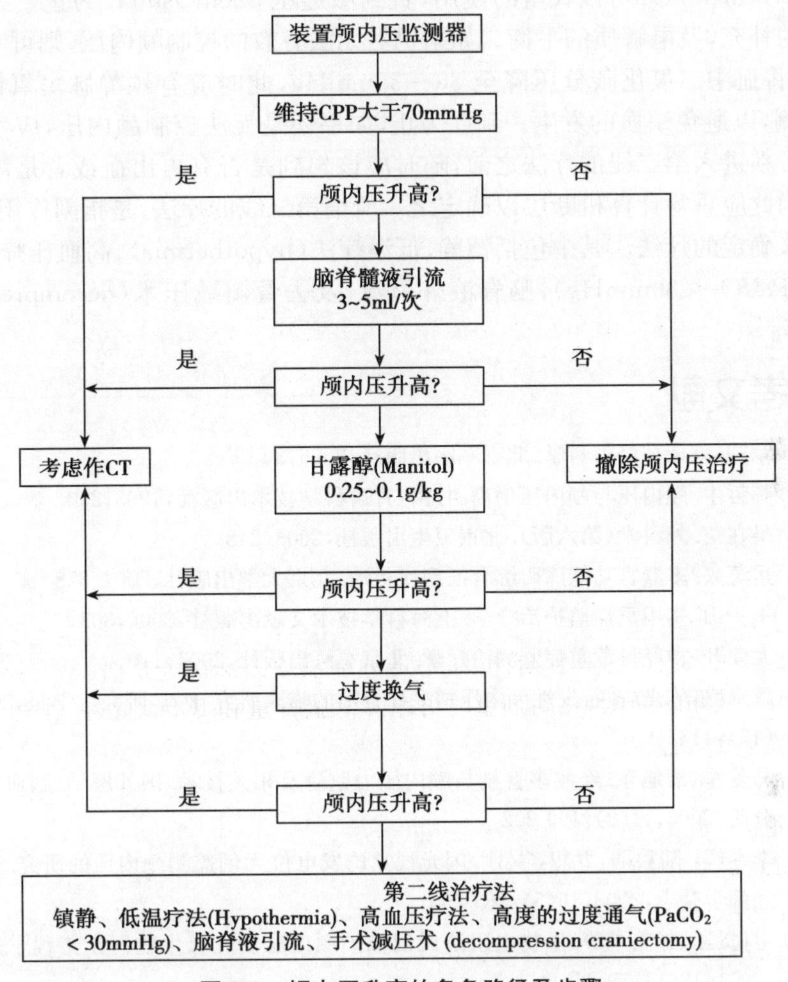

图 8-9　颅内压升高的危急路径及步骤

（六）脑脊液引流术

见本章第一节　脑脊液穿刺技术。

（七）外科手术减压术

（八）治疗原发病

更重要的是找出病因后，对因治疗。如肿瘤的手术或放化疗，血肿的清除、脑脊液梗阻解除等。

总之，在使用降低颅内压的方法之前，病人的基本状况必须先调整好，其中包括，体温的控制、抗癫痫药物的使用、头部抬高 30°、避免两侧颈静脉回流受到影响、血氧饱和度为 100％、体液为正常容积状态（normovolemia）、中心静脉压维持在 6～15cmH_2O、或者是肺动脉楔压 12～15mmHg、脑灌流压大于 70mmHg，及血中二氧化碳分压 35mmHg。在所有基本条件安全无虞的状态下，如果病人使用的是脑室内颅内压监测，则第一个考虑方法是脑脊髓液引流，每次引流 3～5ml 可达到良好的降压效果。如果

无法执行脑室引流，则应使用镇静及神经肌肉阻断剂，确定病人是处于安静的状态与呼吸器没有拮抗的情形。如果颅内压仍然居高不下，则应考虑使用高张利尿剂（mannitol，glycerol），mannitol 可以大量的使用，直到渗透压 320mOsm/L 为止。当中特别要注意液体的补充，及电解质的平衡。如果仍然无法有效的控制颅内压，则可考虑轻微的过度通气，将血中二氧化碳分压降至 30～35mmHg，此时应有颈静脉窦氧饱和度（$SjvO_2$）的监测，以避免缺血的发生。到此为止，如果还是无法控制颅内压，应考虑第二线的治疗法。在进入第二线的疗法之前，随时应该想到是否有再出血或者是需要外科手术情形。因此应重复计算机断层以确定之。所谓第二线的疗法，是指副作用较大，或者是效果尚未确定的疗法。其中包括镇静、低温疗法（hypothermia）、高血压疗法、高度的过度通气（$PaCO_2$＜30mmHg）、脑脊液外引流、及去骨瓣减压术（decompressive cranicetomy）等。

参考文献

1. 章翔. 临床神经外科学. 北京军医出版社，2006，30
2. 韩哲生. 颅内压与颅内压增高. 甘肃：甘肃科学技术出版社，1993，200
3. 吴在德. 外科学(第六版). 北京卫生出版社，2003，248
4. 岳茂兴. 多器官功能障碍综合征现代救治. 北京大学出版社，2004，378
5. 王一山. 实用重症监护治疗学. 上海科学技术文献出版社，2000，307
6. 尤荣开. 神经科危重症监测治疗学. 北京军医出版社，2004，110
7. 顾永盛，陈光辉. 特发性颅内压增高综合征的临床研究. 医学研究生学报，2005，18(12)：1133-1137
8. 马爱军，潘旭东. 经颅多普勒与颅内压力监测及相关技术. 国外医学：脑血管疾病分册，2003，11(3)：199-202
9. 李春辉，陆兵勋，尹恝，吴刚. 闪光视觉诱发电位无创监测颅内压的研究. 临床神经病学杂志，2003，16(5)：263-265
10. 肖贵遐，彭玉平等. 生物电阻法无创监护颅内压研究.《生物医学工程学杂志》，2001，18(1)：79-82
11. Indications for Intracranial Pressure Monitoring. J Neurotrauma. 2007；24 Suppl 1：S37-55
12. Wright WL，Multimodal monitoring in the ICU：When could it be useful? J Neurol Sci. 2007，261(1-2)：10-15
13. Chio CC，Kuo JR，Hsiao SH，Chang CP，Lin MT.，Effect of Brain Cooling on Brain Ischemia and Damage Markers After Fluid Percussion Brain Injury in Rats，Shock. 2007，28(3)：284-290
14. Treggiari MM，Schutz N，Yanez ND，Romand JA.，Role of intracranial pressure values and patterns in predicting outcome in traumatic brain injury：a systematic review. Neurocrit Care. 2007，6(2)：104-112
15. Akopian G，Gaspard DJ，Alexander M.，Outcomes of blunt head trauma without intracranial pressure monitoring. Am Surg. 2007，73(5)：447-450
16. Eddy VA，Vitsky JL，Rutherford EJ，Morris JA Jr.，Aggressive use of ICP mo-

nitoring is safe and alters patient care. Am Surg. 1995,61(1):24-29

17. Quality of Care and Outcomes in Research Interdisciplinary Working Group. Guidelines for the management of spontaneous intracerebral hemorrhage in adults:2007 update:a guideline from the American Heart Association/American Stroke Association Stroke Council, High Blood Pressure Research Council, Stroke. 2007,38(6):2001-23. Epub 2007 May 3

18. Jagannathan J, Okonkwo DO, Dumont AS: Outcome following decompressive craniectomy in children with severe traumatic brain injury:a 10-year single-center experience with long-term follow up. J Neurosurg. 2007,106(4 Suppl):268-275

19. Plötz FB, Kneyber M, van Heerde M, Markhorst D. Traumatic pediatric brain injury and intracranial pressure monitoring: does it really improve outcome? Intensive Care Med. 2007,33(9):1675

20. Orban JC, Ichai C. Hierarchical strategy for treating elevated intracranial pressure in severe traumatic brain injury. Ann Fr Anesth Reanim. 2007,26(5):440-444

21. Poca MA, Sahuquillo J, Topczewski T, Peñarrubia MJ, Muns A, Is intracranial pressure monitoring in the epidural space reliable? Fact and fiction. J Neurosurg. 2007,106(4):548-556

（孙荣青）

第三节　神经损伤的保护及治疗

脑的重量虽仅占体重的2%，但却接受心排血量的15%。组织代谢率极高，其静息耗氧量约占机体耗氧量的15%～20%。同时脑的氧贮备少，也无后备的毛细血管，脑循环停止10秒钟，脑内可利用氧就可耗尽，临床可出现意识障碍；4分钟内脑内葡萄糖就可耗尽，5分钟内脑内ATP枯竭，能量代谢完全停止。由于这些低贮备、高供应、高消耗的特性，决定了它遭受缺血缺氧后较其他脏器更为敏感。

危重病患者脑保护具有重要意义。重视脑保护，可提高病人的生存质量和生存率。对危重病患者而言，脑缺血是发生脑功能障碍的主要原因，临床上对脑缺血可分为：①局灶性脑缺血，常见于中风、动脉堵塞、栓塞病例，特点是缺血区周围存在非缺血区，而缺血区中还可能有侧支血流灌注；②不完全性全脑缺血，常见于低血压、ICP增高病例，特点是脑血流仍然存在，但全脑血流减少；③完全性脑缺血，常见于心跳骤停病例，脑血流完全停止。全脑缺血所致的损伤可分为原发性和继发性两类(或阶段)。缺血期发生的病理生理变化并非已经定型而不可逆的，而是随后一系列病生过程的启动阶段，在恢复循环脑得到再灌注后，上述过程若任其发展或形成内源性损伤因子，将继发地加速和加重脑细胞损伤，这就是所谓再灌注损伤(reperfusion damage)或再氧合损伤(reoxygenation damage)。了解其前后过程，设法予以预防或减轻，正是脑复苏脑保护的关键所在。

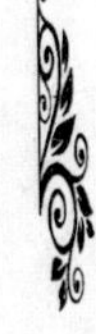

一、脑保护有关的监测技术

（一）血压的监测

脑缺血后，为了保证足够的脑血流灌注，密切监测血压的脑保护策略已得到共识。因此，对血压进行监测，无论是作为基础生命体征监护，还是指导脑保护，都具有重要意义。

（二）颅内压的监测

急性缺血性脑水肿，或反应性充血性脑水肿都是危险的并发症。对严重的 TBI 患者、危重病颅脑手术的患者以及需要指导性降低 ICP 的患者，ICP 监测是必要的。针对脑水肿的监测包括应用压力传感器的有创性颅内压监测，和正处于探索中的通过 TCD 等进行的无创监测。

（三）脑氧供需平衡监测

脑中不同部位脑血流（CBF）和脑氧耗（脑氧代谢率，$CMRO_2$）并不相同，正常情况下，通过血流代谢并行以及压力血流调节机制使二者间保持平衡，$CBF/CMRO_2$ 在 15～20，称为脑氧供需平衡。高血压，糖尿病，老年病人及危重患者，这种调节功能不健全或丧失，即使脑代谢率增加但脑血流量不能相应增加。而脑中的葡萄糖及 ATP 储存很少，维持一定代谢极为重要。在心肺脑复苏、围术期及重症监测治疗中，尤其是在病人意识消失的情况下，评价其脑功能是比较困难的。采用脑氧供需平衡监测，可发现潜在或已经发生的脑低氧，为脑低氧的诊断和治疗提供依据，具有重要的临床意义。

目前脑组织氧供需平衡监测临床应用较多的为 TCD 及颈内静脉穿刺逆行置管。脑组织氧分压和脑氧饱和度监测因其在反映局部脑缺氧方面的优势也逐渐得到推广。

1. CBF 监测　经典的 Kety-Schmidt 法及 Xe 清除法均为使用放射性物质的有创性方法，很难常规应用。阻抗血流图（REG）仪器型号不同，波形标准不统一，也不适用于临床。

TCD 是用脉冲多普勒探头监测脑血流速度的无创性方法。近年来发展的三维 TCD 能显示血管的空间位置，可直接反映脑血流量。与其他 CBF 测定方法比较，TCD 设备操作容易、无创、无射线辐射、重复性好、可持续监测，作为脑循环的一种监测手段很有实用价值。另外，TCD 可进行栓子的探测，高强度瞬时信号可指示微栓的存在，而栓子的数目与术后的神经系统预后有明显的相关性。当进行脑逆行灌注时，TCD 还可以指示血流的存在和方向。但 TCD 不能反映脑组织局部病理改变并受探头放置位置影响。

2. 颈内静脉血氧饱和度（$SjvO_2$）监测　颈静脉球部血液由大脑直接引流而至，采集颈内静脉球部血样可测定颈内静脉-动脉血氧含量差（$Ca\text{-}jvO_2$）及 $SjvO_2$。由 Fick 原理可推得公式：$SjvO_2 = SaO_2 - (CMRO_2/CBF) \times (100/1.38Hb)$。若 Hb 和 SaO_2 不变，则 $SjvO_2$ 可反映 $CMRO_2$ 与 CBF 的平衡关系，评估脑氧供需平衡状况。一般认为，$SjvO_2$ 正常值在 50%～75%。颈内静脉穿刺逆行置管可反复采血送检；使用 $SjvO_2$ 光纤探头，则可持续动态监测脑组织缺血缺氧变化，因而是一项值得在临床普及的脑功能监测手段。但它是一种有创方法，需在颈内静脉球部置管，导管置入时有可能打结。由

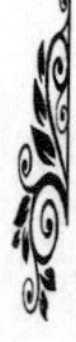

于纤维蛋白或血凝块在导管内的沉积，其精确性可随着时间的推移而降低。

使用时的禁忌证，如出血、感染、脑静脉引流不畅，以及潜在的并发症如穿破颈总动脉、感染、脑静脉血栓形成等，在一定程度上限制了它的应用范围。此外，它是一种对全脑的监测，不能反映某一局部的脑氧代谢的变化，除非该局部变化达到影响全脑氧饱和度的程度，因此不能排除局部脑组织缺氧。

3. 脑氧饱和度监测　脑氧饱和度（rSO_2）的监测使用近红外光谱仪（NIRS），是一种无创估计局部脑氧合的方法，它的应用已经在术中和 ICU 得到证实，主要的问题就是监测的可靠性相当程度上受到脑外血流的影响。rSO_2 的正常值为 68%左右，临床上将 rSO_2＜55%作为脑组织缺氧的极限，且连续监测动态变化规律更具有临床意义。测定 rSO_2 无需血流，因此在停循环期间仍能够持续监测脑代谢的状况。

4. 脑组织氧分压（$PbtO_2$）监测　脑组织氧分压监测（$PbtO_2$）是随着电子和光纤技术的发展新近出现的有创脑氧监测技术。直接测定脑组织氧代谢，可检出局灶性缺血病灶。$PbtO_2$ 低于多少即发生缺血损害尚无定论，一般认为维持脑皮质功能 $PbtO_2$ 必须大于 5mmHg，但在颅脑外伤病人由于多并存缺血损害，所以其缺血阈值应高于 5mmHg。缺血阈值大小同时还受测定仪器技术差别、探头放置部位等多种因素影响。

（四）脑温的监测

脑温监测对于脑保护措施特别是低温脑保护的实施具有指导意义。有研究表明，即使较小的温度变化引起的神经元保护作用也有明显的差别。目前临床多测定食道、鼻咽以及鼓膜等部位温度来反映脑内温度，但这种间接的测温方法与实际脑温有一定差别。相比较而言，鼓膜温度较能反映脑温。在重症患者，特别是颅脑损伤患者中，发热是一个至关重要的临床问题。在脑损伤的发热患者中，用中心体温来推测脑部温度常会出现估计过低。因此，对于脑损伤患者应重视脑温的监测。

（五）血糖的监测

脑保护过程中血糖的监测已被列为重要的措施。无论血糖＜2.8mmol/L，还是＞11.1mmol/L 均将加重脑损害。脑组织缺乏糖原和能量储备，只能从血液中获取，当血糖过低时，脑细胞因得不到足够的能量而受到损害。另一方面，缺氧情况下，细胞以葡萄糖为底物进行无氧代谢供给能量，从而产生大量乳酸，造成细胞内酸中毒，故缺氧状态下血糖越高，细胞内酸中毒越严重。因此，血糖监测具有重要指导价值。

二、脑保护的主要措施

近年来，脑保护措施方面的研究大大增加，仅已获得或正在进行临床验证的脑保护措施就有近 165 种（图 8-10）。这些研究大大拓展了脑保护治疗的范畴，但临床最常用的仍主要为以下措施。

（一）控制颅压

1. 渗透治疗　目前甘露醇仍是最常用的渗透治疗药物。一般采取较小剂量 0.25～0.5g/kg，在 15～20 分钟快速静脉滴入，一般 4～6h 可重复一次。高渗盐溶液（hypertonic saline，HS）也是可供选择的脱水药物，尤其在多发伤或低血压倾向时。1919 年，Weed 等第 1 次描述了脑损伤后静脉输注高渗盐溶液对脑产生的有益作用，并

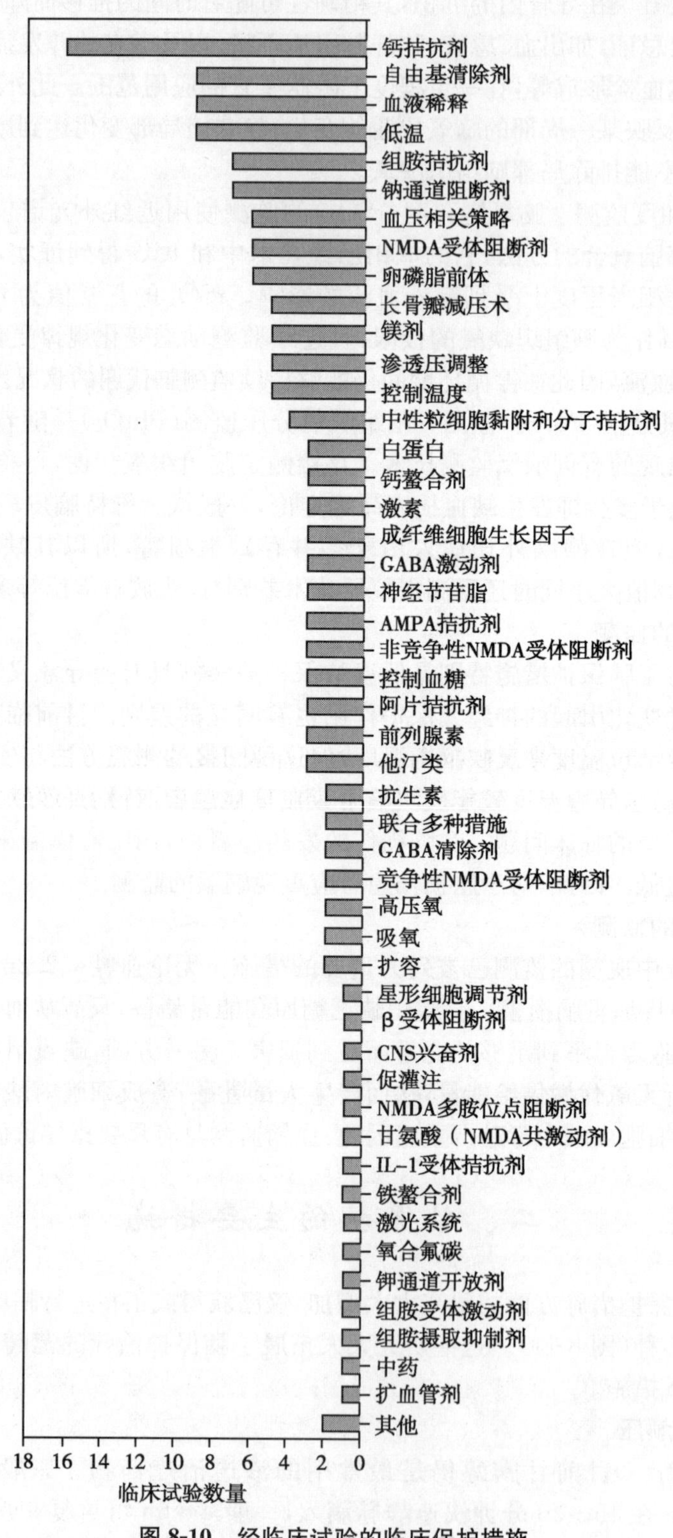

图 8-10　经临床试验的临床保护措施
（Ginsberg MD，Neuropharmacology，2008）

从此引起人们对其在临床应用的关注。大量实验研究而得出的 HS 发挥脑损伤保护作用的机制：①使脑组织脱水；②降低血液黏滞度；③增加血浆张力；④增加局部脑组织灌注；⑤增加心输出量和升高平均动脉压；⑥减轻脑损伤后的炎症反应；⑦恢复正常神经细胞膜电位；⑧降低肺血管外容量。HS 正是通过以上机制的协同作用，最终起到降低颅内压和抑制脑水肿发生，从而发挥对脑损伤的保护作用。

2. 过度通气　过度通气是强制性的机械通气治疗。借助机械通气可保证充分氧供，而过度通气可使动脉二氧化碳分压（$PaCO_2$）控制在 30～35mmHg。$PaCO_2$ 是脑血流量调节的主要因素，其变化直接与 ICP 相关。但过度通气的效应仅维持 12～36h。而且过度通气以收缩脑血管，减低脑血流为代价来降低颅内压，因此过度通气仅是一项权宜之计，可能造成脑缺血缺氧，对预后更为不利。近年来，很多人反对将这一疗法作为降低颅压的常规治疗。

（二）低温

尽管体温没有在脑梗死“瀑布”级联反应中提及，但是细胞内环境的温度是中枢神经系统损伤后的一个重要可变因素，因此临床研究以控制体温来作为一种减轻脑损害的措施。国际上把低温按体内温度分为轻（33～35℃）、中（28～32℃）、深度（17～27℃）和超深度（2～16℃）。但在具有脑保护作用的同时，低温也可引起心律失常、凝血功能障碍、免疫抑制等全身多系统副作用，并且温度越低，副作用越明显。目前常规应用的退热或降温处理包括物理和化学的方法，化学药物如阿司匹林、对乙酰氨基酚；物理方法主要采用冰毯、冰水灌胃、空调降温等；另一种最新的方法是在腔静脉内置管降温，将 33～34℃的温度维持约 48～72h，已经在Ⅱ期临床试验中取得了良好疗效。

1. 深低温　已知深度低温可发生严重的副反应如缺血、心脏等系统性并发症，一般仅应用在外科手术中，并且深低温的诱导必须结合体外循环技术。深低温在停循环期间有效的起到了脑保护作用，避免了术后发生神经功能损害。

2. 亚低温　轻度和中度低温统称为亚低温（mild hypothermia，MHT）。业已证实，亚低温对心、脑等重要器官有明显的保护作用，且无明显不良反应。

（1）亚低温的方法

1）辅以头部降温的全身体表降温：全身体表降温是临床应用最为广泛的亚低温方法。具有操作简单、普及率高的优势。主要有冰帽、冰块降温、冷水浸泡、毛巾湿敷加风扇降温等，其控制温度困难，难以达到理想的效果。20 世纪 90 年代以来，冰毯机的应用为亚低温治疗提供了便利条件。近年来研制的自动体温控制系统具有降温均匀迅速、温度控制精确、可主动控制病人复温等优势，弥补了普通冰毯机的不足。如以色列 MTRE 公司推出的 Alion 和 CritiCool 体温控制系统，是目前最安全、最精确的体温控制系统之一。

2）体外循环降温：工作原理是将血液引到体外进行降温，复温具有降温迅速、效果确实的优点。体外循环降温法可以避免体表降温带来的外周组织灌注不足、降温效率不理想等问题。Holzer 等应用经外周动-静脉体外循环和热交换器进行血液降温，能满意地控制和维持脑深部温度，从 38℃降至 33℃仅需（41±17）min，是快速有效的脑低温方法。但体外循环的应用由于价格昂贵、技术要求高及血管通道建立相对费时而受到限制。

3）血管内导管降温：血管内导管降温最近几年才应用到临床。工作原理是采用介

入方法将温度控制导管插入人体动脉血管内，直接对血液进行降温、复温。特点是降温迅速可靠，创伤较体外循环降温小。Georgiadis 等将尖端带有 3 个球囊的导管经患者股静脉插入到下腔静脉，向导管内灌注温度可调控的生理盐水，利用低温盐水在球囊内产生的涡流带走中央静脉血中的热量，进而降低供应脑部血液的温度。

其他还有冰水保留灌肠、冰水洗胃、冰水鼻腔灌注、腹腔冷灌注、冷电解质液直接颈动脉灌注、冰水(4℃冷盐水)静注、硫酸镁静注诱导辅助体表降温等。这些方法明显提高了降温的速度，效果较确切。另外，超冷液体线圈是一种用于局部降温的较新的方法，不影响全身的体温，明显减少低温引起的并发症。

(2) 亚低温治疗脑损伤的可能机制

1) 降低脑代谢率。Marion 等的临床研究表明，32～33℃亚低温治疗能使重型颅脑创伤患者的颅内压、脑氧代谢率均较常规组明显下降，可明显促进重型颅脑创伤患者神经功能恢复和改善预后。

2) 保护血脑屏障，减轻脑水肿。国内外学者对亚低温对脑创伤后血脑屏障的保护作用进行了深入的研究。Jiang 等研究发现正常脑温动物伤后大脑半球、丘脑、海马等部位血脑屏障明显破坏，而 30℃低温治疗动物伤后血脑屏障几乎完全正常。Tokutomi 等评价了 31 例重型颅脑损伤患者治疗中亚低温对颅内压的影响，发现 35.5℃能减低颅内压，改善脑灌注压。

3) 抑制内源性脑损伤因子对脑细胞的损害作用。亚低温能有效地抑制脑损伤后内源性损伤物质生成和释放，从而有效地减轻继发性脑损害发病过程。

4) 减少脑细胞结构蛋白破坏，促进脑细胞结构和功能修复。30℃低温能够减轻实验性脑外伤后海马区微管相关蛋白的丢失，从而维持微管的正常功能，使受损伤神经细胞得以恢复。亚低温减少脑损伤后微管相关蛋白的丢失作用及促进蛋白合成抑制的恢复作用是脑损伤后可逆性受损神经细胞功能恢复基础，与亚低温疗法的神经功能保护作用密切相关。

5) 减轻弥漫性轴索损伤。

6) 抑制细胞凋亡。

7) 抑制自由基清除剂的消耗和脂质过氧化反应。

(3) 亚低温适应证：亚低温的适应证如表 8-1 所示。

(4) 注意事项：低温治疗在实施过程中应注意以下几点：①及早降温，亚低温治疗时间越早越好。②足够的低温时间：对颅内压升高的患者，应在颅内压降至正常水平后再持续维持亚低温治疗 24h 方可复温；无明显颅内压升高的患者，亚低温持续治疗24～48h 方可复温。还有建议降温应持续到病情稳定、神经功能恢复、出现听觉反应为止。③降温过程要平稳，及时处理副作用，为防止寒战和控制抽搐，可用小量肌松剂或镇静剂。④复温方法：目前多数学者主张自然复温，复温速度宜缓慢，使患者约每 4～6h 复温 1℃，在 12～20h 体温恢复至 36.5～37.5℃。如复温过快，可能会导致血管迅速扩张，回心血量减少，容易发生低血压甚至低血容量休克。⑤治疗期间应加强监护，因低温对心跳骤停复苏后的患者可能产生明显的副作用，包括增加血液黏滞度、降低心排血量、增加感染的易感性、心律失常等。⑥注意测定脑温，常用颞肌温度、鼓膜温度作为反映脑温变化的一个较好的替代指标。

表 8-1　亚低温治疗的适应证

领域	适应证
神经内科或外科	严重颅脑外伤
	出血或缺血性脑卒中
	创伤性脊髓损伤
	癫痫持续状态
	脑空气或脂肪栓塞
	各种脑病或脑炎
	严重颅内高压
危重病患者	心搏骤停
	一氧化碳中毒
	急性呼吸窘迫综合征
	严重脓毒症
	失血性休克
	重症哮喘
	严重烧伤
心血管	顽固性恶性心律失常
	心源性休克
	血管再通的心肌梗塞

此外，近来的临床试验表明，长时间浅低温，尽管积极补充电解质，但患者血浆镁、磷、钾仍可能降至正常范围外，而许多患者于麻醉苏醒期可能会伴有寒战，继而增加心肌氧耗，导致心肌缺血。轻度的体温升高即可增加缺血期兴奋性氨基酸的释放，高温可阻碍电生理功能的恢复。因此，有学者提出应谨慎采用降低体温进行脑保护。还有学者推测低正常体温可能更有前景，因其对正常生理机能影响更小，更有可控性。

（三）高压氧

高压氧疗法能提高氧在血液中的物理溶解度，使氧含量高于正常，增加脑氧供，是脑复苏的一项重要措施，越早应用效果越好。其机理为：①增加血氧含量，提高血氧分压，增加血氧弥散力，改善脑组织供氧，在 0.25～0.3kPa 压力下吸纯氧，血浆物理溶解的氧比常压下呼吸空气提高 18～21 倍，而脑组织氧分压提高 7～15 倍，氧弥散半径从常压下的 30μm 增至 100μm，因此可迅速纠正脑缺氧，保护脑细胞功能活动；②控制脑水肿，从而降低颅内压，虽然脑血流量下降，但脑组织氧分压反而上升，增加脑氧利用，从而打断脑缺氧-脑水肿之间的恶性循环；③促进苏醒，高压氧下颈动脉血流量降低，而椎动脉血流量反而增加，网状系统和脑干的氧分压相对增高，刺激网状上行激活系统加快昏迷患者苏醒；④改善无氧代谢，纠正酸中毒，有效防止心肌缺氧，改善心功能，防止肺水肿及肝肾功能不全的发生。

（四）药物

药物性脑保护旨在用药物阻断缺血瀑布导致神经元坏死不同机制，延长耐受缺血时间和治疗时间窗，增强神经元生存能力，逆转半暗带、减少梗死体积，促进后期神经功能恢复。脑保护剂是目前的研究热点，各种药物处于不同研究阶段，但目前还没有一种

取得公认的确切的疗效。

1. 钙通道拮抗剂　研究最广泛的是二氢吡啶类药物，代表药为尼莫地平，其可阻断慢失活电压敏感性钙通道，阻止 Ca^{2+} 内流及细胞内 Ca^{2+} 释放，松弛平滑肌、扩张脑血管、增加脑血流量。20 世纪 80 年代报道尼莫地平可缩小动物梗死体积，减轻神经功能缺损。之后对尼莫地平和其他钙通道拮抗剂（如 flunarizine、isradipine）进行的更多研究未能证实有效。镁作用于 N-甲基-D-天冬氨酸（NMDA）受体电压依赖性离子通道，阻滞 Ca^{2+} 内流。动物模型显示对卒中有效，小样本临床试验显示可改善神经功能。发病 12h 内用药不能降低卒中 3 个月病死率、病残率，但 3h 内用药可改善功能预后。小样本试验（FAST-MAG）显示在急救现场用药可改善 3 个月后功能预后。发病 2h 内给予镁的 FAST-MAG Ⅲ期试验正在进行。

2. 阿片受体拮抗剂　脑缺血时内源性阿片样物质释放增加，刺激突触前膜 κ-阿片受体，促进谷氨酸释放。阿片受体拮抗剂纳洛酮可减轻动物缺血损伤，但小样本临床试验无效，与其对 κ-受体阻断呈非特异性可能有关。纳美芬（nalmefene）是选择性 κ-阿片受体拮抗剂，可减轻全脑缺血再灌注损伤。美国Ⅱ期试验显示其能改善功能预后。但Ⅲ期试验无效。

3. 自由基清除剂和抗氧化剂　依达拉奉是日本新开发的一种针对脑梗死急性期的新型自由基清除剂。大量的实验研究表明，依达拉奉通过捕获羟自由基（·OH）、抑制脂质过氧化作用、抑制脑细胞（血管内皮细胞、神经细胞）的过氧化作用，从而减轻脑水肿和脑组织损伤。临床试验也表明本品对脑细胞具有保护作用，可以改善患者的神经功能且副作用较少。依达拉奉的脂溶性高，几乎不影响血流动力学；亦不影响体温、自主运动、胃肠运动、电解质平衡和呼吸、对生理性的单胺类递质水平几乎无影响。但对妊娠妇女和哺乳期妇女应慎用或禁用依达拉奉。不良反应主要表现为：肝功能障碍、皮疹。此外尚有个别急性肾衰竭的报道。

4. 安定　安定属于苯二氮䓬类（benzodiazapines，BZs）药物，易通过血脑屏障，主要通过位于中枢神经系统的中枢型苯二氮䓬受体（CBRs）发挥作用。CBRs 是 GABA/BZ 受体复合物的组成部分之一，GABA/BZ 受体复合物是不均一的五聚体膜蛋白，主要由 7 种亚基组成，其中 5 个亚基围绕形成氯离子通道，BZs 的结合位点位于各个 α 亚基与 γ_2 的分界面上，与 GABA 受体相邻。BZs 类药物可与相应位点结合，使受体发生变构，增强 GABA 与其识别位点的结合，增加氯离子通道开放的频率，从而加强 GABA 的抑制效应。

安定对脑缺血的保护作用主要有以下机制：

1）易化 GABAA 受体，抑制神经元兴奋。脑缺血几分钟后细胞外的 GABA 含量就显著增高，但缺血时由于 GABA 受体结合力下调，增多的 GABA 并不能起到应有的保护作用。安定可以异化 GABA 受体，增强 GABA 作用。此外，GABA 受体激动后可抑制兴奋性氨基酸谷氨酸的释放，所以安定通过 GABA 受体介导的抑制作用对脑缺血产生保护作用。

2）降低体温，减低代谢率。脑缺血后高体温使细胞的代谢率增高，加快组织缺氧，促进有害物质生成，加重脑缺血后神经坏死，脑缺血后给予低温治疗能够促进脑组织和脑功能的恢复，有效剂量的安定可使脑缺血后的脑温降到 32℃以下，并可以持续大约

6h。安定可通过降体温作用减低脑缺血后增强的神经活动(hyperactivity)。

3）恢复ATP水平并阻止细胞色素C的增高。

4）防止细胞内钙离子的升高,并使突触功能恢复,有利于缺血后神经元功能的恢复。

5. 苯妥英钠　苯妥英钠是一种传统的抗癫痫药,近年来国内外学者发现苯妥英钠具有减轻急性缺血性脑损伤的作用,并且对苯妥英钠关于缺血缺权性脑损害的保护作用进行了大的研究和试验。它是一种钠离子通道阻滞剂,增加突触内钾离子的主动转运,改变神经元内钾低钠高的现象,稳定神经膜,从而减少细胞内的水钠滞留,减少脑细胞的损害。但在临床中的应用还有待验证。

6. 中药　许多中药的有效成分如阿魏酸、人参皂苷等都被表明有减轻脑缺血损害、促进神经元功能恢复的作用。其机制与清除氧自由基(OFR)、减轻钙超载、抑制白细胞作用、调控内皮细胞自稳态及抑制炎症反应等有关。

7. 麻醉药物　研究表明,利多卡因在心脏直视手术中可以改善患者的神经心理功能,且对其作用机制不断有研究报道。利多卡因可以阻滞 Na^+ 内流,作用于缺血级联反应的第一步,此外,离体试验提示利多卡因可以通过阻滞细胞色素C释放,从而调节细胞凋亡,减轻坏死后的损害。

8. 阿片受体拮抗剂　纳洛酮与中枢神经系统的L、J和D受体结合,具有麻醉催醒及解除呼吸抑制的作用。纳洛酮能竞争性阻断内源性阿片肽对神经功能的损害作用,减少自由基的产生、小胶质细胞活化和炎症介质的释放,改善神经细胞的能量代谢,逆转钙离子、兴奋性氨基酸升高等对神经系统的损害作用,并可能通过调节内源性cAMP和β-EP的变化对大脑缺血再灌注损伤起到保护作用。

9. 其他　神经营养因子(NTF)、碱性成纤维细胞生长因子(bFGF)、胰岛素样生长因子-1(IGF-1)、脑源性神经营养因子(BDNF)、转化生长因子β-1(TGFβ-1)等对动物缺血损伤有保护作用。其机制与维持 Ca^{2+} 稳态、抗兴奋毒性、抗脂质过氧化、抗凋亡有关。NTF可缩小梗死体积、加强再生促进神经恢复。BFGFⅡ期试验病人耐受性好,Ⅲ期试验仍在进行中。胞二磷胆碱可提供胞啶和胆碱(合成神经细胞膜主要组分磷脂酰胆碱的两种底物)而促进膜的合成修复。可缩小动物梗死体积。临床试验显示可加速神经功能恢复,降低致残率。神经核苷脂是神经细胞膜组分,可拮抗兴奋毒性。外源性神经核苷酯主要是单唾液酸神经核苷脂(GM1)的评价已完成,但疗效不一。实验证实他汀类可减轻缺血脑损伤。其机制与减少C-反应蛋白、改善内皮功能、抗凝、抗炎作用有关而不依赖其降脂作用。他汀类对实验性卒中还有神经修复作用。

(五）预处理

Kitagawa等1990年最早在沙土鼠全脑缺血模型上观察到短暂的亚致死性全脑缺血能减轻随后较长时间的全脑缺血损伤,即缺血预处理现象。预处理诱导的缺血耐受现象实际上是机体对损伤的一种适应性反应,预处理启动了机体内源性保护机制。其保护效应可被分为两个阶段:早期效应为即刻发生,保护效应弱,持续仅1～2h;晚期效应,或称延迟性效应,发生于刺激后24h左右,保护效应强,持续约72h。预处理现象的发现为寻找能减少组织细胞发生不可逆损害的措施提供了新的突破点。但缺血预处理在临床应用中具有一定困难。因此,非缺血预处理方法,包括化学和物理方法等近年来

发展很快。主要有如下方法。

1. 高压氧与吸氧预处理　缺血性损害发生后给予高压氧(Hyperbaric oxygen，HBO)治疗已被证实可以改善脑组织氧供，减轻脑水肿，缩小脑梗死范围，并增强神经元的存活能力。Wada 等发现重复给予 HBO 可诱导沙土鼠 CA1 区神经元产生对随后的致死性缺血的耐受。在 MCAO 模型中，熊利泽等也观察到了 HBO 的预处理作用。随后的研究发现长时间吸入纯氧也有可能诱导缺血耐受。二者机制均与产生的氧自由基有关。

2. 电针刺激预处理　电针疗法在脑和脊髓缺血性疾病的治疗中已经显示出了良好的效果，可以有效改善患者的预后，促进患者的康复。而电针预处理也被证实能诱导脑的缺血耐受。激动内源性阿片受体是电针诱导产生脑缺血耐受的重要环节。

3. 吸入性麻醉剂的预处理效应　异氟醚预处理对 MCAO 所致的大鼠急性局灶性脑缺血有保护作用，地氟醚在大鼠 MCAO 模型中也表现出了同样的保护效应。

但预处理保护效应的应用目前大多只限于动物实验，临床研究还很少，还有待验证。

(路志红　熊利泽)

参考文献

1. 宋志芳. 实用危重病综合救治学. 北京：科学技术文献出版社，2007，124-141
2. Ginsberg MD. Neuroprotection for ischemic stroke：Past，present and future. Neuropharmacology. 2008，55，363-389
3. Head BP，Patel P. Anesthetics and brain protection. Curr Opin Anaesthesiol. 2007，20(5)：395-399
4. Xiong LZ，Lu ZH. The possible clinical perspective of investigations on preconditioning stimuli to induce tolerance in brain and spinal cord. Acta Anaesth. Italica，2005，56：182-200
5. 傅诚章. 麻醉学的一些新进展—2003 年美国麻醉医师协会年会简介. 南京医科大学学报-自然科学版，2004，24(2)：158-160
6. 李检生. 新型自由基清除剂依达拉奉的脑保护作用. 国际神经病学神经外科学杂志，2006，33(2)：125-129
7. 魏红艳，廖晓星. 亚低温对脑保护的研究进展. 中国急救复苏与灾害医学杂志，2007，2(7)：437-439
8. 谢永红，刘宇鹏，张重阳，董士民. 纳洛酮对脑缺血再灌注损伤保护作用的研究进展. 中国误诊学杂志，2008，8(21)：5056-5058

常见危重病治疗技术

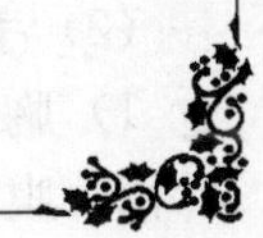

第一节　心肺复苏术

一、概　述

任何为抢救生命而采取的医疗措施均可称为“复苏”，如对心跳骤停、严重心律失常、呼吸停止、窒息、休克、高热、中毒、严重创伤等的救治均属于广义复苏的范畴。通常所说的“复苏”是狭义的，即心肺复苏（cardiopulmonary resuscitation，CPR）。心肺复苏是指病人心跳呼吸突然停止时所采取的一切抢救措施。由于脑复苏的重要性日益为人们所重视，而且脑复苏是心肺复苏的根本目的，仅有心跳、呼吸而无脑功能的人，对社会及家庭都是十分沉重的负担。因此，现在认为复苏的重点从一开始就应放在对脑的保护上，故把心肺复苏扩大到心肺脑复苏（CPCR）。

（一）心跳骤停的病因

1. 心源性　因心脏器质性病变所致，如冠心病（最为多见）、心肌炎、心肌病、心瓣膜病、心包填塞、某些先天性心脏病等。

2. 非心源性　由于其他疾病或因素影响到心脏：如触电、溺水、药物中毒、颅脑外伤、严重电解质与酸碱平衡失调、手术、治疗操作与麻醉意外等。

（二）心跳骤停诊断

1. 一般临床表现　对心跳骤停的诊断必须迅速、果断，最好在30秒内作出。当病人神志突然丧失和大动脉（如颈动脉和股动脉）搏动消失时就可作出心搏停止的诊断。其诊断依据为：

（1）清醒病人神志突然消失；

（2）大动脉摸不到搏动，心音消失；

（3）瞳孔散大；

（4）呼吸停止或呈喘息样呼吸；

（5）发绀或苍白。

2. 术中及术后心搏骤停的及时发现

（1）麻醉医师发现

1）手术中心电监护示波屏上心室波群消失代之以室颤波或心室静止或缓慢低幅非典型心室波；

2）患者面色紫绀；

3）触扪颈动脉搏动消失；

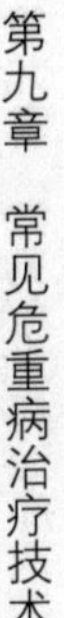

4）如患者未置心电监测，以突然听不到血压，再看面部及扪不到颈动脉搏动为诊断。

（2）手术者发现

1）胸部手术时，直观发现心脏突然停搏即可诊断；

2）腹部手术时，发现大血管搏动突然消失，应立即考虑心搏骤停；

3）术中发现出血停止。

（3）术后心搏呼吸骤停的发现：在重大手术、体外循环心内直视手术后，尤其是患者手术前病情危重、手术过程中生命体征不稳定者，术后应警惕有发生心搏呼吸骤停的可能。此类病人术后应送入重症监护病房，进行连续生命体征的监测。

（三）心跳骤停的心电图表现及分类

根据心脏状态和心电图表现，心搏停止分三种类型：

1. 心搏停顿　心脏完全丧失收缩活动，呈静止状态，ECG 呈一平线或偶见心房 P 波。

2. 心室纤颤　心室心肌呈不规则蠕动，但无心室搏出。ECG 上 QRS 波群消失，代之以不规则的连续的室颤波。在心搏停止早期最常见，约占 80%，包括细颤和粗颤。

3. 心-电机械分离　心肌完全停止收缩，心脏无搏出，ECG 上有间断出现的、宽而畸形、振幅较低的 QRS 波群。

以上三种类型，除非开胸后直接观察或作心电图，否则在临床上无法鉴别，其表现均一样——心脏无排血，但初期处理基本相同，故统称为心跳骤停。

关于心停时间，按国际医学界惯例，从心跳停止起算，至开始有效的 CPR 而止。至于 CPR 所耗时间可长可短，并另行计算。国内新闻报道常把两者相加而统称为心跳停止时间，有失严谨。

（四）CPCR 步骤

心肺脑复苏的基本内容包括：

1. 基本生命支持（basic life support，BLS）　目标是尽快恢复全身组织器官的氧供，保证机体最低的氧需要。主要有三个步骤，即保持气道通畅（Airway）、呼吸支持（Breathing）、循环支持（Circulation）。

2. 进一步生命支持（advanced life support，ALS）　是在 BLS 基础上，应用药物、辅助设备和特殊技术恢复并保持自主呼吸和循环。包括：给药和输液（Drug and fluids），心电监测（ECG）、心室纤颤治疗（Fibrillation treatment）。

3. 持续生命支持（prolonged life support，PLS）　主要是指完成脑复苏及重要器官支持。此期包括三个步骤，即：对病情及治疗效果加以判断（gauging）、争取恢复神志及低温治疗（humanization & Hypothermia）、加强治疗（intensive care）。

上述 CPCR 步骤不能完全按先后次序排列，往往有些步骤是同时进行的，且相互关联，不能截然分开。

2000 年和 2005 年国际性复苏指南会议颁布的 2000 指南和 2005 指南，为救助者和急救人员提供了最领先的复苏理念和科学有效的救治建议，以指导挽救更多的心跳骤停和心血管急症患者。

本文将以三阶段九步骤法为依据，并结合 2000 指南和 2005 指南进行阐述。

二、基础生命支持

基础生命支持(basic life support,BLS)是在正常循环功能恢复前为保证紧急氧合作用,满足机体代谢需要实施的 CPR。按三阶段九步骤法包括气道管理、呼吸支持和循环支持,但现在更多人认为早期除颤是心搏呼吸骤停患者复苏的存活链的关键环节,故应将电除颤列入基础生命支持阶段。

(一) 气道管理

保持呼吸道通畅是复苏的首要条件。对心脏骤停意识丧失者应迅速开放气道。病人气道阻塞 40～90s 后 SaO_2 降至 83%～88%;窒息 5min 后,50%存活者遗留永久性脑损伤;10min 后全部出现严重脑损伤。

1. 判断是否心搏骤停　通过观察与呼叫、看呼吸动作与听呼吸声、触摸动脉搏动判断有否心搏骤停。非专业人员无需验证是否有脉搏存在,只要被复苏者无反应和呼吸停止,即可行 CPR。专业人员验证脉搏是否存在的时间不能超过 10s。若不够肯定,应立即进行胸外心脏按压。

2. 将患者放置合适的体位　进行 CPR 时,正确的体位是仰卧位。患者头、颈、躯干应平直,双手置于躯干两侧。

3. 畅通呼吸道　一般采用头后仰-下颌上提法:一手置于前额使头部后仰,另一手的食指与中指置于下颌骨近下颏或下颌角处,抬起下颏(颌),使气道畅通。

4. 清除呼吸道分泌物和异物　昏迷时胃内容物反流、口腔内血凝块或义齿脱落等都可误吸入气道,引起气道阻塞。可用纱布包绕中食指擦拭清理口咽,去除液体和异物。无头颈创伤者,将头转向一侧引流口内液体。

(二) 呼吸支持

开放气道后,观察病人胸部运动和肺部呼吸音判断有无自主呼吸。评价时间不能超过 5s。无自主呼吸者应迅速开始人工呼吸。

1. 口对口人工呼吸　在保持呼吸道通畅和患者口部张开的位置下进行。复苏者用拇指和食指捏住患者鼻孔,抢救开始后首先缓慢吹气两口,以扩张萎陷的肺脏,并检验开放气道的效果。继而以 12 次/分的速度向病人吹气,直至获取辅助通气装置或恢复自主呼吸。

口对口呼吸时可先垫上一层薄的织物,或专用面罩,每按压胸部 15 次后吹气 2 次(15∶2)。2005 年指南推荐对成人实施单人复苏时按压与人工呼吸的比例为 30∶2,每次人工呼吸均应持续吹气 1 秒钟,以保证有足量气体进入以使胸廓膨隆。有脉搏无呼吸者每 5 秒吹气一次。吹气时暂停按压胸部。

2. 口对鼻人工呼吸　口对鼻人工呼吸主要用于不能经患者的口进行通气者。复苏者一手前提下颌,另一手封闭病人口唇进行口对鼻通气。通气量及频率同口对口法。

(三) 循环支持

对心脏骤停者,进行人工通气时,力争尽快恢复有效循环。3～5 次有效肺通气后,检查病人有无颈动脉搏动。无大动脉搏动、呼吸和神志时,应立即开始胸外心脏按压(external chest compression,ECC)。

1. ECC的方法　将病人放置于硬平面上，复苏者在患者右侧，双手重叠以掌根部放在胸骨中下1/3交界处，行按压的手臂与病人胸部垂直，使患者胸骨下陷4～5cm。按压频率为100次/分，按压:放松时间比为1∶1。每次按压后应完全放松，但手不能离开胸壁，使胸壁完全复原，保证血液回流至心脏。无论是单人急救，或是双人急救都应遵循按压与人工呼吸比为15∶2，即连续按压心脏15次后，口对口吹气2次。并要求在15次连续按压过程中，不间断按压，也不更换姿势。2005年指南更强调CPR时持续有效胸外按压的重要意义，建议单人急救时，除新生儿外，所有患者按压/通气比均用30∶2，对于室颤(VF)导致的心脏骤停(SCA)在第一分钟内，胸外按压的重要性高于通气支持。四次周期性按压和通气后，对病人进行再评价，检查有无颈动脉搏动，无搏动者继续CPR。大动脉搏动恢复而无呼吸者，进行呼吸复苏。以后每数分钟检查一次脉搏和呼吸。CPR期间评价复苏效果时，ECC中断时间不超过5s。进行气管内插管或需搬动病人时，中断时间也不应超过30s。

2. 禁忌证　心包填塞、张力性气胸、新鲜的肋骨骨折、心瓣膜置换术后。慎用于老年人。

3. 抢救效果的判断　①每次按压应能触及动脉搏动，颈动脉搏动较其他脉搏易检查；②观察有无呼吸、颜面充血、瞳孔缩小、肢体末梢变暖、疼痛及瞳孔反射，光反应存在提示脑灌注和氧合适当。瞳孔散大、光反应消失提示严重脑损害。

(四) 电除颤

早期除颤在心搏呼吸骤停患者的复苏中占有重要位置，现已将现场CPR的步骤由A、B、C扩展为A、B、C、D，D即是除颤(defibrillation)。并要求院外复苏应在5分钟内完成除颤，院内复苏应在3±1min内完成。

1. 拳击除颤　心电监护下出现室颤(Vf)、心脏骤停或缓慢性心律失常致心脏停搏时，可行心前区拳击复苏。复苏者握紧拳，用尺侧面，在心前区上方25～30cm处，急速、用力、垂直捶击，大约产生10～20J电能，心脏骤停后1min内进行锤击复苏者偶可在1～2min内使Vf转复。此法不用于儿童。

2. 电除颤　无论在院外或院内的心搏骤停患者，早期除颤必须是作为复苏存活链中的一部分才能获得成功。2005年指南推荐，在有自动体外除颤仪(AED)在场的情况下，任何人目击成人突然意识丧失，应立即除颤。

3. 除颤电能　目前常规的单向波除颤电能为成人首次200J，若首次除颤未成功，则第二次除颤可用200～300J，而第三次和以后的除颤，则宜用360J。关于成人手动双向波除颤能量，成人使用双相指数截断(BTE)波形首次电击能量为150～200J；使用直线双向波形(rectilinear biphasic waveform)除颤则应选择120J。假如在成功的除颤后再发室颤，则可用前次使患者室颤转复的电能。成人体重并非影响除颤电能需要量的重要因素。儿童除颤时所需电能则较成人为低。连续三次除颤不成功者继续CPR，同时建立静脉通路，立即应用肾上腺素1mg，30～60秒内再进行电除颤(电能360J)，一次不成功者，可连续除颤三次，仍无反应或短时间内复发者可静脉注射利多卡因(1mg/kg)，也可每3～5min重复应用常规剂量或大剂量肾上腺素。

4. 减少胸部电阻力　由于胸部皮肤及其他组织电能消耗，作用于心肌的能量仅为所用电能的80%。为减少胸壁电能消耗，应采用以下措施：①电极：成人理想电极直径

为 14cm；②电极与胸壁间应用传导媒介物，如电极糊、生理盐水浸湿纱布或衬垫包裹电极板；③除颤电极板应放置在能使心肌电流达最大的位置。标准放置位置是阳性电极板在右锁骨下胸骨右侧第二肋间，阴极电极板放在心尖部。

5. 除颤时注意事项

(1) 两个电极板的涂胶或生理盐水浸湿的衬垫不能相互接触，否则即会发生电流短路；

(2) 安装永久起搏器者，电极板距起搏器不应小于 12.7cm，以免影响起搏器功能；

(3) 选择呼气时放电，放电时，任何人不应与患者接触；

(4) 电击后立即检查标准 ECG，了解心率情况，根据 ECG 决定治疗；

(5) 尽可能纠正低氧血症、严重酸碱和电解质平衡失常及低体温。

三、进一步生命支持

进一步生命支持（advanced life support，ALS）是在 BLS 基础上应用药物或机械通气等恢复自主呼吸与循环，维持适当血流动力学状态和动静脉灌注压及 DO_2。

（一）人工气道

理想的氧合和通气是复苏成功的关键。

1. 气管插管　初期复苏及时，循环、呼吸很快恢复，无需作气管插管，但仍应注意保持呼吸道通畅，可建立口咽或鼻咽气道，并给予面罩给氧。循环不稳定，呼吸恢复不佳的患者应尽早行气管插管。

气管内插管能快速建立人工气道，是进行有效通气的最佳方法之一。其优点在于：①气管内插管确保了控制通气，保证氧供应；②避免误吸；③提供了气管内给药的途径；④有利于气管内吸引。

气管插管期间注意事项：①气管插管的位置：应注意不使导管脱出或过深进入右主支气管；②气管插管的通畅：注意气道湿化和吸痰，并使用牙垫保护和固定导管；③镇静：在患者意识恢复的各阶段，由于烦躁、不适可能出现吐管及自行拔管，可适当使用镇静药物；④气囊护理：适当掌握气囊的充气量，即密封气道，又不影响局部血液循环。如患者长时间无法拔管，可考虑气管切开。

2. 环甲膜穿刺和环甲膜切开　环甲膜穿刺和环甲膜切开（circothyrotomy）是一紧急的气道开放方法。主要用于现场急救。当上呼吸道阻塞，尚有自主呼吸时，而又无法行插管通气的情况下，为争取时间可紧急行环甲膜穿刺或环甲膜切开通气，为进一步的救治赢得时间。

（二）呼吸支持

机械通气是目前临床上唯一确切有效的呼吸支持手段，可以改善氧合。初期复苏后，患者呼吸功能恢复不佳或无自主呼吸，应在条件允许的情况下早期使用机械通气。机械通气能保证有效通气，维持足够氧供，促进自主呼吸的恢复或进行呼吸支持治疗，这对重要脏器的功能恢复非常有利，也是各脏器功能恢复的基础。

（三）开胸心脏按压术

1. 开胸心脏按压指征　由于实际情况的约束，心跳骤停后 15min 以内很难将患者

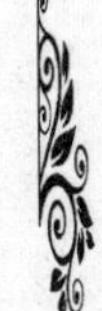

送至医院行 OCC，故其应用受到一定限制，无法常规使用。其适应证为：

(1) 胸部穿通伤；

(2) 由于低温、肺动脉栓塞、心脏压塞引起的心搏骤停；

(3) 腹腔内出血、腹腔穿通伤并病情恶化者；

(4) 胸廓畸形而无法作 OCC 者。

2. OCC 的时机　OCC 的时机为：①常规 ECC10～15min，最多不超过 20min 无效时；②舒张压<40mmHg；③体外除颤不成功。

3. 操作要点

(1) 在 ECC 支持下，尽快行皮肤消毒（为争取时间可不必过分拘泥于严格无菌操作）；

(2) 立即气管插管，切开左胸第 4～5 肋间隙，前起胸骨左缘旁开两指，后止于腋中线；

(3) 以右手伸进胸腔，拇指及大鱼际在前，余 4 指在后，在心包外按压心脏左、右心室；

(4) 伺机在膈神经前纵向切开心包做心脏按压，便于直接观察心肌色泽，感觉心肌张力和选取左心尖无血管区穿刺至心腔内注药；

(5) 按压频率为 80 次/分；

(6) 伺机行电除颤；

(7) 心跳恢复后可不必严密缝合心包，须仔细止血，待心率、血压稳定后关胸并作闭式胸腔引流。

(四) 药物

心脏骤停时，基础 CPR 和早期除颤极为重要，用药其次。有足够循证医学证据支持的对心脏骤停有效的药物只有很少几种。开始 CPR 并除颤后，才建立静脉通道，考虑药物治疗。CPR 给药的目的主要在于：①增加心肌血灌流量（MBF）、脑血流量（CBF）和提高脑灌注压（CPP）和心肌灌注压（MPP）；②减轻酸血症或电解质失衡；③提高室颤（VF）阈或心肌张力，为除颤创造条件，防止 VF 复发。

1. 给药途径

(1) 静脉给药：静脉给药安全、可靠，为首选给药途径。但在复苏时必须从上腔静脉系统给药，因下腔静脉系（尤其是小腿静脉）注射药物较难进入动脉系统。如有中心静脉导管（CVP），经 CVP 注药其药物起作用的速度，约 3 倍于周围静脉注射者。

(2) 骨髓内给药：骨髓内中空的未塌陷的静脉丛，能起到与中心静脉给药相似的作用。骨髓内给药对液体复苏、药物输送、血标本采集是安全有效的，而且对各年龄组均可行。如果静脉通道无法建立，可以考虑骨髓内注射（IO），市场上有专用的成人骨髓内静脉穿刺包可买。

(3) 气管内滴入法：静脉不明显或已凹陷者，不要浪费时间去寻找穿刺，可快速由环甲膜处行气管内注射。已有气管内插管行机械通气者更好。一般用一细塑料管，尽量插入气管深部将含有 0.5～1mg 肾上腺素的 10ml 生理盐水，从塑料管注入，然后用大通气量进行通气，把药吹入远端，让其扩散。其用量可 2.5 倍于静脉注射者，如有需要，可隔 10 分钟注射 1 次。已知可经气管内滴入的药有肾上腺素、利多卡因、溴苄胺、

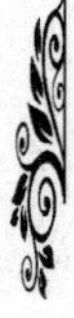

阿托品。

(4) 心内注射：是给药与药物对心脏起作用最快的方法，但由于缺点多，现已很少使用。因在操作时须行间断胸外心脏按压，穿刺时有伤及胸廓内动脉、冠状动脉撕裂及损伤肺造成出血与气胸危险，若把药物误注入心肌内，有导致心肌坏死或诱发室性心律失常的可能。目前仅在开胸作心内心脏按压时直视下注药。

2. 常用药物

(1) 肾上腺素：肾上腺素仍然是心脏复苏时最常使用、最有效的药物。它所具有的α-受体兴奋作用（外周血管阻力增高）和适当的β_2-受体兴奋作用（使心肌收缩力增强和扩张冠状动脉），可提高按压心脏所产生的灌注压。肾上腺素能使停搏或Vf的心肌张力增强，舒张压和MAP提高、CBF和冠状血流增多，为心脏复跳创造了条件。使用肾上腺素能将心脏纤颤时的低振幅细纤颤波变为高振幅的粗纤颤波，利于电击除颤。

目前使用的肾上腺素推荐剂量仍为1mg静脉注射，每3～5min重复一次。儿童用量为0.02mg/kg，每3～5min重复一次。近年来有学者提出大剂量肾上腺素（0.07～0.2mg/kg）可改善重要器官的血供，提高复苏成功率，但大样本临床研究未发现大剂量和标准剂量肾上腺素在病人自主循环恢复率、院内及远期存活率和脑复苏成功率等方面有显著统计学差异。且大剂量肾上腺素副作用不容忽视，尤其是老年、有心血管疾患的病人容易导致肺水肿、心衰、脑血管意外等严重并发症。故大剂量肾上腺素仅在推荐的标准剂量无效时才考虑使用。

(2) 阿托品：阿托品对心血管系统的影响是对副交感神经的直接阻断作用，降低心肌迷走神经张力，加快窦房结激发冲动的速度及改善房室传导。它对呼吸道平滑肌的松弛作用和抑制腺体分泌有助于改善通气。阿托品对窦性心动过缓疗效显著，尤其适用于有严重窦性心动过缓合并低血压、低组织灌注或合并频发室性早搏者，也可用于心脏停搏或过缓性无脉冲性电活动。

心脏停搏可立即静注阿托品1mg，每隔3～5min重复一次。静注阿托品3mg（0.04mg/kg）可使绝大多数患者迷走神经作用完全阻断，临床多主张心脏停搏型的心搏骤停患者应用阿托品应达这一剂量。症状性心动过缓而非心脏停搏者首次使用阿托品为0.5～1mg，后每隔3～5min重复一次直至理想状态（心率增快，通常超过60次/分，或症状和体征改善）。

(3) 胺碘酮：胺碘酮影响钠、钾、钙通道，并有阻断α和β肾上腺素能特性。适应证：①在除颤、CPR和血管加压药无反应的VF或无脉VT病人，可以考虑使用胺碘酮。②复苏后宽QRS或窄QRS快速心律失常作为首选。③有阻滞交感神经和钙离子拮抗的作用，抑制房室传导，有效的控制AF的心室率。④快速房性心律失常而电转复无效，静脉应用效果好。剂量：心搏骤停者如为VF或无脉性VT，初始剂量为150mg，溶于20～30ml生理盐水或葡萄糖液内快速推注。

(4) 利多卡因：利多卡因为膜稳定剂，阻断钠通道，增加细胞膜对钾的通透性，降低心室肌和心肌传导纤维的自律性而抑制室性心律失常，提高致Vf阈值，减少除颤时电能。利多卡因是Vf和VT的首选药，对电复律和肾上腺素无效的无脉性VT和Vf，利多卡因可有助于恢复窦性心率和自主循环。首剂为1.0～1.5mg/kg，静脉推注，如需要可3～5min后重复一次，单剂量不超过1.5mg/kg，总剂量不超过3mg/kg。利多卡

因抗心律失常作用与血钾浓度有关。低钾时，利多卡因抑制钠内流，促进钾外流的作用差；血钾过高时，又可能发生传导阻滞。故在使用利多卡因时，应监测血钾。

在复苏的用药选择上，过去的“旧三联”（肾上腺素、去甲肾上腺素、异丙肾上腺素）早已废弃。而提倡使用“新三联”（肾上腺素、利多卡因、阿托品）。

（5）血管加压素：血管加压素是一种抗利尿激素，当给药剂量远远大于其发挥抗利尿激素效应时，可作为一种非肾上腺素能样的周围血管收缩药发挥作用。血管加压素被认为是一种比肾上腺素更有效的促进心跳骤停患者自身循环恢复的血管加压药，特别对难治性室颤，2 个剂量（40U/每剂量）血管加压素＋1mg 肾上腺素合用效果更佳。对无脉电活动（PEA）两种药物均未证明有效。

（6）碳酸氢钠：碳酸氢钠曾作为心肺复苏首选药物，近年研究发现过早使用不仅无益，反而有害。在复苏早期过早、过量使用碳酸氢钠可出现高钠血症、血浆渗透压增高、低钾血症、代碱和加重组织缺氧，对心脏自主循环恢复和脑复苏有危害作用。适应证：①心脏骤停时间超过 10 分钟，pH＜7.20，同时给予充分通气，以免加重心脑功能损害。②心脏骤停前已有代谢性酸中毒或高钾血症者。③三环抗抑郁药或苯巴比妥过量者。④高血钾。用法：1mmol/kg（8.4% $NaHCO_3$ 1mmol＝1ml；5% $NaHCO_3$ 0.6mmol＝1ml）。宜在血气分析监测下决定是否追加剂量。

（7）多巴胺：多巴胺为既具正性肌力作用，又有外周血管作用的儿茶酚胺药物，其药理作用随剂量而异，并有显著的个体差异。小剂量［1～5μg/（kg·min）］为“肾反应性剂量”，可增加重要脏器的灌注，增加肾血流和改善微循环；中等剂量［5～10μg/（kg·min）］为“心脏反应性剂量”，可升高血压增加心输出量，改善组织灌注，纠正休克；大剂量［10～20μg/（kg·min）］为“血管加压剂量”，可升高血压，纠正休克或改善复苏后脑灌注。多巴胺可用于心搏骤停患者自主循环恢复后的低血压，但因其对内脏灌注有影响可与多巴酚丁胺合用。多巴胺有明显剂量依赖性，临床使用应从小剂量开始，依临床反应调整剂量，以求以最小剂量达到预期的临床效果。停药时应逐渐减量以免发生低血压。

（8）多巴酚丁胺：多巴酚丁胺为相对选择性心脏 β_1 肾上腺素能受体激动剂，能增强心肌收缩力，降低肺动脉楔压和外周血管阻力，增加心输出量，而对心率影响较小。多巴酚丁胺与多巴胺合用有一定协同作用，可明显改善心源性休克的血流动力学，改善组织灌注，纠正低血压。多巴酚丁胺小剂量［0.5μg/（kg·min）］时即有效，临床常用本品 20～40mg 加入 5%葡萄糖液或生理盐水 250ml 中，以 2～10μg/（kg·min）的速度静脉滴注，或以输液泵注入。多巴酚丁胺的药理作用有明显个体差异，治疗应从小剂量开始，剂量过大时可致心率增快，血压升高，诱发心律失常，加重心肌缺血，故用药过程中应加强监测。

四、延续生命支持

延续生命支持也称后期复苏，是以脑复苏为核心进行抢救和医疗，这一阶段主要任务是，在上述两阶段的 CPCR 抢救结果使自主循环稳定的基础上，围绕脑复苏进行治疗。但首先要确定脑复苏的可能性和应采取的措施。

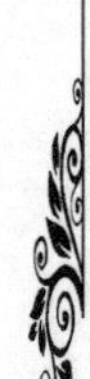

(一) 病情估计

要判断心搏停止或呼吸停止的原因，采取对因措施，并决定是否继续抢救。医生应该反复评估和处理生命体征异常或心律失常，并深入评估病人的病情可能出现的变化。确认并处理任何心脏的、电解质的、毒理学的、肺的和神经性的致心脏停止原因是很重要的。临床医生回顾那些"H"和"T"，对寻找可能的致心脏骤停原因，或复杂的复苏过程或复苏后处理是很有帮助的。这些"H"和"T"是：低血容量(hypovolemia)、低氧血症(hypoxia)、氢离子(酸中毒)(hydrogen ion [acidosis])、高/低钾血症(hyper-/hypokalemia)、低血糖(hypoglycemia)、低体温(hypothermia)；中毒(toxins)、填塞(心脏)(tamponade[cardiac])、张力性气胸(tension pneumothorax)、冠脉或肺血管栓塞(thrombosis of the coronary or pulmonary vasculature)和创伤(trauma)。病人能否生存并全面恢复意识和活动能力主要取决于下述条件：

(1) 所受打击的严重程度以及心跳停搏的时间长短；

(2) 初期复苏或基础生命支持是否及时、得当；

(3) 后期脑复苏是否及早进行并具有高质量。任何后期复苏处理都不能改变最初的损害，只是消除或减轻生命器官在重新获得血流灌注和氧供应后所发生的继发性改变。

(二) 加强监测治疗

任一脏器功能衰竭将影响其他脏器的功能，这包括大脑在内。如：低血压、低氧血症、高碳酸血症、重度高血压、高热、感染、肾衰等都可加重脑的损害，使脑水肿、脑缺氧和神经功能损害更加严重。所以在采用特异性脑复苏措施的同时，要对机体各脏器进行功能监测和支持，才能有利于脑功能恢复。

1. 维持循环功能　心搏恢复后，往往伴有血压不稳定或低血压状态，常见原因有：①有效循环血容量不足。②心肌收缩无力和心律失常。③酸碱失衡和电解质紊乱。④心肺复苏过程中的并发症未能纠正。为此，应严密监测，包括ECG、BP、CVP，根据情况对肺毛细血管嵌顿压(PCWP)、心排血量(CO)、外周血管阻力、胶体渗透压等进行监测，补足血容量，提升血压、支持心脏、纠正心律失常。在输血输液过程中，为避免过量与不足，使CVP不超过1.18kPa(12cmH_2O)，尿量为60ml/h。对心肌收缩无力引起的低血压，如心率<60次/min，可静滴异丙肾上腺素或肾上腺素(1～2mg溶于500ml液体中)；如心率>120次/min，可静注西地兰0.2～0.4mg。或其他强心药，如多巴胺或多巴酚丁胺。在应用强心药同时，还可静注速尿20～40mg，促进液体排出，以减轻心脏负荷，也对控制脑水肿有利。

2. 维持呼吸功能　心脏复跳后，自主呼吸可以恢复，也可能暂时没有恢复，若自主呼吸恢复得早，表明脑功能愈易于恢复。无论自主呼吸是否出现，都要进行呼吸支持直到呼吸功能恢复正常，从而保证全身各脏器，尤其是脑的氧供。

在CPCR中，确保气道通畅及充分通气、供氧是非常重要的措施，气管插管是最有效、可靠又快捷的开放气道方法，且与任何种类的人工通气装置相连行人工通气，即使在初期复苏时，有条件应尽早插管。如复苏后72小时病人仍处昏迷、咳嗽反射消失或减弱，应考虑行气管切开，以便于清除气管内分泌物。没有证据表明，心脏骤停后的过度通气能保护脑和其他重要器官免受进一步缺血的损害。实际上，过度通气可能产生

气道压增加，增加内源性呼气末正压（即通常所说的 autoPEEP），导致脑静脉压增加并产生颅内高压。增加脑静脉压会降低脑血流，并加重脑缺血。

3. 防治肾功能衰竭　心搏骤停时缺氧，复苏时的低灌流、循环血量不足、肾血管痉挛及代谢性酸中毒等，均将加重肾脏负荷及肾损害，而发生肾功能不全。其主要表现为氮质血症、高钾血症和代谢性酸中毒，并常伴少尿或无尿，也可能为非少尿型肾衰。因此在 CPCR 中，应始终注意保护肾功能。其主要措施：包括保证肾脏灌注以补足血容量，增加心肌收缩力。当血容量已基本上得到补充、血压稳定时，可使用血管扩张药，如小剂量多巴胺[＜3μg/(kg・min)]静滴。同时纠正酸中毒。为预防肾衰，及早使用渗透性利尿剂，通常用 20％甘露醇，也可防治脑水肿。当出现少尿或无尿肾衰时，甘露醇要慎用。速尿是高效、速效利尿剂，它可增加肾血流量和肾小球滤过率。但在低血压、低血容量时则不能发挥高效利尿作用。

4. 防治胃肠道出血　应激性溃疡出血是复苏后胃肠道的主要并发症。对肠鸣音未恢复的病人应插入胃管，行胃肠减压及监测胃液 pH 值。为防止应激性溃疡发生，常规应用抗酸药和保护胃黏膜制剂，一旦出现消化道出血，按消化道出血处理。

5. 维持体液、电解质及酸碱平衡　维持正常的血液成分、血液电解质浓度、血浆渗透压以及正常的酸碱平衡，对重要器官特别是脑的恢复和保证机体的正常代谢是必不可少的条件，因而必须对上述指标进行监测，及时纠正异常。

6. 控制抽搐　严重脑缺氧后，病人可出现抽搐，可为间断抽搐或持续不断抽搐，抽搐越严重，发作越频繁，预后越差。但特别严重的脑缺氧出现深昏迷，可以不出现抽搐。抽搐时耗氧量成倍增加，脑静脉压及颅内压升高，脑水肿可迅速发展，所以必须及时控制抽搐，否则可因抽搐加重脑缺氧损害。通常应用巴比妥类药如苯巴比妥或苯妥英钠 0.1～0.2g，肌注 6～8 小时用药一次。对大的发作或持续时间较长或发作频繁者，应迅速使用强效止痉药，可先用安定 10～20mg 静注，或 2.5％硫喷妥钠 150～200mg 静脉推注，抽搐控制后，采用静脉滴注方法维持，或配合使用冬眠制剂。对顽固性发作者，选用肌肉松弛剂，前提是气管插管，人工通气的情况下才选用。

7. 预防感染　心跳骤停的病人，由于机体免疫功能下降，容易发生全身性感染。而复苏后某些意识未恢复的病人，或由于抽搐、较长时间处于镇静镇痛及肌松药等作用下，病人易发生反流、误吸，导致肺部感染；长期留置导尿管，易致尿道感染；或长期卧床发生褥疮等。因此复苏后应使用广谱抗生素，以预防感染。同时加强护理，一旦发生感染、发热，将会加重脑缺氧，而影响意识的恢复，由于感染甚至导致多器官功能失常综合征（MODS）。

（三）脑复苏

心肺复苏的目的在于脑复苏，即恢复智能、工作能力、至少能生活自理，故脑功能的恢复是复苏成败的关键。因此，为取得良好的脑复苏效果，应及早进行 CPR，并在 CPR 一开始就致力于脑功能的恢复，尽快恢复脑的血液灌流，尽量缩短脑组织缺血缺氧的时间，减少原发性脑损害的范围和程度。在循环恢复后，积极采取各种有效的脑保护措施。特异性脑复苏措施主要以低温-脱水为主的综合疗法。

1. 人工亚低温术　脑复苏时一般采用体表降温结合头部重点降温，降温程度以达亚低温（34～33℃）为宜。普遍经验表明 CPR 时人工亚低温有效，并可采用选择性头部

低温。低温可降低脑氧代谢率,保护血脑屏障,减轻脑水肿,抑制内源性毒性产物对脑细胞的损害作用,抑制兴奋性氨基酸毒性释放,减轻自由基造成的损伤,从多个方面作用于脑缺血再灌注损伤,打断其发展过程。

(1) 应用指征:①心脏停搏;②脑创伤后;③严重卒中。也有学者提出对所有昏迷患者都应控制脑部温度。

(2) 降温措施:①头、颈、躯体表面降温;②鼻咽部降温;③胃管及胃内降温;④静脉输注低温液体;⑤腹腔内低温液体灌注;⑥颈动脉内灌注低温液体;⑦体外循环降温。

(3) 注意事项:降温开始时间越早,脑复苏效果越好。但若因某些原因而不能及早降温,虽脑缺血后以数小时甚至十数小时,仍应积极降温,以最大程度减轻脑复苏后神经并发症。低温持续时间对脑复苏效果有重要意义,如低温持续时间长,脑复苏效果就好,但副作用发生率相应高。心搏骤停患者进行脑复苏时,低温要持续至患者的听觉恢复,然后停止降温而逐渐恢复正常体温。为增强低温的脑复苏效果,可在低温基础上应用药物等综合治疗。

2. 脱水　脱水是减轻脑水肿,改善脑循环的重要措施。在自主心跳恢复测得血压后,尽早使用甘露醇 0.5～1g/kg,每天快速静滴 2～3 次,以后视尿量辅用利尿剂,如速尿 20～40mg 静注。此外,浓缩白蛋白、血浆亦可用于脱水治疗,尤其对于低蛋白血症,胶体渗透压低的患者,联用速尿效果更佳。

3. 皮质类固醇的应用　虽然大剂量糖皮质激素对全脑缺血-缺氧治疗的效应仍待进一步证实,但大多数学者仍然坚持:早期、短期、大剂量应用皮质激素可能对脑复苏有益。如地塞米松首次 1mg/kg,然后 0.2mg/kg,每 6h 一次;一般不超过 4 天。在应用时需注意高血糖和消化道出血等并发症的发生。

4. 高压氧　高压氧对急性脑缺血缺氧的治疗有很大的应用价值。高压氧能明显提高血氧分压,3 个大气压下吸纯氧,血氧分压较吸空气时可提高 21 倍,并可增加氧弥散率和弥散范围,促进脑血管的修复和神经组织修复,还可清除自由基和缓解钙通道的异常开放。心搏骤停的患者经 CPR 初期复苏后,生命体征稳定但脑复苏效果不佳者,可尽早应用高压氧治疗,并应坚持较长时间以观察疗效。

5. 钙通道阻滞剂　如前所述,心搏骤停、脑完全缺血后血流恢复,脑部分血管可出现低灌流现象。钙拮抗剂作为强的脑血管扩张剂,可降低此种缺血后的低灌注状态。钙拮抗剂能扩张脑血管,有助于改善缺血后 CBF、减轻细胞内酸中毒和缩小脑梗死范围。但尚未证明这些药物是否能减少神经元内钙离子的负荷。常用药物有利多氟嗪和尼莫地平。但此两种药能增加停搏后低血压和再发性心室纤颤的发生率,应用血管加压素可逆转停搏后低血压。

五、终止复苏指征

终止 CPR 取决于对病人脑和心血管功能状态的判断。

(一) 现场 CPR 的停止条件

现场 CPR 应坚持连续进行,在现场抢救中不能专断地作出停止复苏的决定。现场抢救人员停止 CPR 的条件为:

1. 自主呼吸及心跳已有良好的恢复；

2. 有其他人接替抢救，或由医师到现场承担了复苏工作；

3. 有医师在场，确定患者已死亡。

急救人员转运患者的途中，必须坚持持续不断做 CPR，并保证 CPR 的质量。

（二）院内 CPR 的停止条件

1. 脑死亡　脑死亡是脑功能的功能完全丧失，大脑、小脑、脑干的神经组织全部处于不可逆状态。脑死亡的判定标准目前在国内尚未立法，本文仅列出其卫生部脑死亡判定标准起草小组 2003 年起草制订的征求意见稿（成人）：

（1）先决条件：①昏迷原因明确；②排除各种原因的可逆性昏迷。

（2）临床判定：①深昏迷；②脑干反射全部消失；③无自主呼吸（靠呼吸机维持，自主呼吸诱发试验证实无自主呼吸）。以上三项必须全部具备。

（3）确认试验：①脑电图呈电静息；②经颅多普勒超声无脑血流灌注现象；③体感诱发电位 P_{14} 以上波形消失。以上三项中至少有一项阳性。

（4）脑死亡观察时间：首次判定后，观察 12 小时复查无变化，方可最后判定为脑死亡。

2. 无心跳及脉搏

有以上脑死亡诊断标准的 1～4 点，加上无心跳，且作 CPR 已达 30min 以上，可考虑患者是真正的死亡，即可终止复苏。

（付朝晖　袁世荧）

第二节　抗生素的应用

本节介绍重症患者抗生素的选择和临床常用。

一、抗生素的选择

重症患者抗生素的临床应用是否合理，基于：①患者有无应用抗生素指征；②选用的抗生素种类及给药方案是否合理。选择抗生素时要同时考虑患者因素和药物因素两个方面。

重症患者抗生素选择的基本原则如下：

1. 首先考虑患者有无使用抗生素的指征。根据患者的症状、体征及实验室检查结果，初步诊断为细菌、真菌、分枝杆菌、支原体、衣原体、螺旋体、立克次体及部分原虫等病原微生物所致的感染时，才有指征应用抗生素。如果明确临床表现是由于非感染因素所致，不应使用抗生素治疗。

2. 抗生素治疗方案应综合患者病情、病原菌种类及抗生素药物作用特点来制订。

（1）抗生素种类选择：重症患者在未获知病原菌及药敏结果前，可根据患者的病史、发病场所、原发病灶、基础疾病等推断最可能的病原菌，并结合患者抗生素使用史、所在社区和医疗机构微生物的药敏情况先给予抗菌药物经验治疗。初始经验性抗感染治疗应包括一种或多种药物，其抗菌谱要覆盖可能的病原体，并能穿透至可疑感染部

位，待获知病原菌培养和药敏结果后再调整给药方案。给药时要考虑抗生素是杀菌药还是抑菌药，宿主免疫功能受损时需用杀菌药，如脑膜炎、感染性心内膜炎、中性粒细胞减少患者的感染。抑菌药则依赖于宿主的抵抗力。选择抗生素时还要考虑药物的毒副作用及患者对药物的耐受性。在治疗过程中不宜随意更换抗生素，更换药物应建立在完整可靠的临床资料基础上，包括可靠的实验室标准化药物敏感试验以及本监护室的细菌流行病学特点等。微生物的药敏结果是指导治疗的重要依据，因此使用抗生素前应采集适当的标本如呼吸道分泌物、尿或体液（血液、脑脊液、腹膜液、滑膜液、胸水或心包液），并进行涂片和培养。

（2）抗生素给药剂量：治疗重症感染和抗生素不易到达的部位的感染时，药物剂量宜较大（治疗剂量范围的高限），而且要根据患者年龄、肝肾功能等来调整药物剂量。对于重症脓毒症，每种抗生素都应给予全量负荷剂量。必要时监测药物血药浓度，要保证所获得的血药浓度能产生最大效益而使毒性降至最低。

（3）给药途径：重症感染初期治疗应给予静脉给药，以确保药效，病情好转能口服时应及早转为口服给药。应尽量避免局部应用抗生素。

（4）给药次数：应根据药代动力学和药效学相结合的原则给药。给药间隔需考虑感染的严重程度、抗生素的最低抑菌浓度（MIC）、患者的年龄体重、肝肾功能及给药途径。

（5）疗程：因感染不同而异，一般用至体温正常、症状消退后 72～96 小时停药，但血液感染、感染性心内膜炎、化脓性脑膜炎、骨髓炎、深部真菌病等需较长时间才能彻底治愈，并且防止复发。对于中性粒细胞减少的患者，广谱抗生素治疗一般必须持续至中性粒细胞减少缓解。

（6）抗生素的联合应用：病原菌尚未查明的严重感染（包括免疫缺陷患者和中性粒细胞减少患者的严重感染）、单一抗菌药物不能控制的混合感染、感染性心内膜炎或血液感染等重症感染以及假单胞菌感染的患者，需联合药物治疗。联合应用时宜选用具有协同或相加抗菌作用的药物，可将毒性大的抗菌药物剂量减少。要注意联合用药后药物的不良反应将增多。

3. 开始抗生素治疗的最初 24～72h 应密切观察患者，如感染病情恶化应考虑以下原因：感染灶未引流或清创；抗生素抗菌谱过窄；药物向感染灶穿透不足；相对于感染严重程度或患者体重，抗生素剂量或给药间隔未达到治疗量。

4. 救治重症感染患者的抗生素降阶梯治疗。指在抗感染经验治疗的开始尽早（确认重症脓毒症并进行适当培养后，在第一个小时内开始静脉抗生素治疗）选用广谱、强效的抗菌药物，并用足够的剂量，以达到尽量覆盖所有可能引起感染的致病菌，达到迅速控制感染的目的。大量证据表明，未能及时开始适当治疗（即对致病病原体有效的治疗）对患者预后有不利的影响。虽然限制抗生素（特别是广谱抗生素）的应用对于减少二重感染和耐药微生物的产生非常重要，但对于重症脓毒症或脓毒性休克患者，给予足够疗程的强效抗微生物治疗比减少二重感染和其他并发症更重要。治疗 48～72h 后应根据微生物和临床资料对抗微生物治疗进行再次评价，若此时病原学检测及药敏实验结果已经明确，再换用有针对性的窄谱抗生素，可减少患者发生二重感染或产生耐药微生物（如念珠菌属、艰难梭状芽胞杆菌或耐万古霉素粪肠球菌）的可能性。降阶梯治疗的时间一般持续 7～10 天，主要根据患者的临床反应来决定。

二、临床常用抗生素

抗生素有多种分类方式。

根据药物的药效学特征，抗生素可分为浓度依赖性抗生素和时间依赖性抗生素两类。浓度依赖性抗生素的抗菌效果主要与血液和组织中的药物浓度相关，药物的峰浓度越高，杀菌速度越快。该类抗生素包括喹诺酮类和氨基糖苷类药物。时间依赖性抗生素的抗菌效果主要与血药浓度超过 MIC 的时间有关，而与峰浓度关系不大。一旦血药浓度超过 MIC90，杀菌速度几乎是恒定的。该类抗生素包括 β-内酰胺类、大环内酯类、甲氧苄啶/磺胺甲噁唑等，以 β-内酰胺类为代表。

根据药物的作用特点，抗生素可分为杀菌性抗生素和抑菌性抗生素。杀菌性抗生素可杀死细菌，该类药物包括青霉素类、头孢菌素类、喹诺酮类、万古霉素、单酰胺菌素、复方磺胺甲噁唑、甲硝唑等。抑菌性抗生素可抑制细菌的生长、繁殖，但并不杀死细菌。该类药物包括四环素类、磺胺类药、大观霉素、甲氧苄啶、氯霉素、大环内酯类及林可酰胺类抗生素。但这种分类并不是绝对的，如大多数抑菌药在高浓度下具有杀菌作用，而低浓度的杀菌药则只有抑菌作用。

目前最常用的分类方式是根据化学结构分类，分为 β-内酰胺类、氨基糖苷类、大环内酯类、四环素类、喹诺酮类、磺胺类、咪唑类、多肽类和林可酰胺类等。

以下根据化学结构分类和抗菌谱介绍临床常用的抗生素。

（一）β-内酰胺类抗生素

包括青霉素类、头孢菌素类、单环 β-内酰胺类和碳青霉烯类，其作用机制是干扰细菌细胞壁的合成，诱发细胞壁溶解。通过与细胞壁青霉素结合蛋白共价地、不可逆的结合而发挥作用。

细菌耐药机制包括：①细菌产生 β-内酰胺酶，使 β-内酰胺环上的酰胺基羟化，继而改变药物与青霉素结合蛋白的结合；②细菌细胞壁通透性改变，使抗生素对细菌的穿透力降低；③青霉素结合蛋白本身发生改变。

1. 青霉素类　包括天然青霉素和半合成青霉素，皆为杀菌剂。

青霉素类抗生素是临床抗感染的一类重要药物，包括最早用于临床的天然青霉素和 60 年代大量开发的半合成青霉素。半合成青霉素以天然青霉素的母核 6-氨基青霉烷酸为原料，用化学合成的方法改变其侧链研制出多种抗菌谱、抗菌活性、对酸及青霉素酶的稳定性各有特点的新的半合成青霉素（表 9-1～3）。

表 9-1　各种青霉素类

指　标	青霉素 G	氨苄西林	萘夫西林
清除途径	肾脏	肾脏、胆汁	肝脏、肾脏、胆汁
剂量调整肌酐清除率阈值	＜40ml/min	＜10ml/min	无变化
成人剂量	1～3MU，每 2～6h	1～2g，每 4～6h	1～2g，每 4～6h
平均峰浓度（剂量）	10mg/L(1MU)	47mg/L(2g)	40mg/L(1g)
钠含量	0.3mEq/MU	3.0mEq/g	2.9mEq/g

表 9-2 各种抗假单胞菌青霉素类

指标	替卡西林	美洛西林	哌拉西林
清除途径	肾脏	肾脏、胆汁	肾脏、胆汁
剂量调整肌酐清除率阈值	<60ml/min	<30ml/min	<40ml/min
成人剂量	3g,每 4～6h	2～4g,每 6h	4g,每 6h
平均峰浓度(剂量)	318mg/L(3g)	217mg/L(3g)	227mg/L(4g)
钠含量	5.2～6.5mEq/g	1.75～1.85mEq/g	1.85mEq/g

表 9-3 与 β-内酰胺酶抑制剂合用的青霉素类合剂

指标	氨苄西林/舒巴坦	替卡西林/克拉维酸	哌拉西林/他唑巴坦
清除途径	肾脏、胆汁	肾脏	肾脏、胆汁
剂量调整肌酐清除率阈值	<30ml/min	<60ml/min	<40ml/min
成人剂量	1.5～3g,每 6h	3.2g,每 8h	4.5g,每 8h
平均峰浓度(剂量)	47mg/L(2g)	325mg/L(3.1g)	250mg/L(3.375g)
钠含量	5mEq/1.5g	4.75mEq/g	N/A

(1) 窄谱天然青霉素

青霉素 G(benzylpenicillin) 对多数革兰阳性菌高度敏感。敏感需氧微生物包括:肠球菌(粪肠球菌除外)、A 组链球菌(酿脓链球菌)、B 组链球菌(无乳链球菌)、C 组链球菌、viridans 组链球菌、牛链球菌。敏感厌氧微生物包括:厌氧革兰阳性球菌(包括消化链球菌、消化球菌)、单核细胞增多性李斯特菌、脑膜炎奈瑟球菌、梭状芽胞杆菌(产荚膜梭状芽胞杆菌和破伤风梭状芽胞杆菌)也敏感,但艰难梭状芽胞杆菌除外。青霉素 G 为链球菌感染的首选药物,肠球菌感染时应复合氨基糖苷类药物。大多数金黄色葡萄球菌和表皮葡萄球菌产生 β-内酰胺酶,对青霉素 G 不敏感。由于耐药肺炎链球菌的明显增加,ICU 患者应用此药极少。

经肾脏排除,严重肾功能不全患者(肌酐清除率<40ml/min)需调整剂量。广泛分布至体液(脑脊液除外)。

常用剂量:1 000 000～3 000 000U 每 2～6h 静脉输注。脑膜炎和心内膜炎患者剂量应增加至 12 000 000～20 000 000U/日。

不良反应:高敏反应是主要的不良反应,皮疹的发生率约为 4%,过敏反应的发生率为 0.05%。肾衰竭患者药物蓄积可导致神经毒性,表现为精神错乱、惊厥等。

(2) 耐酶的半合成青霉素

甲氧西林(meticillin) 因其可以耐受由葡萄球菌产生的 β-内酰胺酶而得名,主要用于产 β-内酰胺酶的葡萄球菌的治疗。抗菌谱窄。对肺炎球菌及其他革兰阳性球菌的作用不及青霉素 G,对革兰阴性杆菌及肠球菌无效。在监护病房,多数金黄色葡萄球菌和表皮葡萄球菌耐甲氧西林(MRSA 和 MRSE)。

不良反应:高敏反应、间质性肾炎。

萘夫西林(nafcillin) 对 β-内酰胺酶稳定/耐青霉素酶。限于金黄色葡萄球菌

感染。

多数经肝脏代谢、胆汁清除，少数经肾脏清除。

常用剂量：1～2g 每 4～6h 一次。

不良反应：可有过敏反应、恶心、呕吐、腹胀、转氨酶升高、肾功能损害等。

(3) 广谱青霉素

氨苄西林(ampicillin) 氨基青霉素。对青霉素敏感的多数细菌及部分需氧革兰阴性杆菌敏感。敏感肠杆菌包括大肠埃希菌、变形杆菌属、沙门菌属，但对铜绿假单胞菌耐药。对除艰难梭状芽胞杆菌以外的所有厌氧菌敏感。不耐青霉素酶。

经肾脏和胆汁清除，严重肾功能不全(肌酐清除率＜10ml/min)时调整剂量。

常用剂量：1～2g 每 4～6h 一次。

不良反应：皮疹的发生率大约是其他青霉素的两倍。

替卡西林(ticarcillin)、美洛西林(mezlocillin)、哌拉西林(piperacillin) 替卡西林为羧基青霉素，美洛西林和哌拉西林为酰脲青霉素，三者又称为抗假单胞菌青霉素。

对革兰阴性厌氧菌、厌氧和需氧链球菌和肠球菌的作用美洛西林、哌拉西林强于替卡西林。对铜绿假单胞菌的作用美洛西林与替卡西林相当，而哌拉西林的作用最强。三者都不宜用于重症患者的阳性菌引起的感染。

清除半衰期替卡西林 1h，美洛西林和哌拉西林 1.3h。剂量依赖的清除率，即剂量增加半衰期延长。药物透过血脑屏障有限，不能用于脑膜炎治疗。替卡西林经肾脏排泄，肌酐清除率＜60ml/min 时调整剂量；美洛西林、哌拉西林经肾脏和胆汁排泄，肌酐清除率降低(美洛西林：肌酐清除率＜30ml/min，哌拉西林：肌酐清除率＜40ml/min)时调整剂量。

不良反应：与青霉素 G 相似。大剂量给药可造成钠负荷过重，充血性心力衰竭的患者慎用。经肾脏排泄时可导致低钾血症。此外，替卡西林可抑制血小板聚集。

(4) 与 β-内酰胺酶抑制剂的合剂：β-内酰胺酶是细菌产生的一种酶，可以使 β-内酰胺类抗生素失活。但是 β-内酰胺类抗生素可以通过结构上的变化来阻止 β-内酰胺环的酶裂解，或与 β-内酰胺酶抑制剂耦合来防止 β-内酰胺酶灭活抗生素。β-内酰胺酶抑制剂主要作用于细菌产生的 β-内酰胺酶，对染色体介导的 β-内酰胺酶作用很弱或无作用。

氨苄西林-舒巴坦(ampicillin-sulbactam) 通过舒巴坦对耐药菌产生的 β-内酰胺酶的抑制，避免氨苄西林被酶水解破坏，从而发挥氨苄西林对耐药菌的杀灭作用。其抗菌谱与氨苄西林相似，但提高了氨苄西林对金葡菌、耐药阴性杆菌和厌氧菌的抗菌活性。

替卡西林-克拉维酸(ticarcillin-clavulanic acid) 克拉维酸增强了替卡西林的抗菌活性，特别是对产酶的耐药菌，其抗菌活性有了较大的提高，但对耐替卡西林的假单胞菌属和肠杆菌属致病菌仍无效。

哌拉西林-他唑巴坦(piperacillin-tazobactam) 他唑巴坦是青霉素的衍生物，本身无抗菌活性，但对质粒和染色体介导的多种 β-内酰胺酶有很强的抑制作用，同时对革兰阴性产酶菌、摩根菌、绿脓杆菌产生的 β-内酰胺酶具有很好的抑制作用，但对肠杆菌属的细菌产生的酶抑制作用差。通过他唑巴坦的作用，避免哌拉西林被酶水解破坏，从而发挥哌拉西林对耐药菌的杀灭作用，扩大了哌拉西林原有的抗菌谱，包括金黄色葡萄球菌属(MRSA 除外)、大肠杆菌属、克雷伯肺炎杆菌、脆弱拟杆菌、卡他布拉汉菌和变形

杆菌属等。

2. 头孢菌素类　头孢菌素同样含 β-内酰胺环，作用机制与青霉素类相似。根据药物抗菌活性、对耐药菌产生的 β-内酰胺酶的稳定性及药代动力学特点可分为四代。头孢菌素是目前临床应用相当广泛、疗效高、安全性好的一大类广谱抗生素，是重症细菌性感染最常用的治疗药物之一。合理应用头孢菌素，正确了解各代头孢菌素的特点对提高重症监护室的抗感染治疗水平非常重要(表 9-4,5)。

表 9-4　一代和二代头孢菌素

指标	头孢唑林	头孢呋辛	头孢西丁	头孢替坦
清除途径	肾脏	肾脏	肾脏	肾脏、胆汁
剂量调整肌酐清除率阈值	＜55ml/min	＜20ml/min	＜50ml/min	＜30ml/min
成人剂量	1～2g，每 6～8h	0.75～1.5g，每 8h	1～2g，每 4～8h	1～2g，每 12h
平均峰浓度(剂量)	140mg/L(1g)	50mg/L(750mg)	75mg/L(1g)	140mg/L(1g)
钠含量	2mEq/g	2.4mEq/g	2.3mEq/g	3.5mEq/g

表 9-5　三代和四代头孢菌素

指标	头孢噻肟	头孢唑肟	头孢他啶	头孢曲松	头孢吡肟
清除途径	肝脏、肾脏、胆汁	肾脏	肾脏	肾脏、胆汁	肾脏
剂量调整肌酐清除率阈值	＜20ml/min	＜80ml/min	＜50ml/min	无变化	＜60ml/min
成人剂量	1～2g，每4～8h	1～2g，每 8h	1～2g，每 6～12h	1 ～ 2g，每 12～24h	1～2g，每 12h
平均峰浓度(剂量)	45mg/L(1g)	85mg/L(1g)	70mg/L(1g)	150mg/L(1g)	80mg/L(1g)
钠含量	2.2mEq/g	2.6mEq/g	2.3mEq/g	3.6mEq/g	N/A

(1) 第一代头孢菌素：具有广谱抗菌活性，但对革兰阳性菌的抗菌活性远远高于革兰阴性菌，与二代头孢菌素相仿或稍强，远强于三代头孢。抗革兰阴性菌的作用在四代头孢中最弱，对绿脓杆菌无效，对 β-内酰胺酶不稳定，易被水解失去抗菌活性。不易通过血脑屏障。

头孢唑林(cefazolin)　对需氧革兰阳性球菌抗菌活性强，包括产青霉素酶的葡萄球菌，但对肠球菌、MRSA、MRSE 不敏感；对需氧革兰阴性杆菌如大肠埃希菌、克雷白杆菌、变形菌等敏感；对口腔革兰阳性厌氧链球菌也敏感，但对革兰阴性厌氧菌如拟杆菌不敏感。

主要经肾脏排泄，肾功能不全(肌酐清除率＜55ml/min)时调整剂量。

常用剂量：1～2g 每 6～8h 一次。

不良反应：局部反应常见(如静脉炎)；有恶心、皮疹和腹泻等非特异性症状；高敏反

应少于青霉素，但与青霉素有5%～15%的交叉反应。

（2）第二代头孢菌素：具有广谱抗菌活性，与第一代头孢菌素相仿或稍强。特点是对革兰阴性杆菌、厌氧菌的抗菌活性较第一代强，但对绿脓杆菌无效，对革兰阳性球菌的抗菌活性较第一代弱。对β-内酰胺酶比第一代头孢菌素稳定。第二代头孢菌素有两个主要亚类：一类是对流感嗜血杆菌有效的头孢呋辛，另一类包括对拟杆菌等厌氧菌有效的头孢西丁和头孢替坦。

头孢呋辛(cefuroxime) 抗菌谱包括对头孢唑林敏感的细菌，还对流感嗜血杆菌敏感，但对临床常见的金黄色葡萄球菌不敏感。

主要经肾脏排泄，肾功能不全（肌酐清除率＜55ml/min）时调整剂量。

常用剂量：0.75～1.5g每8h一次。

不良反应：同头孢唑林。

头孢西丁(cefoxitin)和头孢替坦(cefotetan) 抗菌谱包括对头孢呋辛敏感的细菌，还包括厌氧革兰阴性微生物（特别是脆弱拟杆菌）、淋病奈瑟菌和需氧革兰阴性杆菌（如沙雷菌）。但对某些革兰阳性微生物如葡萄球菌和链球菌作用弱。

主要经肾脏排泄，肾功能不全（分别为肌酐清除率＜50ml/min和＜30ml/min）时需调整剂量。

常用剂量：头孢西丁1～2g每4～8h一次，头孢替坦1～2g每12h一次。

不良反应：同其他头孢菌素类。

头孢替安(cefotiam) 对革兰阴性菌和阳性菌都有广泛的抗菌作用。尤其对大肠杆菌、克雷白杆菌属、奇异变形菌属，流感杆菌等显示了更强的抗菌活性。对于肠道菌属、枸橼酸杆菌属、吲哚阳性的普通变形杆菌、雷特格氏变形杆菌、摩根氏变形杆菌也显示了良好的抗菌活性。头孢替安对革兰阴性菌有较强的抗菌活性，这是因为其对细菌细胞外膜有良好的通透性、对β-内酰胺酶比较稳定以及对青霉素结合蛋白亲和力增高，从而增强了对细胞壁黏肽交叉联结的抑制作用所致。

头孢替安可广泛分布于体内各组织，血液、肾组织及胆汁中浓度较高，但难以通过血脑屏障。在体内无蓄积作用，主要以原形经肾排出，其次为胆汁排泄，血清蛋白结合率为8%。肾功能不全（肌酐清除率＜70ml/min）时需调整剂量。

常用剂量：每日0.5～2g，分2～4次；对成年人败血症一日量可增至4g。

不良反应：过敏反应，偶有发生休克症状，偶尔出现急性肾衰竭等严重肾障碍。血液系统会出现三系减少。肝脏偶尔会出现GOT、GPT、碱性磷酸酶增高。消化系统偶尔出现伪膜性肠炎等伴随血便症状的严重结肠炎。呼吸系统可出现伴随发烧、咳嗽、呼吸困难、胸部X线异常、嗜酸性粒细胞增高等症状的间质性肺炎。肾衰竭患者大剂量给药时有可能出现痉挛等神经症状。

（3）三代和四代头孢菌素：较一、二代头孢菌素在抗菌谱和药物动力学方面均有明显改进，表现为：对β-内酰胺酶的稳定性大大增强，因此对耐药阴性杆菌有极强的抗菌活性；对革兰阴性杆菌的青霉素结合蛋白（penicillin-binding protein，PBP）-1和PBP-3的亲和性增加，对革兰阴性杆菌的作用强度是一、二代头孢菌素的数十倍或百余倍；抗革兰阳性菌的作用也很强，但不如第一代；对厌氧菌无效；血浆清除半衰期更长；可以渗透到脑脊液中并出现有效的抗菌浓度。

对流感嗜血杆菌、奈瑟菌种和肠杆菌科的作用增强。但与其他头孢菌素一样，对肠球菌种、单核细胞增多性李斯特菌、MRSA 和 MRSE 无作用，对脆弱类杆菌和铜绿假单胞菌的作用不稳定。

三代头孢菌素可引起低凝血酶原血症和出血，但该作用可以被维生素 K 所逆转。

临床常用的三代头孢菌素包括头孢噻肟、头孢唑肟、头孢他啶、头孢曲松、头孢米诺和头孢哌酮等。

头孢噻肟(cefotaxime) 应用于临床的第一个三代头孢，对除肠杆菌种外的大多数肠杆菌科细菌有效，对革兰阳性菌的作用类似头孢呋辛，但易被假单胞菌种和脆弱类杆菌的β-内酰胺酶水解。对不产酶的厌氧菌有一定抗菌活性，对产酶的脆弱拟杆菌作用很弱。

肝脏代谢降解，也通过肾脏和胆汁清除。除非严重肾功能不全(肌酐清除率＜20ml/min)，一般肾功能不全时剂量无需调整。

常用剂量：1～2g 每 4～8h 一次。

不良反应：同其他头孢菌素类。

头孢唑肟(ceftizoxime) 抗菌谱同头孢噻肟，但对脆弱类杆菌的作用增强，类似头孢西丁和头孢替坦。

主要经肾脏清除，肾功能不全(肌酐清除率＜80ml/min)时调整剂量。

常用剂量：1～2g 每 4～8h 一次。

头孢他啶(ceftazidime) 三代头孢菌素中对β-内酰胺酶最稳定者。

对需氧革兰阴性菌的抗菌谱广泛，革兰阳性菌中非肠球菌的链球菌敏感，但易被脆弱类杆菌的β-内酰胺酶水解。可单独或与氨基糖苷类复合用于各种感染，特别是铜绿假单胞菌感染，强于其他任何头孢菌素。

主要经肾脏清除，肾功能不全(肌酐清除率＜50ml/min)时调整剂量。

常用剂量：1～2g 每 6～12h 一次。

头孢曲松(ceftriaxone) 对革兰阴性菌染色体和质粒介导的β-内酰胺酶稳定。

对革兰阴性菌的抗菌谱类似头孢噻肟和头孢唑肟，对肠杆菌属细菌有强大的抗菌活性，对不动杆菌的作用稍差，而对假单胞菌种的作用不强；对流感杆菌、淋球菌、脑膜炎双球菌有极强的抗菌活性。耐药金黄色葡萄球菌及肠球菌对本品耐药，对脆弱类杆菌的作用不稳定。

60%经肾脏清除，40%在肝脏代谢后经胆汁排除，肾功能不全患者无需调整剂量。血药浓度高，血浆半衰期长。

常用剂量：1～2g 每 12～24h 一次。

不良反应：类似其他β-内酰胺制剂。此外，有报告可引起胆汁淤积、胆石形成、胆道梗阻等。

头孢米诺(cefminox) 头孢米诺对革兰阳性菌和革兰阴性菌有广谱抗菌活性，特别是对大肠杆菌、克雷白杆菌属、流感嗜血杆菌、变形杆菌属及脆弱拟杆菌都有很强的抗菌作用。本药对细菌增殖期及稳定期细菌均显示抗菌作用。

头孢米诺对肾功能正常成人显示剂量依赖性，在慢性支气管炎患者的咳痰中、腹膜炎患者的腹水中以及其他患者的胆汁、子宫内膜、卵巢、输卵管中均能达到治疗浓度。

主要从肾排泄，12 小时内尿中排泄率约为 90%。

常用剂量：1g 每 12h 一次。

不良反应：严重不良反应包括休克、全血细胞减少症、假膜性结肠炎。其他不良反应包括过敏，偶尔出现肌酐和尿素氮、肝酶上升，腹泻、恶心等。

头孢哌酮（cefoperazone） 对革兰阳性、阴性菌均有活性。对革兰阴性杆菌产生的β-内酰胺酶稳定，但对其耐受性不如其他三代头孢。对大肠杆菌、痢疾杆菌、沙门菌、变形杆菌、肺炎杆菌的抗菌活性不如其他三代头孢，表现为 MIC 值较高；但对绿脓杆菌的抗菌活性明显优于其他三代头孢，仅次于头孢他啶。金葡菌、链球菌属中除肠球菌外对本品皆敏感。脆弱拟杆菌对本药不敏感。

在胆汁中的浓度较高，在腹腔液及女性生殖系统中有较好分布。主要经胆道、肠道排出体外，约 30%的药物自尿中排出。本品在体内很少被代谢，肾功能损害对本药的体内动力学影响不大。

常用剂量：静脉或肌肉注射，每次 1～2g，每日 2～4 次用药。

头孢哌酮-舒巴坦（cefoperazone-sulbactam） 通过舒巴坦不可逆地灭活 β-内酰胺酶，克服细菌的耐药性，从而加强了头孢哌酮的抗菌活性。两者能保持协同作用的时间在血中为 6h，尿中为 24h，能广泛分布于胆汁、胆囊、皮肤、阑尾、输卵管等组织和体液中。84%的舒巴坦和 25%的头孢哌酮经肾脏排泄。

常用剂量：静脉或肌肉注射，每日 2～4g，分 2 次用药。

不良反应：皮疹、胃肠道症状、嗜酸粒细胞增多、轻度中性粒细胞减少、血小板减少、出凝血时间延长、一过性肝酶肌酐升高等。

头孢吡肟（cefepime） 头孢吡肟是目前临床使用的四代头孢菌素。与三代头孢相比，对革兰阳性和革兰阴性需氧菌的抗菌谱更广，特别是对革兰阳性需氧菌活性更强，包括对产青霉素酶的葡萄球菌；对金黄色葡萄球菌有一定活性，但对 MRSA 和 MRSE 无明显作用。对肠杆菌属的作用强于头孢他啶和头孢噻肟。对厌氧菌活性有限，对脆弱类杆菌作用弱，对肠球菌种无作用。

主要经肾脏排泄，肾功能不全（肌酐清除率<60ml/min）患者需调整剂量。

常用剂量：1～2g，每 12h 一次。

不良反应：低凝血酶原血症罕见。

3. 碳青霉烯类 碳青霉烯环增加了此类药物的抗菌活性和抗菌谱，酰基替代了 β-内酰胺环，增加了抗绿脓杆菌和其他革兰阴性菌的活性（表 9-6）。

表 9-6 碳青霉烯类

指标	亚胺培南	美洛培南
清除途径	肾脏	肾脏
剂量调整肌酐清除率阈值	<70ml/min	<50ml/min
成人剂量	0.5～1.0g，每 6～8h	1.0～2.0g，每 8h
平均峰浓度（剂量）	33mg/L(500mg)	53～61mg/L(1g)
钠含量	2.8～3.2mEq/g	3.92mEq/g

亚胺培南-西司他丁(imipenem-cilastatin)、美洛培南(meropenem) 亚胺培南-西司他丁对革兰阳性和革兰阴性微生物所产生的β-内酰胺酶高度稳定,但也会导致病原菌对其他β-内酰胺类抗生素耐药。该药强效、广谱,对革兰阳性菌和革兰阴性杆菌、厌氧菌(除外艰难梭状芽孢杆菌)均有效,包括脆弱拟杆菌、梭形杆菌属、肠杆菌属、流感嗜血杆菌、淋病奈瑟菌、铜绿假单胞菌,但对MRSA、MRSE无效,嗜麦芽窄食单胞菌天然耐药。对肠球菌属、肺炎支原体、衣原体属、军团杆菌属和单核细胞增多性李斯特菌作用不稳定。由于亚胺培南可被肾内存在的脱氢肽酶-I破坏,因此加入了特异性酶抑制剂西司他丁钠,阻断亚胺培南在肾内的代谢,保证药物的有效性。

美洛培南在结构上的改变,使其可以耐肾脱氢肽酶-I分解,同时抗需氧革兰阴性杆菌活性略增强,抗革兰阳性球菌活性略下降,并且降低了药物引起癫痫的可能。革兰阳性菌、革兰阴性菌及厌氧菌(除外艰难梭状芽孢杆菌)对美洛培南高度敏感,部分MRSA对本品敏感,尤其对革兰阴性菌有很强的抗菌作用。对绿脓杆菌作用比亚胺培南-西司他丁强。对各种革兰阳性和革兰阴性菌产生的β-内酰胺酶均稳定,包括染色体介导的C类酶,但对含锌金属酶不稳定。

主要经肾脏排泄,肾功能不全患者(亚胺培南:肌酐清除率<70ml/min;美洛培南:肌酐清除率<50ml/min)需调整剂量。

不良反应:可导致肠球菌和真菌二重感染。亚胺培南肾脏毒性、神经毒性(惊厥发生率为1%~3%)、肝脏毒性(肝酶升高)的发生率高于美洛培南。

4. 单环类、非典型β-内酰胺类

氨曲南(aztreonam) 其抗菌谱与氨基糖苷类抗生素相近,但无肾毒性。对革兰阴性杆菌包括绿脓杆菌呈现强大的抗菌作用,对革兰阴性杆菌产生的β-内酰胺酶稳定。对革兰阳性球菌及厌氧菌无效。与青霉素和头孢菌素无交叉敏感性。氨曲南抗菌谱窄,临床应用可以维持宿主防御性微生物群,减少耐药菌株的出现。

在体内分布较广,可较好的透过血脑屏障。生物半衰期为1.5h,主要经肾脏排出体外,约70%的药物经肾脏以原型排出体外。

常用剂量:成人每次1~2g,每日2~3次。

不良反应:不多见,症状较轻。主要表现为皮疹和消化道症状。β-内酰胺类药物过敏者慎用。

(二) 氨基糖苷类抗生素

作用机制为影响细菌蛋白质的合成,抑制30S亚基,阻断细菌的繁殖,起到杀菌作用。对革兰阳性菌和革兰阴性菌均有很强的抗菌活性,特别对革兰阴性杆菌有强大的杀菌作用。由于该类药物抗菌谱广、作用强、价格低、无须皮肤过敏试验等特点,在过去相当长的时间内应用不合理,国内耐药菌比例明显高于国外。自20世纪80年代后期以来,由于该类药物严重的肾脏毒性和耳毒性,以及各种毒性小、对革兰阴性杆菌疗效高的抗生素的广泛应用,在住院患者中的应用逐渐减少,对难以控制的严重感染可在联合用药中选择应用,但不应列为首选。与β-内酰胺类抗生素合用对革兰阴性菌有良好的协同作用,与万古霉素合用对肠球菌有良好的协同作用。

细菌耐药机制主要是细菌质粒介导的多种氨基糖苷灭活酶,使此类药物的活性基因被转化、修饰,失去抗菌活性。

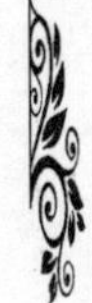

（1）庆大霉素（gentamicin）、妥布霉素（tobramycin）、阿米卡星（amikacin）：主要针对革兰阴性杆菌的快速杀菌药，为浓度依赖型抗生素。主要是需氧革兰阴性杆菌，对肠杆菌属（大肠埃希菌、克雷白杆菌、肠杆菌、变形菌、沙雷菌等）和铜绿假单胞菌有很好的抗菌效果。流感杆菌、淋球菌对本品中度敏感，多数厌氧菌对本品耐药。对金葡菌的作用较强，对链球菌属的抗菌作用较弱（表 9-7）。

表 9-7 氨基糖苷类

指标	庆大霉素	妥布霉素	阿米卡星
清除途径	肾脏	肾脏	肾脏
肠杆菌属传统峰浓度	5～10mg/L	5～10mg/L	15～30mg/L
肠杆菌属传统谷浓度	<2mg/L	<2mg/L	5～10mg/L
肠杆菌属传统剂量	1.2 ～ 1.5mg/kg，每 8h	1.2 ～ 1.5mg/kg，每 8h	7.5mg/kg，每8～12h
单次剂量调整肌酐清除率阈值	<60ml/min	<60ml/min	<60ml/min
单次法剂量	5～7mg，每 24h	5～7mg，每 24h	20mg，每 24h

组织穿透能力差。酸性和氧分压降低情况下显著减弱抗菌活性。在气管支气管和肺内的分泌物中浓度低，很少透过血脑屏障。

主要经肾脏排泄。肌酐清除率<60ml/min 时调整剂量。

血药浓度监测：使用此药时最好监测血药浓度。峰浓度即经静脉给药 30min 时的血药浓度，应达到血药峰值以确保药物浓度能达到治疗水平，通常在 1～2 次足量给药后经剂量调节可获得稳定的峰值。谷浓度即下一次给药前的血药浓度，若超出正常范围则下次给药量应减少，间隔期应延长。

常用剂量：庆大霉素、妥布霉素 1.2～1.5mg/kg 每 8h 一次；阿米卡星 7.5mg/kg 每 8～12h 一次。氨基糖苷类药物对革兰阴性杆菌具有抗生素后效应，在血清或组织中检测不到药物浓度后，细菌生长受抑制的时间仍可持续 4～6 小时，因此可延长氨基糖苷类药物的给药间隔，单次大剂量给药可提高疗效、降低毒性反应。

不良反应：最常见的不良反应为肾脏毒性，约 20％的患者在应用此类抗生素后发生肾功能损害，继发于急性肾小管坏死，通常在用药的 3～7 天时发生，表现为血肌酐升高、管型尿、蛋白尿及尿液稀释障碍等，为非少尿型且可逆。肾毒性的高危因素为高龄、衰弱、基础肾功能不全、低血压、低血容量和同时使用其他肾毒性药物，但这些高危因素并非使用此类药物的绝对禁忌证。听神经的损害表现为高频性听力丧失，对正常谈话的影响较少。此类药物可抑制突触前乙酰胆碱的释放，与肌松药合用时能延迟肌肉功能的恢复，可加重重症肌无力患者的症状。

（2）奈替米星（netilmicin）：抗菌谱与抗菌作用与庆大霉素相似，但对部分耐庆大霉素的耐药菌有效，用于治疗革兰阴性杆菌引起的系统感染。

常用剂量：1.3～2.2mg/kg 每 8 小时一次；或 2～3.25mg/kg 每 12 小时一次。

不良反应：肾脏毒性和耳毒性较庆大霉素轻。

（3）依替米星（etimicin）

常用剂量：0.1～0.15g/次，每12h一次。

不良反应：耳毒性和前庭毒性较轻，肾功能不良者慎用，必要时调整剂量。

（三）喹诺酮类抗生素

高效、广谱、速效、长效杀菌药，通过抑制DNA螺旋酶，抑制细菌DNA的复制发挥作用。其独特的抗菌作用机制决定了与其他抗菌药很少有交叉耐药问题。该类药物毒副反应轻微，发生率低，组织渗透性良好，是一类安全有效的抗生素。由于动物实验表明对软骨组织有损伤，发育中的婴幼儿不宜使用。分类：第一代包括萘啶酸、恶喹酸、新恶酸；第二代包括环丙沙星、氧氟沙星；第三代包括左旋氧氟沙星、加替沙星；第四代包括莫西沙星。第一代喹诺酮的耐药性发展迅速，现在基本不用。第二代抗革兰阳性球菌和厌氧菌的活性较弱。第三代、第四代加强了抗革兰阳性球菌和厌氧菌的活性，对革兰阴性菌有很好的覆盖，对于支原体、衣原体肺炎和沙眼衣原体有效。氧氟沙星对沙眼衣原体有效。所有喹诺酮类药物对多数耐药菌缺乏显著的抗菌活性。

细菌耐药机制包括：①激活细菌主动将药物转运出细胞；②DNA螺旋酶基因的突变；③细胞壁外膜蛋白分子的改变，通常药物经过此进入细胞。

（1）环丙沙星（ciprofloxacin）、氧氟沙星（ofloxacin）、左氧氟沙星（levofloxacin）：对多数需氧革兰阴性杆菌敏感，包括铜绿假单胞菌。而需氧革兰阳性球菌敏感性不稳定。所有厌氧菌不敏感（表9-8）。

表9-8 喹诺酮类

指标	环丙沙星	氧氟沙星	左氧氟沙星
清除途径	肾脏、肝脏	肾脏	肾脏
剂量调整肌酐清除率阈值	<30ml/min	<50ml/min	<50ml/min
成人剂量	200～400mg，每8～12h	200～400mg，每12h	250～500mg，每24h
平均峰浓度（剂量）	4mg/L（400mg）	4mg/L（400mg）	5.7mg/L（500mg）

具有良好的生物利用度，可以口服或静脉给药，分布于尿、前列腺、肾脏、小肠和肺，难以渗入中枢神经系统。环丙沙星经肾脏排泄、肝脏代谢；氧氟沙星和左氧氟沙星主要经肾脏排除。肌酐清除率<30ml/min时调整剂量。

不良反应：中枢神经系统毒性，如头痛、静坐不能、惊厥（罕见）、精神病等。其他有消化道反应、皮肤红、关节痛、肝酶升高等。能抑制肝脏P450酶，导致某些药物水平升高，如氨茶碱。

（2）莫西沙星（moxifloxacin）：莫西沙星为8-甲氧基氟喹诺酮类抗菌药，通过抑制细菌的DNA复制、转录、修复及重组所需的细菌DNA拓扑异构酶发挥抗菌作用。其C-7位上的氮双环结构加强了抗革兰阳性菌的作用，故本药抗革兰阳性菌的作用强于传统氟喹诺酮类药，同时与其他喹诺酮类药物（包括曲伐沙星和格帕沙星）相比更少或更晚引起对革兰阳性菌耐药。另外，本药分子中的甲氧基则加强抗厌氧菌作用。

本药具有广谱的抗菌活性，对青霉素敏感或耐药的肺炎链球菌、嗜血杆菌属、卡他莫拉菌属、肺炎支原体、肺炎衣原体、肺炎军团菌、厌氧菌、结核杆菌等均敏感。

口服吸收迅速，口服 200～400mg 后 1～3 小时达血药峰浓度（1.2～5μg/ml）。本药吸收后可迅速分布于体液及组织中，在血浆、支气管黏膜、肺泡巨噬体中均有足够浓度。在肝脏代谢，代谢过程不依赖细胞色素 C。有 22%的原药及约 50%的葡萄糖醛酸结合物随尿液排泄，约 25%随粪便排出。半衰期为 11～15 小时。多次给药可有蓄积。

常用剂量：400mg，每 24h 一次。

不良反应：血液系统可引起凝血酶原时间延长或减少，血小板减少、白细胞减少、嗜酸性粒细胞增多。心血管系统可能出现心悸、高血压、心动过速等。口服可能引起腹泻。

（四）多肽类抗生素

1. 万古霉素（vancomycin） 窄谱杀菌药，与敏感革兰阳性菌细胞壁结合、抑制细胞壁合成。万古霉素与青霉素各自的结合位点之间无竞争作用，所以两种药物不会发生交叉耐药（表 9-9）。

表 9-9 其他抗菌药物

指标	万古霉素	红霉素（乳糖酸盐）	TMP-SMZ
清除途径	肾脏	肝脏、肾脏	肝脏、肾脏
剂量调整肌酐清除率阈值	≤30ml/min	不需调整	<50ml/min
成人剂量	10～15mg/kg，每 12h（根据分布容积和肾脏功能调整剂量）	0.5～1.0g，每 6h	5～15mg/(kg·d)(TMP)，每 6～12h 给药。15mg/(kg·d)用于卡氏肺囊虫肺炎治疗
平均峰浓度（剂量）	20mg/L	10mg/L(500mg)	9.0/105mg/L(160/800mg)

对 MRSA、MRSE、革兰阳性杆菌、链球菌、肠球菌敏感。近年来耐万古霉素的肠球菌有增加趋势，可能与该药的过度应用有关，因此应掌握好用药指征。对肠球菌为非杀菌药，需杀菌作用时（肠球菌性心内膜炎）应合并使用氨基糖苷类药（如庆大霉素）。对革兰阴性需氧菌无活性；对厌氧菌可覆盖梭状芽胞杆菌，但不覆盖拟杆菌属。

胃肠道不吸收，口服用于治疗伪膜性肠炎。向体液（CSF 除外）渗透良好。肾脏排除。肾功能不全患者明显延长给药间隔。

细菌耐药机制：产生连接酶，修饰细胞壁的肽聚糖，降低和万古霉素的亲和力。

血药浓度的监测：当患者肾功能正常时不建议常规监测血药浓度。接受万古霉素/氨基糖苷联合用药的患者、正在进行肾脏替代治疗的患者、接受高于常规剂量万古霉素治疗的患者和肾功能不全的患者应监测血药浓度：峰浓度<60mg/L（治疗范围 20～40mg/L），谷浓度 5～10mg/L 以保证疗效、减少毒性反应的发生。峰浓度血标本在给药结束后 30～60min 留取，谷浓度标本在给药前留取。

常用剂量：负荷剂量 17.5mg/kg。肾功能正常患者 10～15mg/kg 每 12h 一次。肌酐清除率<30ml/min 时应调整剂量。

不良反应：包括肾脏毒性、耳毒性、发热、静脉炎等。静脉输注速度应慢，否则可引起组织胺的释放，导致“红颈”或“红人”综合征，表现为恶心、寒战、低血压、荨麻疹、红斑

疹等，并可引起血栓性静脉炎。大约5%的患者出现可逆的肾功能障碍，与氨基糖苷类抗生素合用时毒性作用增强。耳毒性常不可逆转，且可伴有持久的步态障碍。禁止肌肉注射。静脉输注应溶于至少200ml液体，在至少60min缓慢输注。

2. 替考拉宁(teicoplanin) 替考拉宁抑制细胞壁合成的途径与万古霉素一样，干扰肽聚糖中新的部分的合成过程，通过与肽聚糖亚单位中的氨基酰-D-丙胺酰-D-丙氨酸部分结合而起效。

替考拉宁对厌氧及需氧的革兰阳性菌均有抗菌活性，敏感菌有金黄色葡萄球菌和凝固酶阴性葡萄球菌(包括对甲氧西林敏感及耐药菌)、链球菌、肠球菌、单核细胞增多性李司特菌、细球菌、JK组棒状杆菌和革兰阳性厌氧菌，后者包括难辨梭状芽胞杆菌和消化球菌。其抗菌谱同万古霉素相似。替考拉宁具有独特的作用机制，因此很少出现耐替考拉宁的菌株，对青霉素类及头孢菌素类，大环内酯类，四环素和氯霉素，氨基酸苷类和利福平耐药的革兰阳性菌，仍对替考拉宁敏感。

口服替考拉宁不会被吸收，肌注后的生物利用度为94%。静注后其血清浓度显示出两相的分布(一相快速的分布紧接着是一相较慢的分布)，其半衰期分别为0.3和3小时左右。该相分布跟随缓慢的排泄，其半衰期为70～100小时。替考拉宁与白蛋白结合为90%～95%。注射后迅速在组织(尤其是皮肤和骨)起作用，随后在肾、支气管、肺和肾上腺达到很高浓度。本药不进入红细胞、脑脊液和脂肪。超过80%所给予的量在16天内原型从尿液排出。肾功能正常的患者几乎全部以原型从尿液中排除，最终半衰期为70～100小时；肾功能不全患者排除要比肾功能正常的患者慢。

常用剂量：中度感染负荷量为第一天只一次静脉注射剂量400mg，维持量为静脉或肌肉注射200mg，每日一次。严重感染负荷量为头三剂静脉注射400mg，每12小时给药一次，维持量为静脉或肌肉注射400mg，每日一次。

不良反应：严重不良反应罕见。常见局部反应和变态反应，偶有恶心、呕吐、腹泻等胃肠道症状出现。血液系统可见三系减低症状。肝功能可见血清转氨酶和/或血清碱性磷酸酶增高。肾功能可见血清肌酐升高、肾衰。中枢神经系统可见头晕头痛，脑室内注射时可有癫痫发作，亦可出现听觉及前庭功能紊乱。替考拉宁与万古霉素可能有交叉过敏反应，故对万古霉素过敏者慎用。但万古霉素曾发生“红人综合征”者非本品禁忌证。

附：其他抗革兰阳性菌抗生素

1. 奎奴普丁/达福普丁(商品名Synercid) 奎奴普丁(quinupristin)和达福普丁(dalfopristin)属链阳霉素类抗生素，分别是链霉素产生的普那霉素(pristinamycin)的Ⅰa与Ⅱa半合成衍生物。Synercid是奎奴普丁和达福普丁按照30∶70比例制成的混合制剂，是第一个可以静脉注射的链阳霉素，是两种抑菌剂合成的杀菌剂。作用机制为奎奴普丁和达福普丁与细菌核糖体50S亚基结合，抑制细菌的蛋白质合成，但是二者结合的部位不同，达福普丁抑制蛋白质合成的早期阶段，奎奴普丁抑制晚期阶段。达福普丁还能引起核糖体构型改变，增加奎奴普丁与核糖体的亲和力，二者具有协同作用。这两个药物代谢产物均具有抗菌活性。

奎奴普丁和达福普丁对革兰阳性菌具有强大的杀菌作用，对MSSA、MRSA、MRSCoN、耐青霉素肺炎链球菌(penicillin-resistant streptococcus pneumoniae,

PRSP)、以及化脓链球菌、耐万古霉素的粪链球菌等具有杀菌作用，杀菌作用优于万古霉素。对屎肠球菌具有抑菌作用，对粪肠球菌活性弱，对部分消化链球菌和拟杆菌有效，对奈瑟菌属、流感嗜血杆菌有效，但是对肠杆菌科细菌和绿脓杆菌无效。该药与其他药物无交叉耐药性。适用于治疗耐万古霉素的屎肠球菌或可疑糖肽类耐药的金葡菌引起的感染。

奎奴普丁和达福普丁的蛋白结合率分别为 55%～78%和 11%～26%。二者在肾脏、肝脏、脾脏、唾液腺和白细胞里面的药物浓度超过血浓度，皮肤炎性渗液中的浓度为血浓度的 40%～80%。奎奴普丁和达福普丁的消除半衰期为 0.7～1.3 小时，代谢产物的半衰期为 1.2～1.8 小时，重复给药时血浆清除率为 0.7～0.8L/(h·kg)。奎奴普丁和达福普丁在体内主要在肝脏通过不依赖酶的反应转化。原药及代谢产物主要经消化道(75%～77%)和肾脏(15%～19%)排泄。老年和性别对奎奴普丁和达福普丁的药代动力学没有影响。奎奴普丁和达福普丁是浓度依赖型抗生素，具有较长的抗生素后效应。

常用剂量：7.5mg/kg(500mg)，静脉注射一小时以上，每 8 小时或 12 小时一次。老年人、肾功能不全患者、腹膜透析患者无需调整剂量，肝功能不全患者需酌情减量。

不良反应：注射部位的疼痛、炎症反应和水肿，此外还有恶心、呕吐和黄疸。

2. 利奈唑胺(商品名：Zyvox)　利奈唑胺(linezolid)是第一个进入临床的恶唑烷酮类抗生素，通过抑制细菌的蛋白质合成达到抗菌作用，对革兰阳性球菌以及厌氧菌有抑菌作用。利奈唑酮与细菌核糖体的 50S 亚基结合，阻止 50S 亚基与 30S 亚基-mRNA 结合形成 70S 复合物，抑制细菌的蛋白质合成。该药作用于蛋白质合成的早期阶段，与大环内酯类和四环素类的作用位点不同，因此与该药无交叉耐药性。

利奈唑胺对肠球菌和葡萄球菌呈现抑菌作用，对链球菌呈现杀菌作用。该药对葡萄球菌属、链球菌以及肠球菌具有抗菌活性，特别是 MRSA、MRSCoN、糖肽类中度敏感金葡菌(glycopeptide intermediate stahylococcus aureus，GISA)、VRE、PRSP 等多重耐药菌株。该药对于脆弱拟杆菌、艰难梭菌、消化链球菌属等厌氧菌也具有抗菌活性，在体外对流感嗜血杆菌和卡他莫拉菌具有中等抗菌活性，对肠杆菌科和铜绿假单胞菌无效。主要适应证为适用于治疗耐万古霉素的屎肠球菌或糖肽类耐药的金葡菌引起的感染。

口服利奈唑胺吸收完全而且迅速，生物利用度达 100%。利奈唑酮经过不依赖酶的氧化作用形成两种无抗菌活性的代谢产物。该药主要经肠道(65%)排出体外，30%由肾脏排出体外。消除半衰期为 4.5～5.5 个小时。老年人对利奈唑酮的药代动力学没有影响，但是儿童的清除率增加，半衰期缩短。轻中度肾功能不全患者无需调整剂量。血液透析对该药的清除率为 38%，因此应该在透析后给药。研究表明轻中度肝功能不全患者(Child-Pugh 分级 A 或 B)也无需调整剂量。

常用剂量：成人 600mg 静脉注射或口服，每 12h 一次。

不良反应：最主要的有腹泻、头痛、恶心、呕吐，血小板减低的发生率为 0.3%～10%，与用药的疗程有关，停药后血小板可以恢复正常。有报道长期用药可以引起周围神经病。

(五) 大环内酯类抗生素

细菌蛋白质合成的抑制剂，抑制 50S 亚基。窄谱抗生素，主要用于治疗由革兰阳性

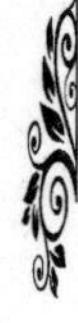

菌引起的感染，由于临床应用时间长，耐药菌的发展比较严重，金黄色葡萄球菌对红霉素的耐药率高达50%～70%，其他品种的大环内酯类药物均与红霉素存在交叉耐药问题。目前除对某些敏感菌起治疗作用外，对衣原体、支原体及军团菌等仍高度敏感。重症患者使用的主要指征为非典型性肺炎。

细菌耐药机制包括：①细菌核糖体结合位点的改变；②红霉素酯酶使内酯环羟基化。

1. 红霉素(erythromycin)　对革兰阳性菌有抑菌作用。金黄色葡萄球菌也敏感，但治疗期间可发生耐药。临床也可用于梅毒螺旋体、肺炎支原体、衣原体和军团菌感染的治疗。碱性环境下作用强，酸性环境下作用减弱(表9-9)。

大部分在肝脏代谢，小部分以原形经尿、胆汁排出。血浆半衰期0.8～3.0小时。对组织、体液通透性好，但不能透过血脑屏障。

不良反应：静脉制剂可导致血栓性静脉炎，但严重不良反应(抽搐、短暂耳聋)发生率低。应避免肌肉注射，因可引起肌肉疼痛。口服胃肠道反应发生率高，可出现可逆性黄疸。对肝脏细胞P450有抑制作用，可引发药物间的相互作用。

2. 阿奇霉素(azithromycin)　抗菌谱更广，作用于分枝杆菌和流感嗜血杆菌。

本品的药代动力学特点保证了其疗效优于其他任何大环内酯类药物。该药组织浓度高、持续时间长，药物在体内广泛分布于组织及细胞内。组织内的药物浓度可以是血清药物浓度的10～100倍，药物在组织中的半衰期长达24d。药物大量集中在巨噬细胞中，在感染组织缓解释放，对感染组织的治疗十分有利。

阿奇霉素口服吸收的生物利用度达37%，远远高于其他大环内酯类药物。血清生物半衰期50～60h。本品部分在肝脏代谢成无活性物质。

常用剂量：口服或静脉滴注，成人每天1次，每次500mg，连用3天。

不良反应：轻微，发生率低，主要为胃肠道不适，恶心、呕吐、腹泻，偶见皮肤过敏反应。肝功能严重不良者慎用或禁用。

(六) 磺胺类抗菌药

甲氧苄啶-磺胺甲噁唑(TMP-SMZ)　甲氧苄啶(trimethoprim)与磺胺甲噁唑(sulfamethoxazole)1∶5合剂，广谱抗菌药。通过拮抗叶酸合成而对敏感菌发挥抑菌或杀菌(尿路感染)作用。需氧链球菌、葡萄球菌敏感，需氧肠道革兰阴性杆菌敏感。肠球菌、厌氧革兰阴性杆菌(如脆弱拟杆菌)耐药。多数铜绿假单胞菌耐药，但嗜麦芽窄食单胞菌属常敏感。卡氏肺囊虫、放线菌敏感(表9-9)。

口服吸收好，可静脉给药(可致血栓性静脉炎)，治疗浓度见于大多数体液。肝脏代谢，肾脏排出。血浆半衰期分别为8～11小时和10～13小时，严重肾功能不全时可发生药物蓄积和毒性代谢物蓄积。可透过血脑屏障，但不作为细菌性脑膜炎常规治疗药物。

细菌耐药机制包括：①抑制药物对细胞壁的通透性；②耐药的二氢叶酸还原酶和合成酶的产生；③对酶的活性下调；④叶酸的前体对氨基苯甲酸产生增多。

常用剂量：按TMP计算每日剂量5～15mg/kg，严重感染(如卡氏肺囊虫肺炎)需给予大剂量15mg/kg。每6～12小时给药。

不良反应：胃肠道反应为常见不良反应，其他不良反应有过敏反应(如潮红、发热、

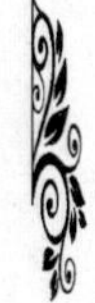

皮肤坏死、Stevens-Johnson 综合征）、血液毒性反应（贫血、白细胞减少、血小板减少），偶有中枢神经系统反应和肝炎。与华法林合用导致凝血酶原时间延长。可从白蛋白结合部位置换出胆红素，导致血胆红素水平升高，TMP-SMZ 不可在怀孕的最后一个月应用，因为会增加胎儿的非结合胆红素水平，导致核黄疸。

（七）抗厌氧微生物制剂

1. 克林霉素（clindamycin） 细菌蛋白质合成的抑制剂，抑制 50S 亚基。抑菌型抗微生物制剂。需氧革兰阳性菌（除肠球菌外）敏感，对多数厌氧菌（革兰阳性球菌、革兰阴性杆菌包括脆弱拟杆菌）有效，对艰难梭状芽孢杆菌无效。需氧革兰阴性杆菌无效（表 9-10）。

表 9-10 抗厌氧微生物制剂

指　标	克林霉素	甲硝唑
清除途径	肝脏	肝脏、肾脏
剂量调整肌酐清除率阈值	肝硬化患者调整剂量	仅肝硬化患者调整剂量
成人剂量	600～900mg，每 6～12h	500～750mg，每 8～12h
平均峰浓度（剂量）	10mg/L(600mg)	26mg/L(7.5mg/kg)

口服、肌肉、静脉制剂。在组织、体液内分布广，但不能透过血脑屏障。主要在肝脏代谢，严重肝脏疾病时需减少剂量；肾功能不全患者无需调整剂量。

常用剂量：600～900mg 每 6～12h 一次。

不良反应：伪膜性肠炎是常见不良反应，系由于耐药的艰难梭状芽胞杆菌产生外毒素所致，表现腹泻、腹痛、发热、大便带血和黏液。治疗包括停药、口服甲硝唑或万古霉素。其他不良反应有恶心、呕吐、腹泻、潮红、局部血栓性静脉炎、肝脏酶升高等。

2. 甲硝唑（metronidazole） 杀菌药。作用机制为还原厌氧菌细胞内分子末端的一个硝基，产生自由基，损害细菌的 DNA。对甲硝唑耐药的厌氧菌很罕见（表 9-10）。

对专性厌氧微生物作用强，但对兼性厌氧和需氧微生物无效。也用于治疗毛滴虫病、阿米巴病和贾第鞭毛虫病。敏感菌包括革兰阴性厌氧杆菌（如拟杆菌包括脆弱拟杆菌）、革兰阳性厌氧杆菌（如梭状芽胞杆菌）。但革兰阳性厌氧球菌（如消化球菌、消化链球菌）不敏感，其他厌氧链球菌抗药。

肝脏代谢失活，肾脏排泄。肝功能障碍时需调整剂量，肾衰竭时无需调整剂量。体液、组织穿透性良好。

常用剂量：500mg，每 8～12h 一次。

不良反应：金属味、厌食、恶心；尿色变深；周围神经症状如麻刺感、感觉异常；中枢神经症状如眩晕、惊厥、运动失调；可降低华法林的清除率。

3. 奥硝唑（ornidazole） 奥硝唑是硝基咪唑类衍生物，其发挥抗微生物作用的机理可能是通过其分子中的硝基，在无氧环境中还原成氨基或通过自由基的形成，与细胞成分互相作用，从而导致微生物死亡。适用于治疗由脆弱拟杆菌、狄氏拟杆菌、多形拟杆菌、普通拟杆菌、梭状芽孢杆菌、真杆菌、消化球菌和消化链球菌、幽门螺杆菌、黑色素拟杆菌、梭杆菌、CO_2 噬纤维菌、牙龈类杆菌等敏感厌氧菌所引起的多种感染性疾病。

奥硝唑容易经胃肠道吸收，血浆消除半衰期为14小时，血浆蛋白结合率小于15%，广泛分布于组织和体液中，包括脑脊液。奥硝唑在肝中代谢，肝损伤患者用药每次剂量与正常用量相同，但用药时间间隔要加倍，以免药物蓄积。

常用剂量：成人起始剂量为0.5～1g，然后每12小时静滴0.5g连用3～6天。

不良反应：奥硝唑具有良好的耐受性。用药期间可能会产生消化系统问题，包括轻度的胃部不适、胃痛、口腔异味等。神经系统不良反应包括头痛、困倦、眩晕、颤抖、四肢麻木、痉挛和神经错乱等。还可以引起过敏反应、局部反应以及白细胞减少。

（八）抗真菌药物

1. 多烯类　通过与敏感真菌细胞膜上的固醇相结合，损伤细胞膜的通透性，导致细胞内重要物质如钾离子、核苷酸和氨基酸等外漏，破坏细胞的正常代谢从而抑制其生长。

（1）两性霉素B(amphotericin B)：对本品敏感的真菌有新型隐球菌、皮炎芽生菌、组织胞浆菌、球孢子菌属、孢子丝菌属、念珠菌属等，土曲霉菌及放线菌属对本品耐药；皮肤和毛发癣菌则大多耐药。用于曲霉菌、念珠菌、隐球菌、组织胞浆菌等引起的确诊及临床诊断的侵袭性真菌感染的治疗以及经验治疗。

几乎不被肠道吸收，应静脉给药。血浆蛋白结合率高，可通过胎盘屏障，血浆半衰期为24h，肾脏清除缓慢。

常用剂量：静脉用药时先试以1～5mg或按体重一次0.02～0.1mg/kg给药，以后根据患者耐受情况每日或隔日增加5mg，当增至一次0.6～0.7mg/kg时即可暂停增加剂量，此为一般治疗量。成人最高一日剂量不超过1mg/kg，每日或隔1～2日给药1次，累积总量1.5～3.0g，疗程1～3个月，也可长至6个月，视病情及疾病种类而定。对敏感真菌感染宜采用较小剂量，即成人一次20～30mg，疗程仍宜长。此外也可鞘内给药或雾化吸入给药。

不良反应：①静滴过程中或静滴后发生寒战、高热、严重头痛、食欲不振、恶心、呕吐，有时可出现血压下降、眩晕等。②几乎所有患者在疗程中均可出现不同程度的肾功能损害，尿中可出现红细胞、白细胞、蛋白和管型、血尿素氮和肌酐增高，肌酐清除率降低，也可引起肾小管性酸中毒。③低钾血症，由于尿中排出大量钾离子所致。④血液系统毒性反应有正常红细胞性贫血，偶可有白细胞或血小板减少。⑤肝毒性，较少见，可致肝细胞坏死，急性肝功能衰竭亦有发生。⑥心血管系统反应如静滴过快时可引起心室颤动或心脏骤停。此外本品所致的电解质紊乱亦可导致心律失常的发生。本品静滴时易发生血栓性静脉炎。⑦神经系统毒性反应，鞘内注射本品可引起严重头痛、发热、呕吐、颈项强直、下肢疼痛及尿潴留等，严重者可发生下肢截瘫等。⑧过敏性休克、皮疹等变态反应偶有发生。

（2）两性霉素B脂质体：抗真菌谱同上，采用脂质体技术制备。适用于：①侵袭性真菌感染的确诊及经验治疗；②无法耐受普通两性霉素B制剂的患者；以及③肾功能严重损害而不能使用普通两性霉素B制剂的患者。

具有非线性动力学特点，易在肝脏及脾脏中浓集，肾脏中则较少蓄积，清除半衰期为100～150h，但不同脂质体生物利用度差异很大。

常用剂量：静脉给药。起始剂量0.1mg/(kg·d)（用注射用水稀释溶解并振荡摇

匀后加至5%葡萄糖500ml内静脉滴注，药物浓度以不大于0.15mg/ml为宜，滴速不得超过30滴/分)，观察患者有无不适。如无毒副反应，第二日开始增加0.25～0.50mg/(kg·d)，剂量逐日递增至维持剂量1～3mg/(kg·d)。总剂量为1～5g。

不良反应：肾脏毒性显著降低，输液反应也大大减少，但仍需监测肾功能。

2. 三唑类　通过阻断真菌细胞色素P450来阻止羊毛固醇转变为麦角固醇，后者是构成真菌细胞壁主要的固醇，从而引起细胞壁完整性受损。

(1) 伊曲康唑(itraconazole)：抗真菌谱包括曲霉菌属、念珠菌属、隐球菌属和组织胞浆菌等主要致病真菌，对镰刀霉活性较低，对毛霉菌感染无效。临床用于曲霉菌属、念珠菌属、隐球菌属和组织胞浆菌等引起的确诊及临床诊断的侵袭性真菌感染的治疗以及经验治疗，也用于曲霉菌和念珠菌感染的预防治疗。

采用β-环糊精技术的注射剂和口服液比胶囊的生物利用度大幅提高，蛋白结合率为99%，血浆半衰期为20～30h。在肺、肝脏、肾脏、肌肉及骨骼等组织中的浓度比血药浓度高2～3倍，脑脊液中含量很低，但脑组织中有药物蓄积。经肝脏P450酶系统代谢，代谢产物经胆汁和尿液排泄，其中羟基伊曲康唑和伊曲康唑有同等的抗真菌活性，且体内浓度可达伊曲康唑的2倍。

常用剂量：①确诊及临床诊断的侵袭性真菌感染的治疗以及经验治疗：第一、二天给予200mg，2次/d静脉注射；第3～14天(具体疗程应根据患者临床情况，尤其是影像学改变做适当延长或者调整)给予200mg，1次/d静脉注射。静脉输注的时间应不少于1h。之后序贯使用口服液200mg，2次/d口服。②侵袭性真菌感染的预防治疗：每天5mg/kg，疗程一般为2～4周。

不良反应：长期治疗时应注意对肝功能的监护。伊曲康唑与某些经肝脏P450酶代谢的药物合用时会发生相互作用。

(2) 氟康唑(fluconazol)：抗真菌谱包括念珠菌属(对光滑念珠菌为剂量依赖敏感、对克柔念珠菌无活性)和新生隐球菌，对曲霉菌感染无效。临床用于非粒细胞减少患者的深部念珠菌病，以及艾滋病患者的急性隐球菌性脑膜炎的治疗；也用于侵袭性念珠菌病的预防，但对曲霉菌病无预防效果。

口服吸收迅速，进食对药物吸收无影响。口服、静脉均可获得同等的血药浓度。蛋白结合率低，分布容积大。80%以原型经尿液排出，血浆半衰期为20～30小时，血中药物可经透析清除。

常用剂量：①侵袭性念珠菌病治疗：200～400mg/d。若氟康唑治疗5d后，患者仍不能退热或其他症状无缓解，则应换用伊曲康唑等其他药物。②念珠菌病预防：50～400mg/d，疗程不宜超过2～3周。

不良反应：最常见的不良反应来自胃肠道。长期治疗者须监测肝功能，可导致肝功能异常甚至严重的肝脏损害。

(3) 伏立康唑(vorionazole)：抗真菌谱包括念珠菌属、新生隐球菌、曲霉菌属、镰刀霉属和荚膜组织胞浆菌等致病真菌，对接合菌无活性。临床用于免疫抑制患者的严重真菌感染、急性侵袭性曲霉菌病、由氟康唑耐药的念珠菌引起的侵袭性感染、镰刀霉引起的感染等。

在高危患者中呈非线性药代动力学特点，蛋白结合率为58%，组织分布容积为

4.6L/kg。代谢受基因多态性调控，因而在亚洲人群中的群体药代动力学行为变异较大；经静脉给予 3mg/kg 剂量后，清除半衰期为 6～9h。

常用剂量：①负荷剂量：6mg/kg 静脉输注，12h 一次，连用 2 次。输注速率不得超过 3mg/(kg・h)，输液浓度不得超过 5g/L，输注时间在 1～2h 以上；②维持剂量：4mg/kg 静脉输注，12h 一次；③治疗不耐受者：将维持剂量降至 3mg/kg，12h 一次。

不良反应：最为常见的不良事件为视觉障碍、发热、皮疹、恶心、呕吐、腹泻、头痛、败血症、周围性水肿、腹痛以及呼吸功能紊乱。与治疗有关的，导致停药的最常见不良事件包括肝功能增高、皮疹和视觉障碍。中至重度肾功能损伤患者不得经静脉给药。

3. 棘白菌素类

卡泊芬净(caspofungin)　抗真菌谱包括念珠菌属和曲霉菌属，对新生隐球菌和镰刀霉属、毛霉菌等无活性。临床用于侵袭性念珠菌病、念珠菌血症及侵袭性曲霉菌病治疗。

血药浓度与剂量呈等比例增长，蛋白结合率>96%，组织分布以肝脏为高。经肝脏及肾脏排泄，脑脊液中几乎不能检出，消除半衰期为 40～50h。

常用剂量：第 1 天 70mg，之后 50mg/d，静脉输注时间不得少于 1h，疗程依患者病情而定。

不良反应：一般都是轻微的，而且极少导致停药。常见胃肠道反应如恶心、呕吐、腹泻；可出现肝酶水平升高和血清肌酐水平升高等。严重肝功能受损的患者应避免用此药。

4. 抗代谢类　抑制真菌蛋白质和 DNA 的合成。

5-氟胞嘧啶(5-flucytosine)　抗菌谱包括念珠菌属、新生隐球菌和部分暗色真菌。临床用于念珠菌属、新生隐球菌和其他敏感菌所致的侵袭性真菌感染患者。临床较少单独应用，常与两性霉素 B 联合应用，两者有协同作用。

口服吸收快速且接近完全，与静脉滴注后的血药浓度相同。药物吸收后分布广泛，脑脊液中药物浓度约为血药浓度的 60%～90%，蛋白结合率为 2.9%～4%，口服半衰期为 2.5～6h。

常用剂量：常规起始剂量为每天 50～150mg/kg，分 4 次口服，间隔 6h。肾功能受损患者应减量至每天 25mg/kg，之后调整剂量和给药间隔。

不良反应：最常见的不良反应是恶心、呕吐和腹泻。血药浓度过高(>100mg/L)可导致血小板和白细胞减少。与两性霉素 B 合用时后者的肾毒性会使 5-氟胞嘧啶的血药浓度升高，应注意监测。

（李双玲　王东信）

第三节　镇静、镇痛及肌松技术

危重症患者常因多种因素引起疼痛、焦虑、烦躁、谵妄及睡眠障碍等，从而影响患者对治疗的配合并加重病情，使 ICU 的治疗更为复杂和困难，治疗效果难以保证。国外报道，离开 ICU 的病人中，约有 50%的病人对于其在 ICU 中的经历保留有痛苦的记忆，而 70%以上的病人在 ICU 期间存在着焦虑与躁动。因此，ICU 的医务人员有责任

让危重病患者在一个无压力并舒适的环境中度过，将那些痛苦的感觉降至最低。而如何合理、有效的应用镇静、镇痛及肌肉松弛药，以减少患者的疼痛、焦虑和烦躁，保证治疗措施的实施，减少并发症的发生，降低死亡率，提高治愈率，让患者更轻松的享受医疗和来自医疗人员的人文关怀，已成为危重病管理医师必备技术之一。

一、危重病人镇静及镇静药的应用

（一）危重病人需要镇静的几种常见指征

消除各种原因引起的焦虑、躁动、谵妄、睡眠障碍及协助肌肉松弛药的应用和各种有创操作的实施是危重病人应用镇静药的主要指征。

1. 焦虑　焦虑是一种强烈的忧虑、不确定或恐惧状态。50％以上的ICU病人可能出现焦虑症状，其特征包括躯体症状（如心慌、出汗）和紧张感。

常见原因：各种疼痛可引起焦虑；因为自身疾病严重而感到难以自理和恐惧；环境因素，如患者被约束于床上，灯光长明，昼夜不分，睡眠被剥夺，各种噪音（如机器声、报警声、呼喊声），邻床患者的抢救或去世等；对诊断和治疗措施的不了解与恐惧；对疾病预后的担忧，对死亡的恐惧，对未来命运的忧虑；对家人的思念等。

焦虑对机体的影响：导致不安、躁动，加重患者身心痛苦，影响睡眠；导致心动过速、血压增高、心肌缺血、氧耗量增加等；导致呼吸不规则、影响机械辅助通气治疗等；导致患者对疾病的治疗失去信心，影响康复；导致行为和认知异常；对于儿童患者可导致畸形心理发育，而造成意想不到的社会后果。

减轻焦虑的方法包括保持病人舒适、提供充分镇痛、完善环境、使用镇静药物和心理精神护理/疗法等。

2. 躁动　躁动是一种伴有不停动作的易激惹状态，或者说是一种伴随着挣扎动作的极度焦虑状态。在综合ICU中，70％以上的病人发生过躁动。

常见原因：疼痛是ICU中术后患者产生躁动的主要原因；焦虑不安；低氧血症被误认为躁动，在ICU并不少见，PO_2 低于60mmHg易于发生躁动；低血压也会产生躁动，与低灌注引起的脑损伤有关；低血糖会导致严重的躁动；脑损伤；药物；机械通气非同步；气管内导管的刺激，短期或长期插管的病人都会产生躁动，气管插管患者由于无法交流而更为焦虑；不安静的环境和持续强光刺激等；血液中重金属含量的升高，如铅、汞和锰也被证实是重症患者产生躁动的重要原因。

躁动可导致病人与呼吸机对抗、耗氧量增加、意外拔除身上各种装置和导管，甚至危及生命。所以应该及时发现躁动，积极寻找诱因，纠正其紊乱的生理状况，如：低氧血症、低血糖、低血压和疼痛等。并为病人营造舒适的人性化的环境，向病人解释病情及所作治疗的目的和意义，尽可能使病人了解自己病情、参与治疗并积极配合。

3. 谵妄　是多种原因引起的一种急性精神错乱状态。

临床特征包括：定向力障碍、感知异常、唤醒及精神运动性异常、注意力减退、记忆障碍、思维与言语混乱、书写困难以及睡眠-清醒周期紊乱。意识清晰度下降或觉醒程度降低是诊断的关键。

ICU病人因焦虑、麻醉、代谢异常、缺氧、循环不稳定或神经系统病变等原因，可以

出现谵妄症状，且长时间置身于陌生而嘈杂的ICU环境会加重谵妄的临床症状。研究表明机械通气病人谵妄发病率可达70%～80%，且谵妄病人，尤其是老年病人住院时间明显延长，每日住院费用及病死率均显著增加。

4. 睡眠障碍　睡眠是人体不可或缺的生理过程。睡眠障碍可能会延缓组织修复、减低细胞免疫功能。睡眠障碍的类型包括：失眠、过度睡眠和睡眠-觉醒节律障碍等。失眠或睡眠被打扰在ICU极为常见。原因包括：①持续噪音(来自仪器的报警，工作人员和设备)；②灯光刺激；③高强度的医源性刺激(频繁的测量生命体征、查体，被迫更换体位)；④疾病本身的损害以及病人对自身疾病的担心和不了解。病人在ICU睡眠的特点是短暂睡眠，觉醒和快速动眼(REM)睡眠交替。病人快动眼睡眠明显减少，非快动眼睡眠期占总睡眠时间的比例增加，睡眠质量下降。使得病人焦虑、抑郁或恐惧，甚至躁动，延缓疾病的恢复。尽管采用各种非药物措施(减少环境刺激、给予音乐和按摩治疗等)，在ICU内许多病人仍然有睡眠困难，多数病人需要结合镇痛、镇静药物以改善睡眠。

5. 协助肌肉松弛药的应用和有创操作的实施　机械通气和人机拮抗是引起病人躁动的常见原因，常需要使用肌肉松弛药，而后者的应用要求必须伍用镇静药。危重病人在治疗过程中常常需要接受各种有创操作，如气管插管、深静脉置管、气管导管更换、纤支镜检查等，为确保操作安全、顺利完成，常常需要伍用镇静药。

(二) 选择镇静药的原则

医生对该药的熟悉程度；药物的起效时间；药物的不良反应；药物的消除半衰期；病人的特殊情况；以往临床使用的证据/经验。

(三) 镇静深度的评估方法

定时评估镇静程度有利于调整镇静药物及其剂量以达到预期目标，减少并发症。ICU病人理想的镇静水平，是既能保证病人安静入睡又容易被唤醒。因此，应在镇静治疗开始时就明确所需的镇静水平，定时、系统地进行评估和记录，并随时调整镇静用药以达到并维持所需镇静水平。

目前临床常用的镇静评分系统有Ramsay评分、Riker镇静躁动评分(SAS)，以及肌肉活动评分法(MAAS)等主观性镇静评分以及脑电双频指数(BIS)等客观性镇静评估方法。

1. Ramsey镇静评分　尽管有一些缺点，例如，对叩击眉间反应迟钝(Ramsey 5)的看似入睡的患者也可能不安和焦虑(Ramsey1)，但Ramsey评分简单，易于操作，在ICU被广泛应用(表9-11)。

表9-11　Ramsey镇静水平等级划分

1	患者清醒并焦虑，躁动，不安静
2	患者清醒并合作，平静，定向正常，安静
3	患者清醒，仅对命令有反应
4	患者嗜睡，对轻敲眉间或强听觉刺激反应灵敏
5	患者嗜睡，对轻敲眉间或强听觉刺激反应迟钝，但对疼痛刺激有反应
6	患者嗜睡，对轻敲眉间或强听觉刺激无反应

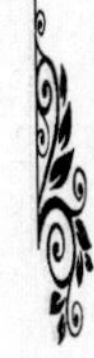

2. Riker镇静-躁动评分(SAS) 是第一个被正式试验并为ICU应用的较可靠的评分方法(表9-12)。

表9-12 Riker镇静-躁动评分

7	危险躁动	拔气管插管;试图拔除导尿管;攀越床栏;打医务人员
6	非常躁动	不平静,尽管经常口头提醒限制;需要身体束缚;咬气管内插管
5	躁动	焦虑或身体躁动,经言语提示劝阻可安静
4	安静并合作	安静,容易唤醒,服从指令
3	镇静	嗜睡,语言刺激或轻轻摇动可唤醒并能服从简单指令,但又迅即入睡
2	深度镇静	对躯体刺激有反应,不能交流及服从指令,有自主运动
1	不能唤醒	对伤害性刺激反应极小或无反应;不能交流及服从命令

3. 运动评分(MAAS) 结构上基本与SAS相似(表9-13)。

表9-13 运动评分

分值	描述	定 义
0	无应答	对伤害性刺激无动作
1	仅对伤害有反应	伤害性刺激时睁眼或抬眉或向刺激方转头或移动四肢
2	对触诊或呼名反应	被触诊或大声呼喊姓名时睁眼或抬眉或向刺激方转头或移动四肢
3	平静并合作	不需要外部刺激引发运动和有目的性调整床单或衣服和服从命令
4	不安并合作	不需要外部刺激引发运动和撕开床单或衣服或暴露身体和服从命令
5	躁动	不需要外部刺激来引发运动并试图坐起或将四肢移出床和不能连贯地服从命令
6	危险地躁动;不配合	不需要外部刺激来引发运动,拔气管插管或导尿管或敲击一侧到另一侧或打医务人员或试图爬下床并且要求时不能平静

(四)临床常用镇静药物

镇静药物的应用可减轻应激反应,辅助治疗病人的紧张焦虑及躁动,提高病人对机械通气、各种ICU日常诊疗操作的耐受能力,使病人获得良好睡眠等。保持病人安全和舒适是ICU综合治疗的基础。

理想的镇静药应具备以下特点:起效快,剂量-效应可预测;半衰期短,无蓄积;对呼吸循环抑制最小;代谢方式不依赖肝肾功能;抗焦虑与遗忘作用同样可预测;停药后能迅速恢复;价格低廉等。但目前尚无药物能符合以上所有要求。目前ICU最常用的镇静药物为苯二氮䓬类和丙泊酚(表9-14)。

1. 苯二氮䓬类药物 苯二氮䓬类是临床使用最广泛的较理想的镇静、催眠药物,主要是通过与中枢神经系统内GABA受体的相互作用,产生剂量相关的催眠、抗焦虑和顺行性遗忘作用。其本身无镇痛作用,但与阿片类镇痛药有协同作用,可明显减少阿片类药物的用量。苯二氮䓬类药物的作用存在较大的个体差异。老年病人、肝肾功能受损者药物清除减慢,肝酶抑制剂亦影响药物的代谢。故用药必须遵循个体化原则。

反复或长时间使用苯二氮䓬类药物可致药物蓄积或诱导耐药的产生；静脉使用苯二氮䓬类超过5天的病人应在3～5天内逐渐减药。

表9-14 ICU常用镇静药及剂量

药物	单次静注	连续静注
地西泮	0.1～0.2mg/kg	0.1mg/(kg·h)
咪达唑仑	0.05～0.1mg/kg	0.05～0.1mg/(kg·h)
右美托咪啶	1.0～4.0μg/kg	0.2～0.7μg/(kg·h)
丙泊酚	1.0～2.0mg/kg	0.5～1.5mg/(kg·h)

ICU常用的苯二氮䓬类药为咪达唑仑(midazolam)、氯羟安定(lorazepam)及安定(diazepam)。

(1) 咪达唑仑：咪达唑仑是苯二氮䓬类中相对水溶性最强的药物，作用强度是安定的2～3倍，起效快、持续时间短、清醒相对较快。注射过快或剂量过大时可引起呼吸抑制、血压下降，低血容量病人尤著，而持续缓慢静脉输注可有效减少其副作用。咪达唑仑长时间用药后会有蓄积和镇静效果的延长，在肾衰病人尤为明显。丙泊酚、西咪替丁、红霉素和其他细胞色素P450酶抑制剂可明显减慢咪达唑仑的代谢速率。

咪达唑仑适用于病人焦虑、躁动或行机械通气和有创操作的病人，起效快、病人感觉舒适，对呼吸和循环影响较小，花费较少，比较经济。

镇静用量：静脉注射负荷剂量：0.02～0.1mg/kg；维持剂量：0.04～0.1mg/(kg·h)。

(2) 氯羟安定：氯羟安定是ICU病人长期镇静治疗的首选药物。由于其起效较慢，半衰期长，故不适于治疗急性躁动。氯羟安定的优点是对血压、心率和外周阻力无明显影响，对呼吸无抑制作用；缺点是易于在体内蓄积，苏醒慢；其溶剂丙二醇长期大剂量输注可能导致急性肾小管坏死、代谢性酸中毒及高渗透压状态。

镇静用量：静脉注射负荷剂量0.02～0.06mg/kg；维持剂量0.01～0.1mg/(kg·h)。

(3) 安定：安定具有抗焦虑和抗惊厥作用，作用与剂量相关，依给药途径而异，具有起效快，苏醒快的特点，可用于急性躁动病人的治疗。其代谢产物去甲安定和去甲羟安定均有类似安定的药理活性，且半衰期长，反复用药可致蓄积而使镇静作用延长。大剂量可引起一定的呼吸抑制和血压下降。静脉注射可引起注射部位疼痛或血栓性静脉炎。

镇静用量：静脉注射负荷剂量：0.05～0.3mg/kg；维持剂量：0.02～0.4mg/(kg·h)。

(4) 苯二氮䓬类药物的竞争性拮抗剂—氟马西尼(flumazenil)：氟马西尼可拮抗或逆转苯二氮䓬类药物的镇静效应，静注剂量0.1～0.2mg可产生部分拮抗作用，0.4～1mg可以完全逆转，可间隔1min后重复使用0.5mg，最大累积量3～5mg，逆转作用通常1～2min内明显起效；但应慎重使用，以免因拮抗后再度镇静而危及生命；快速输注可引起抽搐和肺水肿。

2. 丙泊酚(Propofol) 丙泊酚，2,6-双异丙基苯酚，为水性乳剂，含大豆油、甘油、卵磷脂等；具有起效快，作用时间短，撤药后清醒迅速，且镇静深度呈剂量依赖性，镇静深度容易控制。丙泊酚可产生遗忘作用和抗惊厥作用，其作用机制尚未完全明了，主要

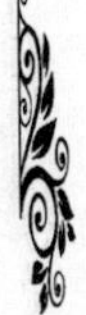

通过结合于活化的 γ-氨基丁酸的氯离子通道上，增加通道开放持续时间；与苯二氮䓬类不同，异丙酚在通道开放时不需要 γ-氨基丁酸。丙泊酚无镇痛作用，但有一定止吐作用，也可以预防性地减弱诱导插管时支气管痉挛。丙泊酚主要经肝脏清除，也可能存在肝外清除位点（如肺）。即使在延长输注后丙泊酚的清除依然迅速，但是药物在脂肪组织中的蓄积可导致镇静延长。丙泊酚可引起呼吸抑制和低血压，快速推注及应用于低血容量和老年患者时尤其显著；丙泊酚可降低脑代谢，导致脑灌注压降低；还可引起注射部位疼痛、静脉炎、高脂血症。长期输注需检测血中甘油三酯水平。使用过程中应严格无菌操作，减少感染并发症。

丙泊酚也适用于 ICU 焦虑、躁动或行机械通气和有创操作的病人，起效快、苏醒也快，但花费较高。

镇静用量：静脉注射负荷剂量：1.0～2mg/kg；维持剂量：0.5～4mg/(kg·h)。

3. 氟哌啶醇　氟哌啶醇(haloperidol)属丁酰苯类药物，是治疗重症患者谵妄常用的药物。氟哌啶醇一般不引起严重的呼吸抑制，可引起锥体外系症状，还可引起剂量相关的 QT 间期延长，增加室性心律失常的危险，应用过程中须监测 ECG。既往有心脏病史的病人更易出现此类副作用。氟哌啶醇半衰期长，对急性发作谵妄的病人需给予负荷剂量，以快速起效。临床使用氟哌啶醇的方式通常是间断静脉注射。

镇静用量：静脉或肌肉注射负荷剂量：0.05～0.2mg/kg；每日可以反复应用 2～3 次。

4. 氯胺酮　属苯环已哌啶衍生物，是唯一兼具镇痛及遗忘双重效应的药物。可产生独特的意识与疼痛“分离状态”。可增加脑代谢率和颅内压，有轻微呼吸抑制，可引起患者做梦（愉快和不愉快的）及产生幻觉。静脉注射负荷剂量：0.25～2mg/kg；维持剂量：0.5～4mg/(kg·h)。

5. 依托咪酯　属非巴比妥酸盐，含咪唑的羧酸盐酯复合物，是一种催眠剂。通常用于手术时全身麻醉诱导，也可用于 ICU 快速气管插管，通常与神经肌肉阻断剂联合应用。几乎无心血管副作用，不良反应罕见。依托咪酯静脉注射负荷剂量：0.1～0.4mg/kg；维持剂量：0.4～2mg/(kg·h)。

6. 右美托咪啶　右美托咪啶（盐酸右旋美托咪啶制剂）是一种选择性 α_2-肾上腺素能受体激动剂。通过激活中枢突触前 α_2-肾上腺素能受体，抑制去甲肾上腺素的释放，产生了镇静、抗焦虑及镇痛作用；也可影响突触后活性引起血压及心率降低。对 α-受体的作用效果超过可乐定的 8 倍。主要经肝脏代谢，肝功能不全的患者应用右美托咪啶应减量。不产生呼吸抑制。使用不当可诱发或加重心脏传导缺陷，因此，不宜用于循环血容量减少、心动过缓、心排量低及心脏传导阻滞的患者。右美托咪啶被批准用于重症监护治疗的短期（24 小时）镇静及镇痛，但由于价格昂贵，目前在 ICU 中尚未得到普遍应用。近年来国产药已进入临床实验。

静脉注射负荷剂量：1～4μg/kg（10 分钟内）；维持剂量：0.2～0.7μg/(kg·h)。

（五）镇静药物的给予

镇静药的给药方式应以持续静脉输注为主，首先应给予负荷剂量以尽快达到镇静目标。间断静脉注射一般用于负荷剂量的给予，以及短时间镇静且无需频繁用药的病人。经肠道（口服、胃管、空肠造瘘管等）、肌肉注射则多用于辅助改善病人的睡眠。

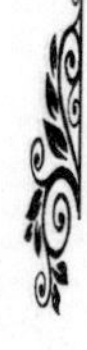

为避免药物蓄积和药效延长，可在镇静过程中实施每日唤醒计划，即每日定时中断镇静药物输注(宜在白天进行)，以评估病人的精神与神经功能状态，该方案可减少用药量，减少机械通气时间和ICU停留时间。但病人清醒期须严密监测和护理，以防止病人自行拔除气管插管或其他装置。大剂量使用镇静药治疗超过一周，可产生药物依赖性和戒断症状。苯二氮䓬类药物的戒断症状表现为：躁动、睡眠障碍、肌肉痉挛、肌阵挛、注意力不集中、经常打哈欠、焦虑、躁动、震颤、恶心、呕吐、出汗、流涕、声光敏感性增加、感觉异常、谵妄和癫痫发作。因此，为防止戒断症状，停药不应快速中断，而是有计划地逐渐减量。

二、危重病人镇痛及镇痛药的应用

(一) 危重症患者产生疼痛的原因及对机体的影响

1. 引起疼痛的原因　疼痛是因损伤或炎症刺激，或因情感痛苦而产生的一种不适的感觉。

常见原因：手术后疼痛；创伤后疼痛、意外创伤、医源性创伤、心理创伤；疾病本身引起的疼痛；隐匿性疼痛，如气管插管及其他各种插管、长时间卧床等。

2. 疼痛对机体的不利影响　疼痛可导致机体应激、睡眠不足和代谢改变，进而出现疲劳和定向力障碍，导致心动过速、组织耗氧增加、凝血过程异常、免疫抑制和分解代谢增加等；疼痛还可刺激疼痛区周围肌肉的保护性反应，全身肌肉僵直或痉挛等限制胸壁和膈肌运动进而造成呼吸功能障碍。具体表现如下：

(1) 对精神和心理影响：出现和加重焦虑情绪，扰乱患者身心安静，妨碍患者休息和睡眠等。

(2) 对心血管系统的影响：可出现心率增快、心律失常、血压增高、增加心肌氧耗、导致心肌缺血、梗死、绞痛及心脑血管意外的机会增多等，严重疼痛还可导致虚脱、休克、甚至心跳呼吸停止等。

(3) 对呼吸系统的影响：尤其是胸腹部手术或创伤，由于疼痛患者不敢深呼吸、咳嗽、咳痰，易发生低氧血症、高碳酸血症和肺部感染、肺不张等。

(4) 对内分泌系统的影响：儿茶酚胺分泌增加致心率增快、血管收缩；促肾上腺皮质激素、皮质醇、肾上腺素、胰高血糖素等升高导致蛋白、脂肪分解增加，出现负氮平衡、高血糖；抗利尿激素、醛固酮增高导致水钠潴留；疼痛、焦虑引起交感神经兴奋和睡眠不好，还可抑制催乳素、催产素的分泌，不利于产妇尽早泌乳，影响婴儿母乳喂养等。

(5) 对消化系统的影响：引起消化功能障碍、消化腺分泌和消化道运动减弱，出现恶心、呕吐、便秘、甚至麻痹性肠梗阻等。

(6) 对泌尿系统的影响：可因反射性血管收缩、抗利尿激素增加致尿少，也可因疼痛出现尿潴留等。

(7) 对凝血系统的影响：血小板黏附功能增强、纤溶功能降低，呈现高溶状态等。

(8) 对免疫系统影响：淋巴细胞减少、网状内皮系统抑制，使免疫功能减弱等。

(9) 对其他影响：由于疼痛限制活动，使某些肌肉处于僵直状态，长时间不活动使静脉血淤积，加之凝血功能的影响，易致血栓形成等。

（二）镇痛的评估

疼痛评估应包括疼痛的部位、特点、加重及减轻因素和强度。最可靠有效的评估指标是病人的自我描述。使用各种评分方法来评估疼痛程度和治疗反应，应该定期进行、完整记录。常用评分方法有：

1. 语言评分法（Verbal rating scale，VRS） 将疼痛从最轻到最重的顺序分别定义为0分（不痛）至10分（疼痛难忍），由病人自己选择不同分值来量化疼痛程度。

2. 视觉模拟法（Visual analogue scale，VAS） 用一条100mm的水平直线，两端分别定为不痛到最痛。由被测试者在最接近自己疼痛程度的地方画垂线标记，以此量化其疼痛强度。VAS已被证实是一种评价老年病人急、慢性疼痛的有效和可靠方法（图9-1）。

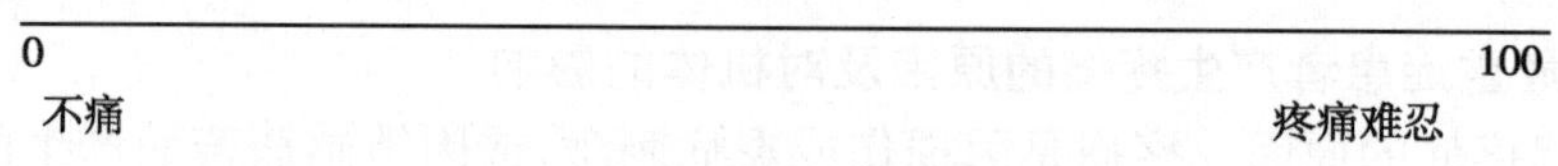

图 9-1 视觉模拟评分法（VAS）

3. 数字评分法（Numeric rating scale，NRS） NRS是一个从0～10的点状标尺，0代表不疼，10代表疼痛难忍，由病人从上面选一个数字描述疼痛。其在评价老年病人急、慢性疼痛的有效性及可靠性上已获得证实。

4. 面部表情评分法（Faces Pain Scale，FPS） 由六种面部表情及0～10分（或0～5分）构成，程度从不痛到疼痛难忍。由病人选择图像或数字来反映最接近其疼痛的程度（图9-2）。FPS与VAS、NRS有很好的相关性，可重复性也较好。

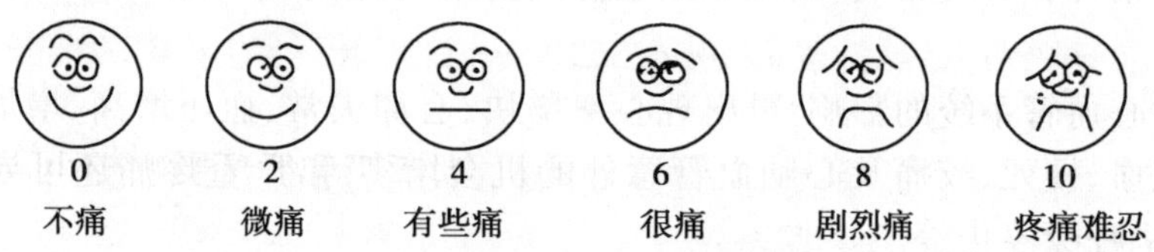

图 9-2 面部表情疼痛评分法

疼痛评估可以采用上述多种方法来进行，但最可靠的方法是病人的主诉。VAS或NRS评分依赖于病人和医护人员之间的交流能力。当病人在较深镇静、麻醉或接受肌松剂情况下，常常不能主观表达疼痛的强度。在此情况下，病人的疼痛相关行为（运动、面部表情和姿势）与生理指标（心率、血压和呼吸频率）的变化也可反映疼痛的程度，需定时仔细观察来判断疼痛的程度及变化。但是，这些非特异性的指标容易被曲解或受观察者的主观影响。

（三）临床常用镇痛药

见表9-15。

1. 阿片类镇痛药 理想的阿片类药物应具有以下优点：起效快，易调控，用量少，较少的代谢产物蓄积及费用低廉。

临床中应用的阿片类药物多为相对选择μ受体激动药。所有阿片受体激动药的镇痛作用机制相同，但某些作用，如组织胺释放，用药后峰值效应时间，作用持续时间等

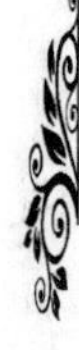

存在较大的差异，所以在临床工作中，应根据病人特点、药理学特性及副作用考虑选择药物。阿片类药物的副作用主要是引起呼吸抑制、血压下降、胃肠蠕动减弱、瘙痒、尿潴留及心动过缓等，在老年人尤其明显。阿片类药诱导的意识抑制可干扰对重症病人的病情观察，在一些病人还可引起幻觉、加重烦躁。

表 9-15　ICU 常用镇痛药及剂量

药物	单次静注	连续静注
吗啡	0.1～0.2mg/kg	10～50μg/(kg·h)
哌替啶	0.5～1.0mg/kg	0.1～0.3μg/(kg·h)
芬太尼	1.0～2.0μg/kg	2.0～4.0μg/(kg·h)
阿芬太尼	8.0～20μg/kg	0.5～1.0μg/(kg·min)
瑞芬太尼	2.0～4.0μg/kg	0.1～0.2μg/(kg·min)

阿片类药除静脉应用外，也可肌肉注射，口服和经皮。肌肉注射用药的起效时间，镇静程度和作用时间均不稳定，不可靠。如果病人能口服，肠道吸收功能好，可采用口服给药(如美沙酮)，经皮给药常见药剂如芬太尼贴剂，适用于慢性稳定性疼痛不能口服的病人。

(1) 芬太尼：具有强效镇痛效应，镇痛效价是吗啡的 75～80 倍，静脉注射后起效快，作用时间短，对循环的抑制较吗啡轻。静脉注射后 30 秒起效，5～15min 内达峰值，作用时间 1～2h。芬太尼经肝脏代谢，不产生活性代谢产物。无组胺释放，可引起心动过缓并降低交感神经张力，这些可能引起低血压。快速静脉注射芬太尼可引起胸壁、腹壁肌肉僵硬而影响通气。长时间大剂量重复用药后可导致明显的蓄积和延时效应，终末半衰期可延长至 16 小时。

芬太尼适用于 ICU 术后和有创操作的病人，对呼吸和循环影响较小，花费较少，比较经济，是 ICU 患者的一种理想药物。

静脉注射负荷剂量：1.0～2μg/kg；维持剂量：2～4μg/(kg·h)。

(2) 瑞芬太尼：属短效 μ 受体激动剂，可在 1min 内穿透血脑屏障，1min 输注给药后 6min 时其血药浓度降低 50%。体内主要被组织和血浆中非特异性酯酶迅速水解，代谢产物经肾排出，清除率不依赖于肝肾功能。长时间输注没有蓄积作用。对呼吸有抑制作用，停药后 3～5 分钟恢复自主呼吸。

瑞芬太尼半衰期极短，效应维持时间短，起效快，停药后作用消退快，对呼吸和循环影响小，多采用持续输注用于 ICU 术后短时间镇痛的病人和有创操作的病人，尤其需行系列检查或进行神经系统评估的患者，但花费较高。

静脉注射负荷剂量：2.0～4.0μg/kg；维持剂量：0.1～2μg/(kg·min)。

(3) 舒芬太尼：镇痛效应约为芬太尼的 5～10 倍，作用持续时间为芬太尼的 2 倍。一项与瑞芬太尼的比较研究证实，舒芬太尼在持续输注过程中随时间剂量减少，但唤醒时间延长。

(4) 哌替啶：镇痛效价约为吗啡的 1/10，大剂量使用时，可导致神经兴奋症状(如欣快、瞻妄、震颤、抽搐)，肾功能障碍者发生率高，可能与其代谢产物去甲哌替啶(半衰

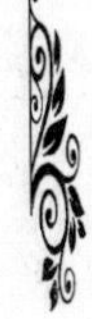

期 15～20h)大量蓄积有关。哌替啶禁忌和单胺氧化酶抑制剂合用，两药联合使用，可出现严重副反应。在 ICU 不推荐重复使用哌替啶。

常用剂量：每 2～4h，静脉注射 0.5～1.0mg/kg，起效时间 10min，作用时间 3～5h。

(5) 吗啡：属典型的阿片类药物，脂溶性较低，起效较慢，给药后有一个 1～1.5min 的初期快速再分布相及 10～20min 的初始半衰期，终末清除半衰期 2～4.5h。吗啡首先在肝脏代谢，约 40%由肾脏清除，主要代谢产物(吗啡-6-葡糖苷酸)由尿排泻，代谢产物的活性比原型高出数倍，在肝、肾功能不全时其活性代谢产物可造成延时镇静及副作用加重。可导致组胺的释放引起低血压；也可刺激迷走神经并抑制窦房结，导致心率减慢。但治疗剂量的吗啡对血容量正常病人的心血管系统一般无明显影响。

吗啡静脉注射负荷剂量：0.1～0.2mg/kg；维持剂量：0.01～0.05μg/(kg·h)。

(6) 阿片类药物的拮抗：纳洛酮(盐酸纳洛酮)是一种阿片类拮抗剂，可以妨碍或逆转阿片类药物的效应。可肌注或静注，静注后 2～3min 内起效，作用持续时间约 45min，如果无效可以反复给药。但要注意，注射纳洛酮后也可引起交感神经兴奋，导致心率增快，血压增高，心率失常，甚至心室颤动和肺水肿等不良反应。

2. 非阿片类中枢性镇痛药　近年来合成的镇痛药曲马多属于非阿片类中枢性镇痛药。曲马多可与阿片受体结合，但亲和力很弱，对 μ 受体的亲和力相当于吗啡的 1/6000，对 k 和 δ 受体的亲和力则仅为对 μ 受体的 1/25。临床上此药的镇痛强度约为吗啡的 1/10。治疗剂量不抑制呼吸，大剂量则可使呼吸频率减慢，但程度较吗啡轻，可用于老年人。主要用于术后轻度和中度的急性疼痛治疗。用量：肌肉注射一次 50～100mg，必要时可以重复；静脉注射一次 100mg，缓慢注射。一日总剂量不超过 400mg。

3. 非甾体类抗炎镇痛药(NSAIDs)　NSAIDs 的作用机制是通过非选择性、竞争性抑制前列腺素合成过程中的关键酶——环氧化酶(COX)达到镇痛效果。代表药物如对乙酰氨基酚等。对乙酰氨基酚可用于治疗轻度至中度疼痛，缓解长期卧床的轻度疼痛和不适。它和阿片类联合使用时有协同作用，可减少阿片类药物的用量。该药对肝功能衰竭或营养不良造成的谷胱甘肽储备枯竭的病人易产生肝毒性，应予警惕。对于那些有明显饮酒史或营养不良的病人使用对乙酰氨基酚剂量应小于 2g/天，其他情况小于 4g/天。非甾体类抗炎镇痛药用于急性疼痛治疗已有多年历史。虽然有不同的新型 NSAIDs 问世，但其镇痛效果和不良反应并无明显改善。其主要不良反应，包括胃肠道出血、血小板抑制后继发出血和肾功能不全。在低血容量或低灌注病人、老年人和既往有肾功能不全的病人，更易引发肾功能损害。

4. 局麻药物　局麻药物主要用于术后硬膜外镇痛及神经阻滞镇痛，其优点是药物剂量小、镇痛时间长及镇痛效果好。目前常用药物为丁哌卡因和罗哌卡因。丁哌卡因的镇痛时间比利多卡因长 2～3 倍，比丁卡因长 25%。但其高浓度会导致肌肉无力、麻痹、从而延迟运动恢复。降低丁哌卡因的浓度可大大降低这些并发症。罗哌卡因的心脏和神经系统的安全性比丁哌卡因高，小剂量时，对痛觉神经纤维的阻断优于运动神经纤维。大量资料证实，局麻药加阿片类用于硬膜外镇痛，不但降低了局麻药的浓度及剂量，镇痛效果也得到增强，同时镇痛时间延长。但应注意吗啡和芬太尼在脑脊液中的长时间停留可能导致延迟性呼吸抑制。除此之外，临床上还应关注硬膜外镇痛带来的恶心、呕吐、皮肤瘙痒、血压下降及可能发生的神经并发症。合理选择药物、适时调整剂量

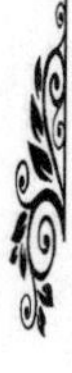

及加强监测，是降低并发症的保证。

丁哌卡因硬膜外镇痛的用量：0.125%～0.375%的溶液 10～20ml；罗哌卡因硬膜外镇痛的用量：2mg/ml 的溶液单次给药 10～20ml，持续输注 4～8ml/h。

(四) 常用镇痛方法

静脉注射、肌肉注射和口服：适用于局麻药以外的其他多数镇痛药，用于临时缓解轻中度疼痛或创伤刺激，是较常用的方法。

神经阻滞：用于缓解局部/区域神经性疼痛，如肋间神经阻滞、椎旁神经阻滞、臂丛神经阻滞、三合一的股神经阻滞、坐骨神经阻滞、踝部神经阻滞等。多采用局部注射局麻药完成，也可在局部留置套管用于持续给药产生长时程镇痛。该方法对机体全身影响小，效果好，但需要较好的技术，要严防各种神经并发症。

硬膜外镇痛：主要是将局麻药和/或小剂量阿片类药注入硬膜外腔产生镇痛效应，可单次应用，也可结合 PCA 应用，尤其适用于一些大手术后的镇痛，效果确切，但要加强护理，防治并发症，不宜过长时间留置导管。

PCA：适用于静脉给药、神经阻滞及硬膜外镇痛，是较理想的一种给药方式。但由于各种因素，目前国内临床上尚难充分发挥 PCA 的优势。

非药物治疗包括心理治疗、物理治疗等手段。研究证实，疼痛既包括生理因素，又包括心理因素。在疼痛治疗中，应首先尽量设法祛除疼痛诱因，并积极采用非药物治疗；非药物治疗能降低病人疼痛的评分及其所需镇痛药的剂量。

三、危重病人肌松及肌松剂的应用

(一) 肌松药的使用指征及目的

1. 气道管理　协助管理机械通气，改善病人与呼吸机的同步性，促进人机协调；降低胸壁和/或肺顺应性(急性呼吸窘迫综合征)；缓解气道压升高。

2. 降低颅内压，协助严重脑外伤病人气管插管和机械通气以维持气道通畅和进行过度通气。

3. 治疗肌痉挛、肌强直，例如破伤风和癫痫持续状态。

4. 控制镇静药不能缓解的严重躁动或寒战。

5. 减少氧耗和呼吸做功，将代谢需求和氧消耗降至最低。

6. 辅助完成某些操作或诊断性研究。

7. 控制神经精神的恶性综合征，协助某些心血管不稳定病人的治疗，有必要安静卧床的病人，如外科手术后修复的皮瓣或血管装置，维持手术移植物完好直至稳定等。

(二) 肌松药应用缺点及注意事项

1. 肌松药应用后，患者自主呼吸停止，脱开呼吸机将有致命危险，应加强呼吸管理。

2. 与自主呼吸相比，正压通气时肺内气体分布发生改变，可能出现气体交换恶化。

3. 不同药物对循环功能有不同程度影响，应合理选择应用，扬长避短。

4. 由于正常肌肉反应和反射消失，神经学和心理学评估被掩盖或无法完成。

5. 掩盖疼痛和焦虑，必须同时使用镇静和镇痛药物确保病人意识消失和无痛，否则是不人道的。

6. 病人丧失咳嗽反射和清除气道分泌物的能力，增加误吸和肺部感染的危险性。

7. 肌松的患者易引起一些医源性创伤，临床需加强护理；另有角膜炎和角膜擦伤的危险，推荐常规应用眼膏或滴眼液。

8. 残留或延长肌松效应可能需要逆转或逆转困难。许多药物能与肌松剂相互作用并延长其神经肌肉阻滞作用。抗生素，如新霉素、链霉素、洁霉素和四环素都能延长肌松剂的作用。电解质紊乱，如高镁血症、低血钾症、低钙血症和锂离子都能延长神经肌肉阻滞作用。用药过量，肝肾功能差导致药物消除延迟，引起蓄积效应，代谢紊乱，循环容量不足，低体温，抗胆碱酯酶药中毒，特殊疾病如重症肌无力和肌无力综合征，去极化肌松药的Ⅱ相阻滞等均可引起上述问题。

9. 可引起罕见的肌病和神经病变。有报道使用维库溴铵或阿曲库铵后出现运动神经病，该病变影响四肢并且腱反射消失，常需数月才能消失；使用泮库溴铵和维库溴铵的患者还可出现另一持续性运动功能衰弱但感觉正常的综合征，这些患者神经肌肉信号传递不正常，也多需数月才能恢复。

(三) 肌松监测

通常采用单次收缩、强直和 4 个成串(TOF)刺激试验。对四个成串刺激的反应是最常用的方法。

(四) 残余肌松作用的逆转

尽管中短效肌肉松弛药的应用使其可控性明显增强，但停药后仍可残存肌肉松弛作用。因此，要确保病人安全，有时需要拮抗残余肌松作用。一般 TOF 比率＜0.7 即视为残余肌松作用存在。常用药物为抗胆碱酯酶药，如新斯的明、依酚氯铵等。

拮抗深度神经肌肉阻滞时宜选用新斯的明，拮抗轻度神经肌肉组织时，可选用依酚氯铵，拮抗长效肌松药时，需增加剂量以延长其作用时限，防止出现再箭毒化现象。依酚氯胺主要作用于神经肌肉接头的前膜，而新斯的明，溴吡斯的明主要作用于接头后膜，相比而言，前者起效快，作用时间短，但联合使用并无优势，不主张联合应用抗胆碱酯酶药。拮抗时机的选择非常重要，肌松恢复程度越高，越易拮抗完全(见表 9-16, 17)。一次性有效剂量较易取得拮抗效果，小剂量重复给药往往难以取得满意效果，不宜重复多次给药。拮抗药常因抗胆碱酯酶药自身的毒蕈碱样作用，引起心率减慢，支气管收缩，分泌物增多，胃肠蠕动增加，心律失常等，因此，多与抗胆碱药联合使用，如 7μg/kg 阿托品配合 0.5～1.0mg/kg 依酚氯胺，7μg/kg 格隆溴铵配合 0.035～0.07mg/kg 新斯的明。

表 9-16 根据 TOF 刺激反应转复中长效肌肉松驰药推荐使用的拮抗药物剂量

TOF 刺激	衰减强度	转复药物	剂量 mg/kg
无反应	转复应推迟至肌颤搐自动恢复至一定高度		
1～2	++++	新斯的明	0.07
3～4	+++	新斯的明	0.04
4	++	依酚氯铵	0.5
4	+/-	依酚氯铵	0.25

表 9-17　非去极化肌松药的自动恢复时间和应用拮抗药后的恢复时间

药物	自动恢复时间(min)		用拮抗药后恢复时间
	T1＝5%～25%	T1＝25%～75%	T1＝25%～75%
泮库溴铵	30～60	30～60	10～15
杜代库铵	30～60	30～70	10～15
维库溴铵	6～10	10～15	6～10
阿曲库铵	6～8	10～12	6～10
罗库溴铵	6～8	10～15	6～8
米库氯铵	3～4	5～8	2～3

T1:TOF 中的首次肌颤搐高度

(五) 药物选择原则

根据病人的健康状态、用药目的、药物的禁忌证、对血流动力学的影响、药物的副作用、作用时间、使用管理方便与否及费用等合理选择应用。

(六) 应用方法和剂量

可间断给药和持续给药,间断给药常可引起剂量依赖性副作用,而持续给药可提供稳定的血药浓度,达到更可靠的神经肌阻滞程度。一般主张先静脉注射初次剂量,随后采用连续静脉滴注或微量泵持续泵注。剂量可根据体重计算(表 9-18),最好根据体表面积计算,不推荐长期使用,建议短期使用不超过 2 天。

(七) 临床常用肌松药

肌松剂可以按化学结构分为甾类和苄异喹啉类,也可以按阻断类型分为去极化和非去极化药,按作用时间分为超短效,短效,中效和长效药,按作用强度分为弱效和强效。

1. 去极化药物

琥珀胆碱是目前唯一的临床仍使用的去极化肌松药。琥珀胆碱起效最快,约 30～60s,作用时间最短,约 5～10min。

琥珀胆碱结合烟碱型乙酰胆碱受体模拟乙酰胆碱的作用,引起神经肌接头后膜去极化。各种原因引起的血浆假性胆碱酯酶水平低下或缺乏,均可引起琥珀胆碱作用时间延长。长期或短期内反复应用琥珀胆碱,可使其肌松特点从去极化转为非去极化阻滞,即Ⅱ相阻滞,此种情况下可用抗胆碱酯酶药物拮抗。

琥珀胆碱常可引起各种缓慢或快速性心律失常,肌肉疼痛,眼内压,胃内压,颅内压的短暂急剧升高,尤其是可危及生命的高钾血症,因而限制了其临床应用。重症患者的主要适应证是快速气道控制。绝对禁忌证:大面积烧伤;脊髓横断性创伤;严重挤压性创伤;恶性高热;上下运动神经元损伤;各种肌肉萎缩;长期严重感染;长期卧床制动患者。

静脉注射用量 1～1.5mg/kg。

2. 非去极化药物

(1) 筒箭毒碱(d-tubocuranine):是目前临床仍使用的最古老的长效非去极化神经肌阻滞药。静脉注射后 2min 起效,4min 达高峰,20～25min 后作用开始消退。

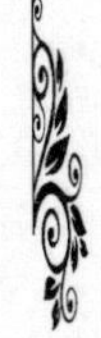

表 9-18 常用神经肌肉阻滞药物

药物	常规剂量 mg/kg,iv	维持剂量	25%恢复时间 min	组胺释放	神经节效应	迷走神经效应	交感神经兴奋	消除	价格
琥珀胆碱	1.0	—	5～10	±	＋	0	0	血浆胆碱酯酶水解	＋
筒箭毒碱	0.5～0.6	0.08～0.12 [mg/(kg·min)]	80～100	＋＋	－	0	0	70%经肾脏,其余经胆汁排泄	＋
顺式阿曲库铵	0.15～0.2	2 [μg/(kg·min)]	50～60	0	0	0	0	80%霍夫曼消除其余经肝、肾清除	＋＋
米库氯铵	0.15～0.25	10 [μg/(kg·min)]	16～20	＋	0	0	0	血浆胆碱酯酶水解	＋＋＋
泮库溴铵	0.08～0.1	1 [μg/(kg·min)]	80～100	0	0	＋	＋	70%～80%经肾脏,其余经肝脏代谢、胆汁排泄	＋
罗库溴铵	0.6～1.2	0.01～0.012 [mg/(kg·min)]	40～150	0	0	0	0	肝脏	＋＋＋
维库溴铵	0.1～0.2	1 [μg/(kg·min)]	25～30	0	0	0	0	80%经肾脏,其余经肝脏代谢和胆汁排泄	＋＋＋

主要通过肝肾消除和再分布来终止效应；可引起组胺释放、导致皮肤潮红、低血压、支气管痉挛。重症肌无力和支气管哮喘病人应避免应用。

宜分次静脉缓慢注射，注射过快易诱发组胺释放。初量 0.1～0.2mg/kg，追加量为初量的 1/5～1/3，间隔时间 45～60min。

(2) 泮库溴铵(pancuronium)：又名本可松，属甾类长效、强效非去极化肌肉松弛药。

主要以原型从肾脏排出(30%～60%)，部分经肝脏代谢成 3-羟代谢产物(10%～45%)，具有中等程度的心血管系统兴奋作用，用药后可使心率及血压增加 10%左右。肾功不全、严重高血压、冠心病患者应慎用。

水溶性差，制剂溶于有机溶媒中，宜在低温、避光环境中保存。静脉注射后 2～3min 起效，单次剂量 0.08～1.0mg/kg，有效时间可达 90min。

(3) 杜什库铵(doxacurium)：又名达可松，是目前最新的、最强效的、长效苄异喹啉类非去极化肌肉松弛药。

主要以肾脏排泄，少量经肝脏代谢，无解迷走神经作用，组胺释放量小。

ED_{95} 0.025mg/kg，比维库溴铵强 2 倍，比阿曲库铵强 10 倍，起效慢，静脉注射 $1XED_{95}$，起效时间约 10min，$2XED_{95}$，起效时间约 5min，单次剂量 0.025～0.03mg/kg，90%肌颤搐恢复时间达 160～200min。插管剂量 0.05～0.06mg/kg。

(4) 哌库溴胺(pipecuronium)：又名必可松，是目前较理想的长效、强效的甾类非去极化肌肉松弛药。

85%以原型经肾脏排泄，少量随胆汁排泄，在体内几乎不代谢，肾衰竭能明显延长其清除半衰期和作用时间。无解迷走神经作用，无心血管系统不良反应。

强度为泮库溴胺的 1～1.5 倍，静脉注射 $1XED_{95}$(0.05～0.06mg/kg)，起效时间约 5～6min，$2XED_{95}$ (0.1mg/kg)，起效时间约 3min，90%肌颤搐恢复时间达 100～200min。插管剂量 0.1～0.15mg/kg。

(5) 维库溴铵(vecuronium)：又名去甲本可松，较理想的中等作用时间的强效甾类非去极化肌肉松弛药。

主要经肝脏代谢(75%)，10%～25%从尿中排出。代谢产物药效弱，体内无蓄积作用。肾衰竭对该药药效动力学无明显影响，肝功能衰竭可明显延长作用时间。心血管系统安全性高，不引起心率增快和血压增高。酸碱中毒可明显增强或减弱其作用强度。

水溶液不稳定，插管剂量 0.1mg/kg，起效时间 90～95s，维持剂量 0.01～0.05mg/kg，间隔时间 25～40min。连续输注可按 1～2μg/(kg·min)剂量。

(6) 罗库溴铵(rocuronium)：又名爱可松，是一种较理想的中等作用时间、弱效甾类非去极化肌肉松弛药。

起效最快，作用强度仅为维库溴胺的 1/7，阿曲库铵的 1/5。主要以原形和水解代谢产物经胆汁排泄，肾衰竭对药物体内过程无明显影响，无蓄积作用，无严重的心血管不良反应，可降低眼内压，对颅内压无影响。残余作用易于拮抗。

插管剂量 0.6mg/kg，起效时间 60～90s，追加剂量 0.15mg/kg。如果连续输注，通常起始剂量为 10μg/(kg·min)。

(7) 阿曲库铵(atracurium)：又名阿曲可林，中等作用时间、弱效苄异喹啉类肌肉

松弛药。

作用强度类似于罗库溴胺和维库溴胺。主要经霍夫曼降解和酯解途径代谢为无活性产物，代谢与排泄不依赖于肝肾功能，可安全应用于肝肾疾病及老年人。无解迷走神经的心血管效应，有轻度组胺释放作用。大剂量时（0.8mg/kg），血中组胺浓度明显增高，出现皮肤潮红，皮疹，心率增快等。

注射液由苯磺酸调节 pH 于 3.25～3.65 之间，较高 pH 情况下可自动分解，因此不宜与碱性药物混用。插管剂量 0.5mg/kg，起效时间 1～5min。

（8）顺式阿屈库铵（cisatracurium）：新型中等作用时间的强效苄异喹啉类肌肉松弛药。是阿曲库铵的 10 种同分异构体之一。效价为阿曲库铵的 3～5 倍，不释放组胺，心血管反应少。代谢方式同阿曲库铵。

单次静脉注射 0.1～0.6mg/kg，作用持续时间为 25min。持续输注速率可从 2.0～3.0μg/（kg・min）开始。

（9）加拉碘铵（gallamine）：又名三碘季铵酚，起效快，注药后约 1min，时效短。

体内不分解，几乎全由肾脏排泄，重复应用有蓄积作用，肾衰竭病人禁用。有明显的抗心脏毒蕈碱样作用，可引起心率增快，组胺释放作用仅为筒箭毒碱的 1/5～1/2。

插管剂量 3～4mg/kg。目前基本很少应用。

（10）米库氯铵（mivacurium）：又名美维松和美维库铵，为苄异喹啉类短效非去极化肌肉松弛药。

主要由血浆假性胆碱酯酶降解，少量经肝脏代谢，代谢产物几乎无神经-肌肉阻滞效应。大剂量时（$3ED_{95}$）容易出现组胺释放作用。

起效快，作用时间短，反复用药无蓄积作用。插管剂量 0.25mg/kg，起效时间 2min。

四、镇静、镇痛及肌松药应用的监测

镇静、镇痛及肌松治疗对病人各器官功能的影响是 ICU 医生必须重视的问题之一。在实施镇静、镇痛及肌松治疗过程中应对病人进行严密监测，以达到最好的个体化治疗效果，最小的毒副作用和最佳的效价比。

（一）循环功能

镇静、镇痛药可引起剂量相关性的循环抑制，主要表现为低血压、心率减慢；肌松药引起的不同程度的组胺释放，可导致不同程度的血压降低和心率增快；硬膜外镇痛则可因交感神经阻滞引起不同程度的低血压。

镇静镇痛不足时，病人可表现为血压高、心率快，此时不要盲目给予药物降低血压或减慢心率，应结合临床综合评估，充分镇痛，适当镇静，并酌情采取进一步的治疗措施。切忌未予镇痛镇静基础治疗即直接应用肌松药物。同时应注意应该尽量避免使用肌松药物。只有在充分镇痛镇静治疗的基础上，方可以考虑使用肌松药物。

因此，用药过程中要严密监测血压（有创血压或无创血压）、中心静脉压、心率和心电节律，尤其给予负荷剂量时，应根据病人的血流动力学变化调整给药速度，并适当进行液体复苏治疗，力求维持血流动力学平稳，必要时应给予血管活性药物。

（二）呼吸功能

多数镇静、镇痛药物及硬膜外镇痛都可产生剂量相关性呼吸抑制；镇静、镇痛不足时，病人可能出现呼吸浅促、潮气量减少、氧饱和度降低等；镇静、镇痛过深时，病人可能表现为呼吸频率减慢、幅度减小、缺氧和/或二氧化碳蓄积等，肌松药更是可以直接引起自主呼吸完全消失；深度镇静还可导致病人咳嗽和排痰能力减弱，影响呼吸功能恢复和气道分泌物清除，增加肺部感染机会。不适当的长期过度镇静治疗可导致气管插管拔管延迟，ICU 住院时间延长，病人治疗费用增高。因此，强调呼吸运动的监测，密切观察病人的呼吸频率、幅度、节律、呼吸周期比和呼吸形式，常规监测脉搏氧饱和度，酌情监测呼气末二氧化碳，定时监测动脉血氧分压和二氧化碳分压，对机械通气病人定期监测自主呼吸潮气量、分钟通气量等，并结合镇痛镇静状态评估，及时调整治疗方案，避免发生不良事件。

（三）加强护理，预防用药引起的各种并发症

长期镇静、镇痛治疗期间，应尽可能实施每日唤醒计划。观察病人神智，在病人清醒期间鼓励其肢体运动与咳痰。在病人接受镇静、镇痛治疗的过程中，应加强护理，缩短翻身、拍背的间隔时间，酌情给予背部叩击治疗和肺部理疗，结合体位引流，促进呼吸道分泌物排出，必要时可应用纤维支气管镜协助治疗。

长时间应用肌松药可引起两类不良反应，一是神经肌肉阻滞延长，与神经肌肉阻滞剂或其代谢产物的蓄积相关，停药后神经肌肉功能恢复时间可增加 50%～100%。另一类是急性四肢软瘫性肌病综合征（AQMS），表现为急性轻瘫、肌肉坏死致磷酸肌酸激酶升高和肌电图异常三联症。初始是神经功能障碍，数天或数周后发展为肌肉萎缩和坏死。AQMS 与长时间神经肌肉阻滞有关，应强调每日停药观察。另外，长时间制动、长时间神经肌肉阻滞治疗使病人关节和肌肉活动减少，并增加深静脉血栓（DVT）形成的危险，应给予积极的物理治疗预防深静脉血栓形成并保护关节和肌肉的运动功能。

（朱正华　熊利泽）

参考文献

1. Devlin JW, Boleski G, Mlynarek M, et al. Motor Activity Assessment Scale: a valid and reliable sedation scale for use with mechanically ventilated patients in an adult surgical intensive care unit. Crit Care med, 1999, 27(7): 1271-1275
2. Devlin JW, Fraser Gl, Kanji S, Riker RR. Sedation assessment in critically ill adults. Ann Pharmacother, 2001, 35(12): 1624-1632
3. Ely EW, Truman B, Shintani A, et al. Monitoring sedation status over time in ICU patients: reliability and validity of the Richmond Agitation-Sedation Scale(RASS). JAMA, 2003, 289(22): 2983-2991
4. Hammond JJ. Protocols and guidelines in critical care: development and implementation. Curr Opin Crit Care, 2001, 7(6): 464-468
5. Jacobi J, Fraser GL, Coursin DB et al. Clinical practice guidelines for the sustained use of sedatives and analgesics in the critically ill adult. Crit Care Med, 2002, 30 (1): 119-141

6. Kress JP, Pohlman AS, Hall JB: Sedation and analgesia in the intensive care unit. Am J Respir Crit Care Med, 2002, 166(8): 1024-1028
7. Murray JM, Cowen J, DeBlock H, et al. Clinical practice guidelines for sustained neuromuscular blockade in the adult critically ill patient. Crit Care Med, 2002, 30(1): 142-156
8. Nasraway SA, Jr., Jacobi J, Murray MJ, Lumb PD: Sedation, analgesia and neuromuscular blockade of the critically ill adult: revised clinical practice guidelines for, 2002. Crit Care Med, 2002, 30(1): 117-118
9. Riker RR, Fraser GL: Sedation in the intensive care unit: refining the models and defining the questions. Crit Care Med, 2002, 30(7): 1661-1663
10. Riker RR, Picard JT, Fraser GL: Prospective evaluation of the Sedation-Agitation Scale for adult critically ill patients. Crit Care Med, 1999, 27(7): 1325-1329
11. Szokol JW, Vender JS: Anxiety, delirium, and pain in the intensive care unit. Crit Care Clin, 2001, 17(4): 821-842
12. 安友仲，邱海波，黄青青，康焰，管向东. 中国重症加强治疗病房患者镇痛和镇静治疗指导意见. 中华外科杂志；2006，44(9)：1158-1166.

第四节　肺栓塞的诊疗技术

肺动脉栓塞(pulmonary embolism，PE)是内源或外源性栓子堵塞肺动脉或其分支引起肺循环障碍的临床和病理生理综合征，其中发生肺出血或坏死者称肺梗死。肺栓塞为一组疾病的总称，最主要的类型是肺血栓栓塞症(pulmonary thromboembolism，PTE)，另外还包括脂肪栓塞、羊水栓塞、空气栓塞、异物栓塞等，这些统称为非血栓性肺栓塞。造成 PTE 的主要原因是深静脉血栓形成(deep venous thrombosis，DVT)，占90%以上，血栓脱落并随血流行走而最后堵塞在肺动脉即形成 PTE。因此深静脉血栓与肺栓塞是同一疾病在不同部位、不同阶段的表现，其病理生理学改变类似，两者合称为静脉血栓栓塞症(venous thromboembolism，VTE)。

由于缺乏诊断意识或诊断技术条件限制，目前肺栓塞的误诊、漏诊颇多。在美国急性肺栓塞能得到正确诊治者仅 29%。像其他慢性非传染性疾病一样，由于环境危险因素的增多，在今后一段时间将呈稳步上升趋势，同时随着诊断技术和诊断意识的提高，诊断出的病例将快速成倍上升。肺栓塞作为一个严重影响人们健康的疾病，已引起各国的普遍关注。近年来 PE 的研究取得了很大进展，随着急性肺栓塞溶栓治疗和慢性血栓栓塞性肺动脉高压血栓内膜切除术的开展，可使大部分患者病情恢复，肺栓塞的防治进入一个新阶段。

(一) 诊断技术

1. 症状与体征

1) 呼吸困难及呼吸急促：发生率各为 80%～90%及 70%。呼吸困难有时可能是慢性反复发作性肺栓塞患者唯一的症状。呼吸频率>20 次/分，伴或不伴发绀，是肺栓塞最重要也是最常见的临床症状，以原因不明的劳力性呼吸困难最为常见，多于栓塞后即刻出现，表现为间断出现的突发性呼吸困难，起病急，症状出现快，可在发病后数分钟

至数月内迅速或逐渐缓解。如出现慢性阻塞性肺动脉高压，患者长期缺氧后对低氧的敏感性减弱，可出现浅快呼吸，频率高达 40～50 次/分。随着病情的进展，可表现为在间断突发呼吸困难基础上逐渐出现发作间期活动后呼吸困难、活动耐力下降，并可呈进行性加重趋势。

2）胸痛：包括胸膜炎性胸痛和心绞痛样疼痛。胸膜炎性胸痛较为常见，发生率为 40%～70%，胸痛和呼吸有关系，多为轻到中度疼痛，部分患者疼痛剧烈，疼痛可随炎症反应的消退或胸腔积液量的增多而逐渐消失。

3）晕厥：发生率 11%～20%，其中又有 30%的患者表现为反复晕厥发作。晕厥可为肺栓塞唯一首发症状，也可反复发作。表现为突发一过性意识丧失，常合并呼吸困难和气促，可同时伴随头晕、黑矇、视物旋转等晕厥前症状。多数患者在短期内恢复知觉。

4）烦躁不安、惊恐甚至濒死感：是肺栓塞的常见症状，发生率约为 55%，主要是由严重的呼吸困难和/或剧烈胸痛所引起。因病情严重程度不同此症状的轻重程度变异很大，严重惊恐、焦虑提示栓塞面积较大，预后差。但此症状除与疾病的轻重相关外，患者的精神反应状态也在其中起到一定的作用，临床上注意识别。

5）咳嗽与咯血：咳嗽的发生率为 20%～37%，多为干咳，可有少量白痰，当继发感染时可有脓痰，也可并发喘息。肺栓塞患者中有 11%～30%有咯血症状，曾被认为是肺栓塞特征性的临床表现，过去与呼吸困难、胸痛合称为“肺梗死三联征”，但实际上其发生率不足 30%。咯血多于栓塞后 24 小时内出现，大咯血少见。

6）猝死：发生率不足 10%，严格意义上来讲，猝死是一种临床类型而非单独的临床表现。主要表现为突发严重呼吸困难，极度焦虑和惊恐，强烈濒死感。部分患者数秒至数分钟内出现意识消失，心跳呼吸停止。

7）心动过速与心悸：发生率各为 10%～18%和 30%～40%。心率＞100 次/分，主要包括窦性心动过速、室上性和室性心动过速。室上性心动过速主要包括多源性房性心动过速、房扑和房颤。窦性心动过速是缺氧、肺循环阻力增高等导致交感兴奋后机体的代偿性反应，为肺栓塞最常见也是最早出现的心脏体征，往往在栓塞后即可出现并随病情的恶化而逐渐加重。心悸主要是由于快速心律失常所引起，多在栓塞后即可出现。

8）血压变化：多数患者血压无明显变化，部分患者在栓塞早期出现一过性升高，随着神经反射作用的逐渐减弱而回复正常。但在大面积肺栓塞时，可出现血压下降甚至休克，其发生率约为 23%，是预后不良的征兆。

9）紫绀：不常见，在肺栓塞病人中的发生率为 11%～16%，多为低氧血症及体循环淤血引起的周围型紫绀。

10）发热：发生率为 14%～30%，多为低热，少数患者可有中度以上的发热，约 2%患者体温可高于 38.9℃，严重肺梗死或继发肺炎时可高热。如无感染，发热可持续一周左右。发热可能与出血坏死物质引起的吸收热有关。

11）其他相关体征：呼吸系统主要体征包括肺栓塞后导致大面积肺萎陷或不张后气管向患侧移位，病变部位呼吸音弱，叩诊浊音。有 5%患者在栓塞即刻就出现一过性哮鸣音，18%～51%患者在栓塞发生后数小时内即可在病变部位闻及干湿啰音，偶可闻及肺血管杂音，并随吸气增强。如合并胸腔积液或肺梗死时可伴有胸膜摩擦音；心脏体

征可有肺动脉瓣区第二心音亢进或分裂 $P_2>A_2$，三尖瓣区闻及收缩期杂音，或在胸骨左缘第二肋间闻及收缩期喷射性杂音，也可闻及右心室第三(室性奔马律)或第四心音(房性奔马律)，心包摩擦音等。

2. 相关实验室检查

1) 心电图：肺栓塞心电图大多数正常或仅有非特异性节律和/或形态的一过性表现，须仔细动态观察，密切结合临床，对诊断具有重要的参考价值。

2) 血液实验室检查：一般常规及生化检查白细胞计数增加，血沉增快，血清胆红素升高，谷草转氨酶正常或轻度升高，乳酸脱氢酶和肌酸激酶升高。肺栓塞时常伴有低氧血症，动脉血气中 $PaO_2>10.7kPa$(80mmHg)时基本可以排除 PE，但也有13%的例外。国内仍多用 $PaO_2<80mmHg$ 作为临床一线评价肺栓塞的一个重要血气指标，并联合肺泡-动脉氧分压差($A\text{-}aDO_2$)、$PaCO_2$ 等指标来进行综合评估。肺泡-动脉氧分压差($A\text{-}aDO_2$)比 PaO_2 敏感，是近年来较为广泛应用于诊断和评价肺栓塞的重要指标之一。肺栓的发生后，由于血管堵塞，血流减少甚至中断，可导致肺泡-动脉氧分压差(PaO_2)增大。由于患者多有低氧血症，机体必然会代偿性呼吸加快，二氧化碳排出增多，多表现为 $PaCO_2$ 减少，pH 值升高，但 $PaCO_2$ 多数大于 25mmHg，还有部分病例正常范围。

3) 肺血栓栓塞的影像学检查；传统 X 线胸片快捷、便宜且简便，是既往首选检查手段。80%患者在发病后 12～36 小时至数天内可出现 X 线胸片改变。如发生肺梗死，可有特征性的肺内三角形阴影，最典型的征象为横膈上方外周楔形致密影(Hampton 征)，但较少见。普通 X 线胸片对检出或提示肺栓塞的敏感性、特异性均较低，但对于评价心、肺全面情况及鉴别诊断仍有重要价值。肺通气/灌注(V/Q)放射性核素显像是一种有价值的无创伤性诊断肺栓塞的方法，对确诊 PTE 具有重要的作用，对引起血流动力学改变的 PTE 是一种敏感的诊断方法，在外围性肺栓塞检出上有其优势，目前临床上仍较广泛应用。当肺动脉的某一支被堵塞，灌注显像显示出该区域的肺叶或段灌注缺损。

D-二聚体检测是一种有临床意义的血浆纤维蛋白降解产物(FDP)分析实验。对 PTE 的敏感性达90%以上，但其特异性非常低。对静脉血栓性疾病的早期快速诊断有意义，动态测定能够反映疾病的发展变化和严重程度，可以帮助判断治疗效果和预后，对于检测血栓形成过程或抗凝、溶栓治疗效果具有较高的敏感性和特异性。D-二聚体在血中含量如低于 500μg/L 则基本可排除急性肺血栓栓塞。临床上期对于 DVT 诊断和判断是否复发有非常重要的价值。

目前 PTE 的超声诊断主要有无创性的经胸和经食管超声心动图、周围静脉超声、右心声学造影以及有创肺动脉血管内超声等。经胸超声检查对于中央型肺栓塞的诊断有一定价值，同时可以评价右心功能、肺动脉压力。经胸超声检查对于急诊患者可以作为床前筛选检查方法，最直接的征象是肺动脉内检出血栓回声。但其空间分辨率低，诊断敏感性与特异性受到限制，检出率低。经食管超声心动图检查可以较好探测到主肺动脉和左、右肺动脉，对肺栓塞诊断的敏感性和特异性可达80%～90%。但重症患者几乎不能接受。

螺旋 CT 和电子束 CT 是近年发展起来的影像学新技术，增强扫描可以直接显示

肺血管。肺栓塞的CT直接征象主要表现为肺动脉内充盈缺损，轨道征（缺损部分或完全包围在不透光的血流之间），管腔狭窄及梗阻（敏感性为53%～89%，特异性为78%～100%）；间接征象包括肺野楔形密度增高影，条带状的高密度区或盘状肺不张，中心肺动脉扩张及远端血管分支减少或消失等。在没有CT设备时，磁共振成像（magnetic resonance imaging，MRI）可以作为二线检查方法用于诊断。

肺动脉造影是一项有创性检查技术，经右侧股静脉或颈内静脉插管作选择性肺动脉造影，直接征象为造影剂充盈缺损，伴或不伴有轨道征的血流阻断；间接征象有肺动脉的“剪枝征”、肺血流减少和静脉回流延迟等。如缺乏血栓的直接征象则不能确诊PTE。肺动脉造影仍是目前临床诊断PTE的“金标准”。其同时对外科取栓术、导管取栓术及溶栓疗法效果的判定等均有重要价值。此有创的导管造影检查有6%的并发症和0.5%的死亡率，应严格掌握其适应证，如果其他无创检查手段能够确诊PTE且临床拟采取内科保守治疗时则不必进行此项检查。对于急性PE，因患者处于紧急状态下，此项检查几乎不可能实现。

以上整个肺栓塞的诊断过程可归纳为一个简单的流程图来表示（图9-3）。

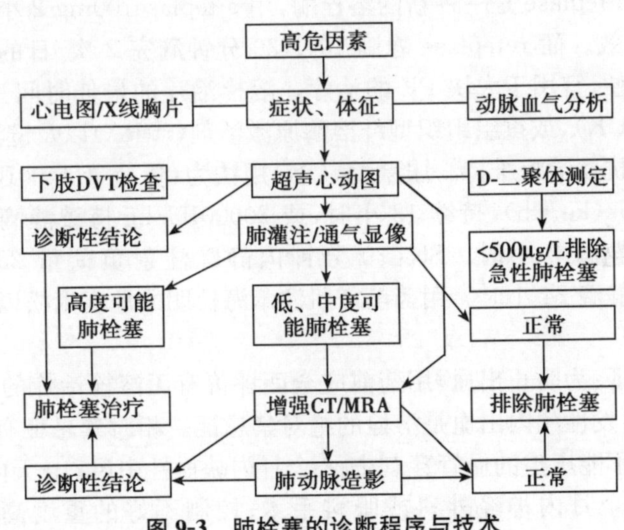

图9-3 肺栓塞的诊断程序与技术

（二）治疗技术

主要的治疗方法包括支持治疗、溶栓、抗凝、介入和外科手术等，治疗方法的选择取决于栓子的大小和病情的严重程度。

1. 支持治疗 支持治疗对于PE患者是非常必要的。

1）呼吸支持：肺栓塞患者中常见低氧血症和低碳酸血症。若PaO_2＜60～65mmHg，而且心排血量降低时，应给予面罩高浓度吸氧。严重的低氧血症病人需要机械通气。机械通气所致的胸腔内正压可使大块肺栓塞患者静脉回流减少，右心衰恶化。因此应特别注意避免血流动力学方面的副作用。

2）循环支持：急性大块肺栓塞患者多伴有血流动力学不稳定，主要是由于肺血管床的横截面积减少及已存在的心肺疾病所致。这类病人右室缺血及左室舒张功能障碍，最终导致左室衰竭。大块肺栓塞原有心肺疾患者，常并发休克，病情危急，数小时后

即死亡。因此,对于伴有血流动力学不稳定的患者支持治疗就更为重要。对于那些大块PE并血流动力学不稳定的病人应给予重症监护,维持平均动脉>10.7kPa(80mmHg),心脏指数>2.5L/(min·m^2)及每小时尿量>50ml。

2. 溶栓治疗　溶栓治疗是药物直接或间接将血浆蛋白纤溶酶原转变为纤溶酶,迅速裂解纤维蛋白,使血块溶解。溶栓治疗主要适用于大面积肺栓塞者,尤其是伴休克和(或)低血压的病例,由于药物迅速溶解血栓,可恢复肺组织再灌注,增加肺毛细血管容量,逆转右心衰竭,从而降低病死率和复发率,溶栓治疗有效率达80%以上。溶栓治疗可改善上述血流动力学不稳定状态。有资料显示,溶栓治疗可大大提高大块PE患者的存活率。溶栓主要用于2周内的新鲜血栓,愈早愈好。对于那些单纯肝素无效的已确诊的陈旧栓子,溶栓亦有效,所以在出现症状长达14天的病人开始应用溶栓仍有效。大块PE患者右室后负荷的增加,可导致右室衰竭和休克,这些均提示预后较差。

1）溶栓治疗的指征:大块PE超过2个肺叶血管,PE伴休克或原有心肺疾病的次大块PE引起的循环衰竭者需行溶栓治疗。

2）溶栓药物:常用的溶栓药物链激酶(SK)、尿激酶(UK)和重组组织型纤溶酶原激活剂(rt-PA)。alteplase是一种新的溶栓酶,用alteplase100mg 2小时静滴较链激酶静滴12小时更有效。而reteplase静滴10U,30分钟滴完2次/日的疗效和alteplase相当,但使用更方便,宜用于大块PE的治疗。溶栓治疗的最佳时间为肺栓塞后14天内可选用尿激酶(UK),或重组组织型纤溶酶原激活剂(rt-PA)以及链激酶(SK)溶栓治疗,奏效后再转为抗凝治疗维持。尿激酶(UK)用法为:负荷量4400IU/kg,静滴10分钟,随后改2200IU/(kg·h),持续12小时,或20000IU/kg持续静滴2小时。rt-PA:50~100mg持续静滴2小时。SK:30分钟内静脉注射负荷量250000IU,随后以100000IU/h持续静滴24小时。用药前需肌注苯海拉明或地塞米松以防止链激酶过敏反应。

3）溶栓禁忌证:为防止出血,用药前应全面评价有无溶栓治疗的禁忌证。活动性内出血和近期的自发性颅内出血是溶栓的绝对禁忌证。相对禁忌证有:2周内大手术、分娩、器官活检或不能压迫的血管穿刺史;2个月内缺血性中风;10天内胃肠道出血;15天内严重外伤;1个月内神经外科或眼科手术;控制不好的重度高血压(收缩压>180mmHg,舒张压>110mmHg);近期心肺复苏;血小板<100000/mm^3;妊娠;细菌性心内膜炎;糖尿病出血性视网膜病变;严重肝肾功能障碍和出血性疾病。

溶栓治疗结束后,应每2~4小时测定1次PT或APTT,当其水平低于正常值的2倍,即应重新开始肝素治疗,但使用UK、SK溶栓期间勿同时应用肝素。抗凝治疗时可先后给予静脉肝素及静脉肝素联合口服抗凝治疗各4~5天后,转为口服抗凝治疗3~6个月。但APTT仅为一项普通的凝血功能指标,有条件者应测定血浆肝素水平,使之维持在0.2~0.4IU/ml(鱼精蛋白硫酸盐测定法)或0.3~0.6IU/天(酰胺分解测定法),有利于更好地调整肝素剂量。应用肝素可引起血小板减少症,在使用肝素的第3~5天,第7~10天以及第14天应复查血小板计数。如果血小板迅速或持续降低30%以上,或血小板计数<100×10^{12}/L,应停用肝素。通常停用肝素后10天内血小板会逐渐恢复。华法林为服用方便的口服抗凝剂,可用于长期抗凝治疗。因其需数天才能发挥全部作用,所以至少需与肝素重叠应用4~5天。在肝素开始应用后的第1~3天即可

口服华法林 3.0～5.0mg/天。当测定的国际标准化比率(INR)连续 2 天达到 2.5(2.0～3.0)时,或 PT 延长至 1.5～2.5 倍时,即可停用肝素,单独口服华法林维持。在达到治疗水平前,应每日测定 INR,其后 2 周每 2～3 天监测 1 次,以后根据 INR 的稳定情况 1 周左右监测 1 次。需长期治疗者,应每 4 周测定 1 次 INR 并据其调整华法林剂量。华法林的主要并发症为出血,可用维生素 K 拮抗。此外,华法林偶可引起血管性紫癜,导致皮肤坏死,多发生于治疗的前几周。妊娠前 3 个月和后 6 周禁用华法林,可用肝素治疗。产后和哺乳期妇女可以服用华法林,但育龄期妇女服用华法林者需注意避孕。

4) 治疗方法:负荷冲击可在短时间内达到较高的药物浓度,可加速血凝块的溶解及降低出血的危险。但是两项前瞻性随机实验证实,rt-PA 负荷量冲击与 2 小时输注相比,在肺灌注及血流动力学方面未显示出迅速改善的优势,因此认为 rt-PA 负荷冲击量并不比 2 小时输注方案更安全、有效。

5) 溶栓并发症:溶栓后有可能发生穿刺部位或颅内严重出血。颅内出血发生率为 1%～9%。但 70 岁以上者比年龄小于 50 岁的病人危险高 4 倍。舒张期高血压病人增加脑中风的危险,在 PE 后 14 天脑血管意外的总发生率为 1%～4%。

3. 抗凝治疗　抗凝治疗可防止 PE 的发展和复发。对于大块 PE 溶栓后应静脉应用普通肝素。肝素与抗凝血酶Ⅲ起作用,使其构形改变,增加抗凝作用;华法林是维生素 K 的对抗剂,能阻止凝血因子Ⅱ、Ⅶ、Ⅹ的 α-羧酸酯的激活,发挥抗凝作用。抗凝药物一般用于溶栓之后,也可直接单独使用。对无低血压、休克和右心功能不全 PE 患者可用低分子肝素(LMWH)代替普通肝素。抗凝时程取决于临床事件的类型和并存的危险因素。因此,对于存在暂时性危险因素复发率低的患者,3～6 个月治疗是合适的。

常用的抗凝药主要包括普通肝,低分子肝素和华法林。

欧洲心脏病学会推荐普通肝素用法为:负荷量 5000～10000IU 静脉注射,然后 800～1250IU/h 或 15～20IU/(kg·h)持续静脉点滴。给药的速度根据体重调整,使部分凝血活酶激活时间(APTT)是对照值的 1.5～2.5 倍,相当于抗Ⅹa 因子活性 0.3～0.6IU 范围。静脉应用后 4～6 小时测第一次 APTT。

应在肝素治疗的第一天或第二天开始口服抗凝剂。目前常用华法林钠,起始剂量为 2～3mg/d,根据国际标准化比率(INR)调整剂量。负荷剂量并不比维持剂量能更快达 INR 的治疗范围(2.0～3.0),反而有害,因为与其他抗凝因子(Ⅱ、Ⅶ、Ⅸ、Ⅹ)相比,蛋白 C 和 S 半衰期更短,可引起暂时性高凝状态。因此,必须合并应用肝素 4～5 天,直至 INR 达治疗水平至少 2 天。

抗凝治疗与溶栓治疗各具其适应证和优缺点。溶栓治疗与单独应用肝素治疗比较有以下优点:第一可迅速溶解血栓,恢复肺组织再灌注,使血流动力学及血气的参数迅速改善;第二有利于静脉栓子的溶解,有可能降低肺栓塞的复发率;第三可阻止慢性肺血管阻塞的发生、发展,从而降低肺动脉高压的发生率;第四是可以减少病残率和病死率。

4. 介入治疗

1) 治疗目的:包括度过危急期;缩小或消除血栓;缓解栓塞引起心肺功能障碍;防止再发。

2）适应证：包括急性大面积肺栓塞；血流动力学不稳定；溶栓疗效不佳或有禁忌证；经皮心肺支持(PCPS)禁忌或不能实施者；急性大面积PE伴进展性低血压；严重呼吸困难、休克、晕厥、心跳骤停者；溶栓禁忌证者；开胸禁忌证者和/或伴有极易脱落的下腔静脉及下肢静脉血栓者。

3）介入治疗主要方法：包括导管内溶栓、导管血栓捣碎术、局部机械消散术、球囊血管成形术、腔静脉滤器置入术等。介入治疗已应用于PE，特别是急性患者。近年来国内外文献报道的初步结果比较满意，显示有良好的前景。

导管溶栓：导管溶栓时病人取仰卧位，头转向对侧，于锁骨内端上缘之上3cm与正中线旁开3cm的交点处与颈部皮肤呈引y角刺入右侧颈内静脉，刺入后迅速撤除抽回血的注射器，依次进入扩张器及导管，至肺动脉后先行造影，观察左右主肺动脉、叶、段肺动脉以及肺段动脉的第1、2级分支，并以造影剂的中断或充盈缺损作为判断和证实为完全性或部分性栓塞，造影剂确定栓塞的肺动脉后进行溶栓。溶栓时以导管插入血栓内进行效果好，如果达不到栓塞部位则可于相应的肺动脉进入，通过导管注入尿激酶、链激酶，rt-PA，具体剂量根据栓子的大小、部位、新鲜或陈旧而定。最近Thabut等认为：与肝素相比溶栓治疗在非选择性PE患者中不能带来治疗受益但却增加了严重出血的风险。

导丝引导下导管血栓捣碎术：Thomas等报道可用旋转猪尾导管对较大的肺动脉血栓进行碎裂。并对其效果和安全性进行评估，证明该方法为一种安全、加速溶栓再通率更高，可迅速而安全地改善血流动力学状态，对右心衰竭的高危病人更有益，可作为外科取栓的替代方法。总死亡率仍为20%，较心源性休克及心肺复苏患者死亡率(25%～65%)有所降低。

局部机械消散术：该方法是一种机械性的血栓切除装置，将血栓块溶解成微粒。适用于致命性急性PE者、循环低血压者、无低血压的急性右心扩张者和有溶栓禁忌证者。该方法最适于中心型栓子，对新鲜血栓有较好疗效且无需完全溶解血栓。

球囊血管成形术及支架术：通过球囊扩张挤压血栓使得血栓碎裂成细小血栓，利于吸栓或溶栓。若急性PE合并肺动脉狭窄，球囊扩张还可使管腔扩大，必要时行支架置入术，但由于机体对肺动脉内支架长期反应尚不完全清楚，因此仅当危及生命情况下，需即刻疏通肺循环来降低肺循环阻力提高肺灌注血流而其他方法无效时才推荐应用。

腔静脉滤器置入术：可用来预防有绝对抗凝禁忌证者和虽经充分抗凝治疗仍再发静脉血栓者PE的发生。值得注意的是应严格掌握适应证和禁忌证。

其他还有一些介入治疗的方法，如电解取栓术、负压吸引取栓术等。

5. 手术　广义的手术治疗包括介入放射学或外科治疗两种方法。介入放射学手术是根据要求利用不同功能的导管粉碎或取出栓子。外科手术取栓术适用于大的肺动脉栓塞，可迅速恢复肺动脉血供、改善血流动力学异常。但死亡率可高达30%～44%，因此常保留在溶栓治疗无效时或对溶栓治疗禁忌的病人。

急性肺栓塞手术指征和疗效均不明确，手术多以清除新鲜血栓为主，不做内膜切除，手术经正中切口在体外循环下进行，阻断上、下腔静脉后切开肺动脉清除血栓，手术的死亡率可达80%。对于慢性肺血栓栓塞，多有肺动脉高压，手术治疗与普通心脏手术类似：

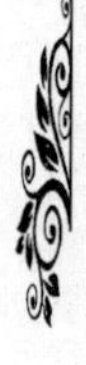

1）手术治疗原则：内科治疗无效应及早治疗；手术治疗可降低肺动脉高压，恢复和改善心功能；早期诊断、早期手术。

2）手术指征：年龄＞15岁，肺动脉造影显示肺血栓栓塞为中央型；右心导管检查示全肺阻力＞30kPa/L；肝肾功能正常，无手术禁忌证。

3）手术方法：在低温、全麻体外循环下进行，切开肺动脉清除肺动脉及其分支内的新鲜或/和机化血栓及动脉内膜。有条件者术前可在介入下植入下腔静脉伞或滤网以防止再栓塞。

4）术后处理：手术后保持呼吸道通畅，充分给氧，维持 PCO_2 在30mmHg左右，维持血流动力学平稳，加强强心利尿扩冠治疗，预防肺水肿发生；监测凝血活酶时间并进行抗凝治疗。

6. 预防再栓塞　溶栓治疗有效后，还应采取措施预防再栓塞，可采用结扎，置以特制的夹子或下腔静脉滤过器的方法。前两种方法由于有很多并发症而被逐渐放弃。近来应用滤过器效果明显，可使肺栓塞的发病降到2.4%以下。其他的预防措施为减少或避免血栓形成的各种因素，如减少血液在静脉内瘀积，纠正高凝状态和避免内皮损伤。已形成血栓者应尽早治疗，防止栓子脱落流入到腔静脉，进入肺循环。

7. 非血栓性肺栓塞的治疗技术　临床所见的肺栓塞栓子类型主要为血栓，称为肺血栓栓塞症，此外尚可见到非血栓性栓子，如脂肪、羊水、空气、异物等，统称为非血栓性肺栓塞。它们的病因、临床过程各不相同，治疗方法也不同于一般的血栓性肺栓塞，应注意区别。以下按栓子类型分别阐述。

1）脂肪栓塞(fat embolism，FES)：迄今脂肪栓塞尚无特效治疗手段，主要是支持和对症治疗。自从1966年Ashbaugh和Petty首次应用糖皮质激素治疗FES以来，临床已广泛使用该类药物治疗且取得较好的疗效。早期给予肾上腺皮质激素可减轻“生物化学性”炎症反应，降低血管通透性、减轻间质肺水肿，缓解脂肪栓塞的严重程度。出现ARDS或病情危重者，可给予大剂量、短疗程(连用3～5d)激素治疗，及时给予氧疗和呼吸支持，建立人工气道，给予辅助正压通气或呼气末正压通气，并保护脑功能，防止各种并发症的发生。肝素治疗FES疗效不确切，选择时应慎重。有报道静脉输注白蛋白可通过与血中游离脂肪酸结合，降低血中脂肪酸水平，有助于减轻脂肪酸炎症反应。有条件者可应用抑肽酶注射治疗。

2）羊水栓塞(amniotic fluid embolism，AFE)：治疗原则主要是针对羊水栓塞的病理生理特点给予血流动力学支持，针对凝血功能障碍给予成分输血。具体措施包括抗过敏、抗休克、减轻肺动脉高压、缓解呼吸困难、纠正心力衰竭、补充血容量、确保输液通道(要有2条以上的输液通道)、纠正酸中毒、保护肾脏功能，肝素的使用要视病情而定，凝血功能障碍早期可用肝素，至出现纤溶现象时可增加补充纤维蛋白原和新鲜血或新鲜血浆，吸氧、呼吸机辅助呼吸，对症和支持治疗。产后大出血不能控制，应果断切除子宫，避免子宫血窦中的羊水栓子进一步释放至血液而加重子宫出血，即使在休克状态下也要创造条件果断进行手术。凡分娩期间在疑似羊水栓塞患者外周血中找到羊水成分，应高度怀疑有羊水栓塞可能，并给予重视，及早采取抢救措施，挽救患者生命。

3）空气栓塞(air embolism)：空气栓塞的治疗原则是排除心腔内的气体和防止空气继续进入。发现栓塞应立即终止手术操作，让患者取左侧卧位和头低足高位。头低

足高位有利于患者在吸气时增加胸内压力，以减少进入静脉的气体量；左侧卧位使肺动脉位置低于右心房、右心室，以尽可能使空气局限于右心房的上侧壁，偏离右心室出口处，以迅速解除血流停滞。空气量较多者，还可取头、胸低位，通过穿刺针或导管进入右心房与上腔静脉交界下 2cm 处将空气吸出。病情稳定后可考虑进行高压氧治疗以改善循环和脑功能，并促进血管内空气泡的排出。有报道静脉推注 32%乙醇溶液 20～40ml 可有效地减少或消除气栓。血液灌注对空气栓塞也有一定效果。

4）细菌性肺栓塞（菌栓）：主要以选择合理的抗生素进行抗菌治疗为主。同时予以全身支持和对症治疗。对有咯血者，应积极采取局部和全身止血措施。大咯血者应考虑紧急手术。

5）肿瘤性栓塞（瘤栓）：应积极治疗原发癌肿，多以化疗为主并辅以支持和对症治疗。酌情对原发癌灶行手术或放疗。

6）器械相关性肺栓塞：治疗应行介入或手术取出栓塞器械或碎片，对合并有血栓形成者应行抗凝或溶栓治疗。提高器械的性能和质量以及正确的操作是避免或减少器械相关性肺栓塞的关键。

7）药物性栓塞（药栓）：多见于各种类型的造影检查。例如进行淋巴管、子宫输卵管、尿路碘油造影时，碘油可能会进入静脉，通过静脉血流进入肺循环，引起碘油肺栓塞。X 线表现为双肺弥漫性细小结节和细网状结构，肺功能表现为弥散功能下降。药栓无需特殊处理，随着药物的代谢和机体的清除作用，约 1 个月可逐渐恢复正常。

8）虫卵栓塞：血吸虫病和丝虫病被认为是粟粒性肺栓塞的另一类常见原因，尤其是在第三世界国家。大量寄生虫虫卵甚至成虫进入肺循环导致广泛的肺动脉栓塞，继之引起肺动脉强烈的炎症反应和纤维化。治疗上主要选用对寄生虫敏感的药物。

综上所述，非血栓性肺栓塞有其特定的病因，它们的临床过程和处理方法与肺血栓栓塞症均不相同，在临床上应注意识别。

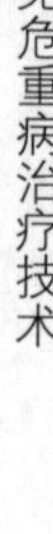

第五节　多发创伤的 ICU 治疗

多发创伤（multiple trauma）不是各种创伤的单纯叠加，而是一种对全身状态影响大，病理生理变化严重且危及生命的损伤。伤者多因严重休克、大出血、呼吸衰竭而死亡。在英国，多发创伤不足急诊科就诊患者总人数的 0.2%，但却是 45 岁以上患者最常见的死因，15～24 岁患者中有 61%死亡原因是多发伤。多发创伤的诱因包括机械、物理、化学、生物等多种因素，主要是车祸、枪击、撞击和自高处坠落等。发达国家中，道路交通事故是多发创伤最主要的来源。

一、多发创伤的定义和评分标准

（一）多发伤的定义

多发伤至今为止尚未明确定义。广义地说，凡机体同时遭受两个以上解剖部位的损伤都可称为多发伤。这个定义有利于伤员的分类，但是缺点在于忽视了多发伤与复合伤的区别，并且不同组合的多发伤，伤势可以非常悬殊，失去了分类的意义。复合伤是指两种以上致伤因素同时或相继作用所造成的损伤，如机械性暴力伤合并有烧伤、冲击伤或离子辐射伤等。多发伤则是指同一致伤因素引起同一解剖部位两处脏器以上的损伤，如投射物造成的肠穿孔和实质脏器的破裂。因此，有人提出多发伤至少应包括以下三个内容：①两个以上解剖部位或脏器同时或相继发生创伤；②各部位伤中至少有一处较严重，且即使单独存在也可威胁伤员的生命；③各个部位伤均为同一因素造成。目前，国内外普遍采取的多发伤定义是：凡机体在单一致伤因素作用下，同时或相继遭受两个或两个以上解剖部位的严重损伤即称为多发伤。

（二）多发伤的评分标准

1993 年全国首届多发伤专题学术会议建议将目前国内外普遍应用于损伤定级与严重度评定的方法 AIS-ISS 法用于多发伤界定。解剖部位按 AIS-90 版界定的 9 个部位（头颅和脑、面部、颈部、胸部、腹部和骨盆、脊柱、上肢、下肢、体表和其他）划分。严重程度则视其 ISS 值而定，ISS≥16 者为严重多发伤，这为多发伤的严重程度提供了量化标准。

1. 简明损伤定级法（AIS）　简明损伤定级法（abbreviated injury severity score，AIS）将各种损伤予以数字化，目的是便于资料收集、积累和计算机输入。每处损伤严重度分为 6 级：AIS1 为轻度；2 为中度；3 为较重；4 为严重；5 为危重；6 为最危重，存活可能性极小。资料不详无法评分者归为 AIS9 或 NFS。损伤已经发生，但不知是哪一器官或部位为 AIS9；已知损伤部位或器官，但准确损伤类型不清楚者使用 NFS 编码。例如：闭合性腹部外伤为 AIS9；已知肾损伤，但不清楚是挫伤还是撕裂伤，只能编码为 NFS。

AIS 基本原则是：①以解剖学损伤为依据，每一种损伤只有一个 AIS 评分；②AIS 只针对损伤本身进行分级而不涉及后果（例如残废）；③AIS 不能单纯用来预计损伤死亡率，否则无法区别大多数非致命性损伤，AIS>3 的严重损伤与死亡的可能性密切相关，但多发伤还必须考虑到其他损伤的 AIS 值；④损伤的资料要具体确实，否则无法进行编码。

2. 损伤严重度计分法（ISS）　损伤严重度计分法（injury severity score，ISS）将人体分为 6 个区：①头颈部（包括颅骨和颈椎）；②面部（包括口腔、耳、眼、鼻和面骨）；③胸部（除胸腔脏器外还包括膈肌、肋骨和胸椎）；④腹部和盆腔脏器（包括腰椎）；⑤四肢与骨盆（不包括脊椎）；⑥体表（包括任何部位皮肤）。计算时只将全身 6 个分区中损伤较重的 3 个分区各取一最高 AIS 值求得平方和。举例见表 9-19。

表 9-19　损伤严重度计分法（ISS）

ISS 区域	损伤	AIS 编码	最高 AIS	AIS 平方
头颈部	脑挫伤	140602.3		
	颈内动脉完全横断	320212.4	4	16
面部	耳撕裂伤	210600.1	1	
胸部	左侧 3、4 肋骨骨折	450420.2	2	
腹部	腹膜后血肿	543800.3		
	肝脏重度挫伤	541814.3	3	9
四肢	股骨干骨折	851800.3	3	9
体表	多部位擦伤	910200.1		

表 9-20　APACHEⅡ生理指标与分值

生理参数	高异常值					低异常值			
	+4	+3	+2	1	0	+1	+2	+3	+4
体温(℃)	≥41	39～40.9		38.2～38.9	36～38.4	34～35.9	32～33.9	30～31.9	≤29.9
平均动脉压(mmHg)	≥160	130～159	110～129		70～109		50～69		≤49
心率(次/min)	≥180	140～179	110～139		70～109		55～69	40～54	≤39
呼吸率	≥50	35～49		25～34	12～24	10～11	6～9		≤5
FiO_2≥0.5 时 A-aDO_2(mmHg)	≥500	350～499	200～349		<200				
FiO_2<0.5 时 PaO_2(mmHg)					>70	61～70		55～60	<55
动脉血 pH 值	≥7.7	7.6～7.69		7.5～7.59	7.33～7.49		7.25～7.32	7.15～7.24	<7.15
血清钠(mmol/L)	≥180	160～179	155～159	150～154	130～149		120～129	111～119	≤110
血清钾(mmol/L)	≥7	6～6.9		5.5～5.9	3.5～5.4	3～3.4	2.5～2.9		<2.5
血清 CRE(μmol/L)	≥300	171～299	121～170		50～120		<50		
红细胞比容(%)	≥60		50～59.9	46～49.9	30～45.9		20～29.9		<20
白细胞计数(×1000/mm^3)	≥40		20～39.9	15～19.9	3～14.9		1～2.9		<1
血清 HCO_3^-(mmol/L)	≥52	41～54.9		32～40.9	22～31.9		18～21.9	15～17.9	<15

ISS分值范围1～75。目前一般认为ISS＞16为严重伤，ISS＞20死亡率明显增高，ISS＞50存活者少，ISS为75极难救治成功。

ISS法的主要缺点是：①同一解剖部位的多处损伤只能取其中一个最大AIS值；②ISS可由3个AIS值组合而成，二相同的ISS值并不一定可比，死亡率一定程度上取决于组合中的最大AIS；③ISS法时单纯解剖损伤的严重度评分，不能反映伤前伤后生理状态或年龄等因素的关系。

3. 用于重症监护病房(ICU)的创伤评分——APACHEⅡ评分法　1985年Knaus建立了急性生理和既往健康状态评价的方案(acute physiology and chronic health evaluation)，简称APACHE评分系统，经过修改称为目前ICU应用的APACHEⅡ评分方案。该方案包括12个常规生理指标(A)，年龄(B)和既往健康状态(C)，以计分来评估患者伤病情的严重程度和预后，APACHEⅡ计分＝A＋B＋C。A、B项计分分别见表9-20、表9-21；C项计分：有严重器官系统功能不全或免疫损害经非手术或急诊手术后者计5分，经择期手术者计2分。

APACHEⅡ分值范围为0～70，一般在55分以下。分值越高，死亡危险越大。

表9-21　APACHEⅡ年龄指标与分值

年龄(岁)	≤44	45～54	55～64	65～74	≥75
分值	0	2	3	5	6

二、多发创伤的临床特点和分类

(一) 多发创伤的临床特点

多发伤的临床特点为伤情危重复杂、死亡率高、容易漏诊、处理困难。因此，在诊断和救治过程中必须分清轻、重、缓、急，及时处理。

由于多发伤涉及多个部位和器官，损伤范围广，伤后引起全身性和局部性的创伤反应强烈、持久。由创伤导致的失血和体液丢失使休克发生率增高，进而导致生理紊乱加重，甚至很快出现多器官功能不全综合征或衰竭，给救治带来困难，早期死亡率增高。死亡分为三个高峰：①第一高峰出现在伤后数分钟内，死亡原因主要为脑、脑干、高位颈髓的严重创伤或心脏、大动脉撕裂伤等；②第二死亡高峰出现在伤后6～8h内，原因为脑内、硬脑膜下及硬膜外血肿、血气胸、肝脾破裂、骨盆骨折致大出血，如抢救及时，大部分可免于死亡；③第三死亡高峰出现在伤后数天或数周内，主要原因为创伤后引起严重感染和器官功能衰竭。据文献报道，1个腹腔脏器损伤的死亡率为10％左右，2～3个腹腔脏器损伤的死亡率则高达30％，4个脏器损伤的死亡率几乎高达100％。

多数多发创伤患者病情危重，主诉和病史采集困难。由于临床表现复杂，受累脏器多，医务人员易为一些表面现象所迷惑，容易误漏诊，尤其是在腹部空腔脏器伤的早期缺乏典型临床症状时。据报道，多发伤的误漏诊率在12％～15％左右。并且我国大多数医院分科过细，医生专科性强，专科医生会诊时仅注意本专科的体征和情况，对同时存在的其他系统创伤及全身反应、重要脏器的病理生理变化认识不足，缺乏整体观念，

更容易造成处理困难或延误。

（二）多发创伤的分类

多发创伤的伤情复杂，为了能按顺序优先处理一些危及生命的伤和获得较好的专科治疗，一般按照损伤部位分为：胸部伤合并其他部位伤，腹部脏器伤合并其他部位伤，颅脑伤合并其他部位伤，泌尿系统伤为主的多部位伤和四肢骨折为主的多部位伤等。

三、多发创伤的诊断

多发创伤的诊断应在不耽误必要的抢救前提下，力求详尽了解受伤史，根据受伤主要部位、突出症状和隐匿症状，进行系统全面的检查，并利用现代化的监测手段（心电、呼吸、血压、体温、血氧饱和度等），尽早做出正确判断。

创伤诊断的基本步骤包括：A 气道；B 呼吸；C 循环；D 神经损伤程度评估；E 全身检查。初步检查应不超过 2～5min。

A(Airway)：评估气道。伤者能否说话，呼吸是否费力，是否存在呼吸道堵塞。

B(Breathing)：呼吸道管理。应再次评估气道是否通畅、通气是否正常。

C(Circulation)：循环管理。实施循环管理时应再次检查氧供、气道和呼吸等情况。

D(Disability)：神经损伤程度评估。是否有呼应反应，对疼痛有无语言应答，是否有意识不清。如果来不及进行 Glasgow 昏迷评分（GCS），则采用 AVPU 系统评估法：A(awake)——清醒；V(verbal response)——有无语言应答；P(painful response)——对疼痛刺激有无反应；U(unresponsive)——无反应。

E(Exposure)：全身检查。脱去患者全身衣服，查找受损部位。主要包括：

(1) 头颅检查：头皮和眼部，外耳道和巩膜，眶周软组织损伤程度；

(2) 颈部检查：穿透伤，皮下气肿，气管移位，颈静脉充盈；

(3) 神经功能学检查：GCS，脊髓运动、感觉和反射功能；

(4) 胸部检查：锁骨和所有的肋骨，呼吸音和心音，心电图监测；

(5) 腹部检查：腹部穿透伤，钝挫伤，直肠检查，插入尿管（在插入前应检查尿道有无出血）；

(6) 骨盆和肢体检查：骨折，末端动脉搏动，刀砍伤，一般的青肿伤及其他的轻微伤；

(7) X 线检查：有条件或必要时可行 X 线检查，包括胸部、颈椎、骨盆和长骨等部位。当存在头部损伤而不伴有局灶性神经功能障碍时，头颅 X 线片对诊断有无头颅骨骨折十分有用。

紧急情况下，可在几分钟内对呼吸、循环、神经及四肢骨骼各系统进行必要的检查，再对可疑隐蔽部位进行重点或特殊检查，并根据伤情进一步作 X 线、B 超、CT、MRI 等检查，减少误漏诊可能。

四、多发创伤的监测

全面、严密的监测不仅可以反映患者实时的病情变化，为及时发现隐藏的伤情提供证据，而且还能观察患者对于当前治疗的反应，使医护人员能够及时调整治疗方案。ICU的常规监测项目主要包括：无创血压（NIBP）、心电（ECG）、呼吸（R）、心率（HR）、脉搏血氧饱和度（SpO_2）等。其中，SpO_2 往往是进入ICU后首先监测的项目。这是因为该指标在反映动脉血氧合状况的同时，由其波形曲线还可以大致评估肢体末梢灌注情况，间接反映循环状况，由脉搏次数估算心率快慢，可以同时观察患者实时的呼吸、循环情况。

除以上常规监测项目以外，根据患者不同的伤情特点，还可以有针对性地进行特殊监测。

（一）呼吸

主要包括二氧化碳监测和氧合监测，监测方法包括血气分析、呼气末二氧化碳（$ETCO_2$）和肺功能等。

血气分析是ICU最常用的判断氧合状态的有创方法，具有准确、快捷的优点。并且随着新型血气机的推出，血气分析报告不仅能够提供氧合相关指标，而且能够同时提供酸碱、离子、血糖、血乳酸、血红蛋白含量等指标，为快速诊断提供依据。

二氧化碳监测包括动脉血二氧化碳（$PaCO_2$）和呼气末二氧化碳（$ETCO_2$）监测。$PaCO_2$ 经动脉血气分析测得，属有创监测，反映某一时间点的动脉血中 CO_2 水平。$ETCO_2$ 则是由连接于气管导管和呼吸回路之间的传感器测得，是一种无创监测手段，并且可以根据其波形曲线进行连续实时监测，判断气管导管位置是否合理、患者通气情况、心输出量以及全身代谢情况。因此，$ETCO_2$ 在ICU得到越来越多的应用。肺功能正常的患者 $PaCO_2$ 和 $ETCO_2$ 数值相近，若二者相差较大往往提示死腔量/潮气量（V_D/V_T）增大、肺灌注减少或肺内分流增加。对于四肢骨折合并多发肋骨骨折的患者，出现明显呼吸困难，并伴有 $ETCO_2<PaCO_2$ 且相差较大时，须警惕肺栓塞的可能。

由于临床常用的肺功能检测方法需要到专门的肺功能室，并且ICU患者对于这些常规方法配合度较差，所以大多数情况下只能通过呼吸机上的监测数据，结合血气分析或 $ETCO_2$ 来间接反映患者的肺功能。

胃黏膜内pH（pH_{im}）是近年来提出的判断内脏氧合及组织灌注的参数，有研究表明和低灌注患者的生存率相关性良好。

（二）循环

除心电图、无创血压、心率和脉搏等常规方法外，心血管系统的监测还包括有创动脉压（IBP）、中心静脉压（CVP）、肺动脉导管（PAC）和经食管心脏超声（TEE）等。行IBP和PAC监测的指征分别见表9-22、表9-23。需要注意的是，当存在或怀疑有气胸时，患侧未行引流前禁止在对侧行颈内静脉或锁骨下静脉穿刺。TEE作为一种无创的连续心输出量监测手段，近年来发展迅速，应用范围已由原先的手术室内术中监测逐渐扩展到ICU循环不稳定患者的监测。和PAC相比，TEE并发症少，甚至有人认为有逐步替代PAC的趋势。

（三）神经系统

包括颅内压、脑电活动（EEG、BIS、EP等）、脑血流（CBF）以及脑氧饱合度的监测。对于存在颅脑或脊髓损伤的患者，神经功能监测有助于及时评估治疗效果，对患者的预后作出客观的评价。但是，详细的神经系统查体始终是指导医生进行判断的根本，各种神经系统监测设备只作为临床神经学检查的补充。

表 9-22　监测有创动脉压的指征

手术相关指征
合并大量液体转移或失血的大手术
胸腔内手术，心内手术，颅内手术
预计会发生低血压、低体温，进行血液稀释
发生脊髓缺血风险较高的手术（胸主动脉瘤修补，主动脉缩窄修补，脊柱侧凸及其他脊柱手术）
肝脏、心脏、肺脏移植
主动脉阻断及其他大血管手术
患者相关指征
明确冠状动脉疾病（不稳定型心绞痛，近期心肌梗死）
心肌泵功能不全（充血性心衰，瓣膜性心脏病，心肌病）
休克（低血容量性，心源性，感染性，神经源性）
明确脑血管病（颈内动脉狭窄）
重度囊性纤维化患者
明确肺部疾病，慢性阻塞性肺病（COPD），肺栓塞，肺动脉高压，急性呼吸窘迫综合征（ARDS），肺炎
严重肾病，酸碱平衡紊乱，电解质紊乱，或代谢性疾病
病理性肥胖，广泛烧伤，以及其他无法进行无创监测的情况

表 9-23　创伤患者使用肺动脉导管的指征

指征
明确隐匿的心血管功能状态
无创监测无法测出或有误时指导治疗
评价患者对复苏的反应
多系统创伤中包括重度闭合性颅脑外伤或急性脊髓损伤时，明显降低继发损伤
严重创伤并发严重急性呼吸窘迫综合征、进行性少尿或无尿、心肌损伤、充血性心衰或严重热损伤时，增强临床决策的可靠性
证明救治无效

（四）肾脏功能

肾功不全或肾功衰竭是多发创伤患者的常见并发症。这是因为多发创伤可通过肾前性（低血容量、低灌注）、肾后性（挤压综合征）和肾性（肾脏挫裂伤、严重感染）等多种机制导致肾功能损害。肾功损害进一步增加了救治难度，患者发生全身严重感染以及多脏器功能不全综合征（multiple organ dysfunction syndrome，MODS）风险增加，导致死亡率升高。临床直接测定肾血流有一定困难，多用尿量、血清肌酐和肾小球滤过率等可以测定的指标进行间接评估。评价肾脏灌注和肾功的常用方法见表 9-24。

（五）体温

体温偏低（深部温度＜35℃）或偏高（≥38.3℃）在创伤患者均可见到。一般说来，低体温多见于伤后早期，主要由失血性休克、自主神经系统功能障碍以及体格检查时大面积身体暴露引起。高体温多见于创伤后中晚期，继发感染是最主要的原因。此外，婴幼儿体温调节中枢发育不完全，高龄患者的中枢敏感性下降，使这两类患者更容易出现体温异常。创伤诱发低体温的危险因素见表 9-25。体温监测的首选部位是肺动脉、食

道远端、鼻咽、鼓膜和颈静脉球部，所测值为深部体温。次选部位为膀胱、直肠、舌下(口腔)及腋窝，所测值可间接反映深部体温。皮肤表面测得的温度值精确性差，不推荐使用，其中前额优于四肢。

表 9-24 诊断急性肾功能衰竭的常用化验和检查

类别	举 例
影像学	超声
	CT
	逆行尿路造影
	肾脏、输尿管、膀胱平片
	静脉肾盂造影
	血管造影
尿液检测	尿电解质
	尿
	尿液分析
	尿液培养
心功能检测	心脏超声
	CVP
	肺毛细血管楔压(PCWP)
	左房压(LAP)
组织学	肾活检
	尸检

表 9-25 诱发低体温的危险因素

机 制	诱 因
体温调节障碍	酒精
产热减少	药物:麻醉药、三环类抗抑郁药、吩噻嗪类、肌松剂
	颅脑损伤
	脊髓损伤
	严重创伤及休克
	年龄过大或过小
	自主神经系统功能障碍
	既往疾病:甲状腺、肾上腺、糖尿病、营养不良
	细菌毒素
散热增加	新生儿
	室温过低
	烧伤
	大量失血
	腹腔或胸腔内容物暴露
	全麻联合神经阻滞麻醉
	老年人
	体型偏瘦
	受伤前即存在体表温度过低

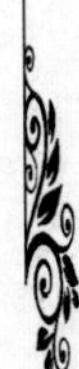

五、多发创伤的救治

（一）救治原则

1. 首先紧急处理直接威胁伤员生命的损伤，继而处理随时间延迟而恶化的损伤，最后处理一般可暂时延迟处理的损伤。

2. 呼吸障碍、大量内出血及脑疝等均为优先处理的伤情，应避免时间延迟，及时解除对生命的威胁。

3. 凡没有紧急开颅指征时，应优先考虑躯干伤的处理，尤其是胸、腹部损伤，及时行剖腹(胸)探查术。若出现危重伤情并存时，可分组同时进行手术或酌情相继实施。

4. 手术处理的原则为“损伤控制”(damage control)。

5. 处理方法上若无伤情或条件许可的情况下，应以宁小勿大、宁易勿难为原则来处理各部位或脏器的伤情。

（二）手术处理顺序

1. 颅脑伤伴有其他脏器损伤的手术处理顺序

(1) 双重型。颅脑伤多为广泛的脑挫裂伤、颅内血肿等，其他伤如胸、腹腔内有大出血。此时两者均需紧急手术，可以分组同时进行，以免延误抢救时机。

(2) 颅脑伤重、合并伤轻。这类伤员手术重点应放在颅脑伤，轻伤可行简单处理，后期再作进一步治疗。

(3) 合并伤重、颅脑轻。颅脑伤可暂且保守治疗，不需手术，而合并伤如胸、腹腔内大出血，应积极行剖腹探查止血。

2. 胸部外伤并其他脏器损伤的处理顺序

(1) 胸部外伤应优先处理的情况。胸壁有较大的外伤性缺损或由此引起的开放性气胸，急性心肌损伤、心包堵塞、胸腔的大血管伤、大气管或支气管破裂，胸腹联合伤时的膈疝压迫肺造成呼吸困难或疝有绞窄等。

(2) 胸腹联合伤、胸部伤伴腹腔内出血者。最好同时进行手术开胸(进行性血胸)和开腹探查，如腹部伤情允许，可先开胸以解除呼吸循环障碍，稍后再行腹部手术；如腹腔出血量多，则先行闭式引流后腹部紧急手术。需指出的是在平时胸部伤中，90%的胸部外伤，均可以通过保守治疗达到良好的治疗效果，而不需进行手术。

3. 腹部伤伴其他脏器伤的处理顺序

(1) 腹腔内实质性脏器及大血管伤需优先抗休克同时进行剖腹手术；空腔脏器损伤者则可先处理危及生命的损伤或先行抗休克治疗，然后再作相应处理。

(2) 伴有躯干其他部位损伤　只要这些伤不危及生命，则可先处理腹部伤；待全身情况稳定后再行伴发伤的进一步处理。

4. 头、胸、腹内脏损伤伴四肢骨折的处理顺序　在对头、胸、腹危及生命的损伤优先处理的原则下，尽早施行骨折复位及内固定术。

总之，救治多发伤伤员时先治致命性损伤，后治其他伤；先治内伤，后治表浅伤；先治头胸腹伤，后治四肢脊柱伤；先治软组织伤，后治骨骼伤(或同时进行)；先多科联合抢救，后专科细治等原则。

（三）救治程序

多数多发创伤患者在进入ICU之前已经过初步诊断及处理，ICU的救治应保持与现场、转运途中、急诊室或手术室的有效急救措施的连续性，并纠正其不确切或不足之处。患者转入ICU后的救治程序主要包括：

1．立即建立常规生命体征监测（SpO_2、BP、ECG、HR、PR等）。

2．向转送的急诊科医生或手术医生了解病史及入ICU前的初步救治措施，着重了解针对呼吸和循环的处理，并询问进入ICU后相关专科的注意点，如：患者体位、各种引流管维持等。

3．重复之前的ABCDE程序，发现隐匿伤情，根据需要选择特殊监护手段，有针对性进行X线、B超、CT、MRI等进一步检查和各项实验室检查。

4．重点仍是保持呼吸道通畅，给氧，止血，抗休克，维持呼吸和循环稳定，并根据进一步检查结果选择相应治疗。各部位系统处理先后顺序上可参考A～F方案，实施中对威胁生命损伤或可造成严重后果的伤情仍然是优先要解决的问题：

A：呼吸道系统（Airway）

B：控制内外出血（Bleeding）

C：中枢神经系统（Central）

D：消化系统（Digestion）

E：排泄泌尿系统（Excretion）

F：骨折（Fracture）

A：呼吸道系统（Airway）

目的在于保证气道通畅，充分给氧。迅速清除伤员口咽腔凝血块、呕吐物及分泌物。气道堵塞多源于意识不清患者的舌后坠，症状包括：打鼾、喘鸣或呼吸音异常、烦躁不安（低氧时）、呼吸费力或反常呼吸、发绀。怀疑气道异物时，绝对禁忌静脉给予镇静药。

当患者存在呼吸费力、发绀、开放性胸外伤、穿透伤及连枷胸等表现，应立即行气管插管或气管切开，建立人工气道，并开始机械通气。如考虑存在头颈部或胸部损伤，在气管插管时应注意保护颈椎。开放性气胸宜用凡士林纱布填塞胸部伤口，予以包扎，预防纵隔摆动。若怀疑有张力性气胸，应立即用粗针头在第二肋间隙穿刺入胸膜腔减压，为放置肋间负压引流管争取时间。

B：控制内外出血（Bleeding）

循环管理的重要内容是止血和抗休克。

（1）止血

四肢：首选加压包扎。对高能穿透伤和截断伤引起的严重出血，应通过筋膜下填塞纱布块，在近端供应动脉处及整个受伤肢体进行加压包扎，才能控制住。由于止血带可引起再灌注综合征，加重原发伤，故不作首选。

胸部：胸壁动脉出血最常见。放置胸腔引流、间断吸引及有效镇痛（常静脉注射氯胺酮），可增加肺容量和止血。

腹部：肝脏或脾脏破裂时出血量极大，如果液体复苏仍不能维持收缩压在80～90mmHg，应尽快开腹止血。

（2）抗休克

低血容量性休克：创伤患者最常发生的是低血容量性休克。创伤后的失血量常难以估计，尤其在钝挫伤患者容易低估失血量。需要注意的有：胸膜腔和腹腔可能隐藏有大量的血液；股动脉损伤失血量至少可达到2000ml；骨盆骨折时失血量常超过2000ml。

心源性休克：胸部损伤时心肌挫伤、心包填塞、张力性气胸、心脏穿透伤或心肌梗死可引起心源性休克。

神经源性休克：见于脊髓损伤等引起的交感神经张力下降，多伴有低血压，可不伴反射性心动过速或皮肤血管收缩。

感染性休克：创伤早期少见，但多为创伤后几周内导致患者死亡的直接原因（通过多器官功能衰竭）。最常见于腹部穿透伤和烧伤患者。

维持循环稳定的最终目的是恢复组织氧供。首先选择液体复苏。利用大口径静脉套管针（14～16G）建立至少两路良好的静脉输液通道，或行中心静脉置管。由于低体温可导致凝血机制紊乱，所以输注的液体应预先加温以维持体温稳定。注意避免输注含糖液体。当持续存在血流动力学不稳的情况时，除输液外（包括晶体液和胶体液），还应考虑输血，维持HGB 80g/L以上，尿量不少于0.5ml/(kg·h)。

同时应密切监测心脏泵功能，注意中心静脉压变化趋势，当发现血压下降，脉搏细弱不规律，颈静脉充盈，中心静脉压上升，心音遥远或消失，应高度怀疑心包填塞，立即行心包穿刺，必要时手术治疗。

C：中枢神经系统（Central）

（1）颅脑损伤：如果不能对颅脑损伤做到早期诊断，患者的生存率及预后很差。低氧血症和低血压可增加颅脑损伤患者的死亡率。一旦呼吸和循环（如果有条件使颈椎制动）稳定，除监测患者的生命体征外，还应当监测神经功能状态，进行GCS评分（表9-26）。GCS≤8分，表明有严重颅脑损伤；GCS 9～12分，表明有中度颅脑损伤；GCS

表9-26　Glasgow昏迷评分法（GCS）

功能	反应	评分
眼睛（4）	自动睁眼	4
	呼唤时睁眼	3
	疼痛时睁眼	2
	无睁眼动作	1
言语（5）	正常	5
	语无论次	4
	吐字不清	3
	发音不清	2
	失语	1
运动（6）	能服从指令	6
	能定位疼痛点	5
	疼痛时肢体正常屈曲	4
	疼痛时肢体异常屈曲	3
	疼痛时肢体伸展	2
	无反应	1

13～15 分，表明有轻度颅脑损伤。对怀疑颅内压升高的患者，有条件时可进行颅内压监测。已行去骨瓣减压术的患者，可通过观察骨窗张力的方法大概判断颅内压变化。

到目前为止，针对创伤直接导致的原发颅脑损伤的措施非常有限，ICU 治疗的策略着重于预防或减轻继发损伤，目的是降低致残率和改善预后。引起颅脑继发损伤的诱因见表 9-27。因此，主要措施包括：

表 9-27　引起颅脑继发损伤的诱因

低血压	脑水肿
低氧	血管痉挛
脑疝	颅内感染
发热	再灌注损伤
抽搐	细胞毒性细胞水肿
高血糖	脑间质水肿

1）机械通气，充分供氧，适度过度通气，维持 PaO_2≥60mmHg 和 $PaCO_2$ 25～30mmHg。

2）防止低血压，充分补液，不可过分控制液体入量。

3）头部抬高 30°，避免颈部过度屈曲和扭转，保持颈静脉回流通畅，避免胸内压增高。

4）镇静，镇痛，必要时给予肌松药。

5）给予渗透性利尿药（甘露醇）和袢利尿剂（呋塞米）。

6）低温。

7）手术：颅内血肿清除，脑室外引流，去骨瓣减压术。

8）其他：激素，巴比妥类药物，控制抽搐，控制血糖，解除血管痉挛（尼莫地平）等。

（2）脊髓：多发创伤患者神经损伤的发生率远较预计的要高。最常见的损伤包括支配手指的神经损伤、臂丛神经损伤和脊髓损伤。对检查脊髓损伤患者时，应注意轴位翻身（无屈曲、伸展和旋转），脊柱保持固定。

颈椎损伤的临床表现：呼吸困难，肌张力减低，反射消失，低血压伴有心动过缓（但无低血容量）。如果有条件，除了初步 X 线检查以外，所有怀疑有颈椎损伤的患者均应做颈椎前后位和侧位 X 线检查以看清楚寰枢关节。所有七个颈椎均应在颈椎前后位和侧位 X 线片上显示出来。

脊髓损伤后早期的重点是固定脊柱，防止损伤加重，并积极处理危及生命的呼吸困难和低血压（脊髓休克），给予呼吸支持和液体复苏。关于尽早开始大剂量甲泼尼龙治疗究竟能否改善预后尚存争议。

D：消化系统（Digestion）

消化系统损伤包括由创伤直接导致的损伤和创伤后继发损伤。前者主要是腹部闭合伤或穿透伤，引起腹腔内胃肠道等空腔脏器或肝、脾、胰腺等实质脏器破裂，往往伴随大出血，直接危及生命，需要立即止血、维持循环稳定，并且空腔脏器破裂有可能继发腹腔感染，必要时需要急诊手术。后者由于机体在腹部及其他部位受伤后启动一系列复杂的应激机制，引起应激性溃疡、肝脏功能障碍或衰竭、肠道功能下降、腹腔间隙综合征

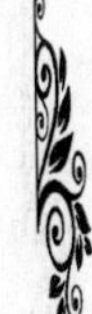

等多种并发症。

直接损伤：单纯的临床体格检查对腹部外伤患者往往并不可靠，尤其是当患者意识不清，或同时合并脊髓损伤时。因此，充分掌握受伤经过，了解损伤机制尤为重要。并且腹部穿透伤有时会跨越膈肌，伤及胸腔脏器，形成胸腹联合伤。患者情况允许时行腹部X线、CT或B超检查。腹腔诊断性穿刺有助于诊断腹腔脏器破裂。

继发损伤：应激性溃疡在ICU患者中发生率为75%～100%，只有5%有明显的临床出血表现，但这5%出血患者的死亡率可高达50%。应激性溃疡的原因与创伤本身、手术、休克、感染、出血及脏器功能衰竭等多种原因均有关，最常见于严重烧伤患者(Curling溃疡)和颅脑外伤患者(Cushing溃疡)。治疗上包括(图9-4)：黏膜保护剂(硫糖铝)和抑酸剂(H_2受体拮抗剂、质子泵抑制剂)，经鼻胃管冲洗，内镜下止血等。同时注意监测胃液pH值，使pH>6。

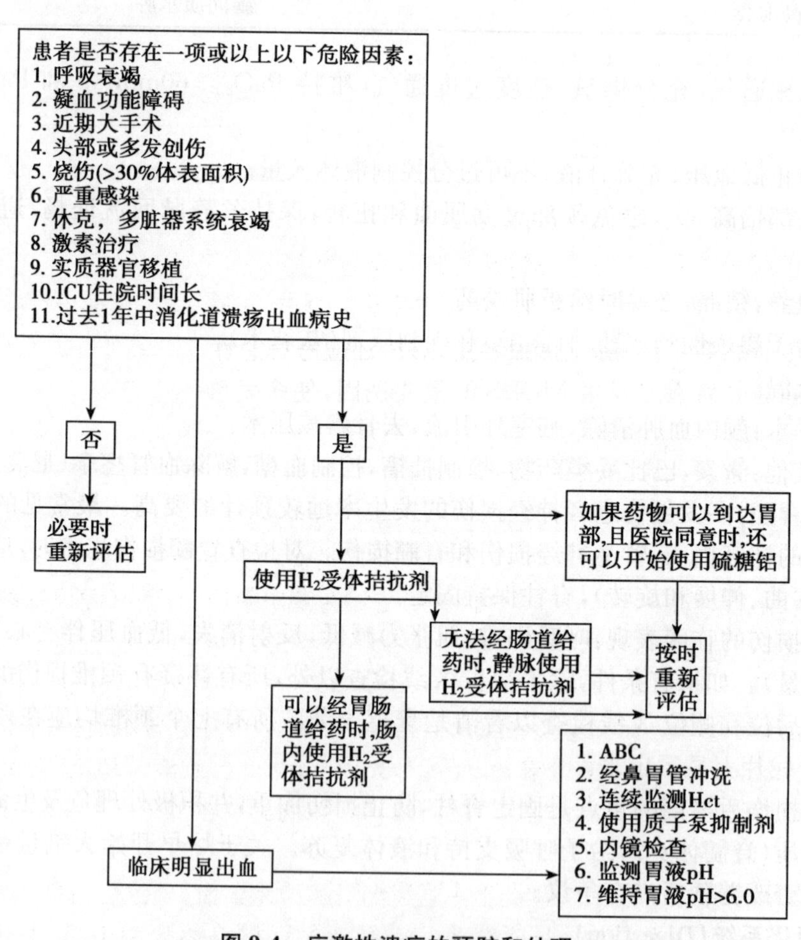

图9-4 应激性溃疡的预防和处理

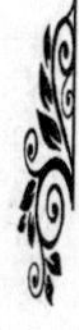

既往肝功正常，创伤后由于低血压、感染、使用多种药物等原因导致肝功减退，在多发创伤患者中也较为常见，往往是MODS构成因素之一。少部分患者甚至迅速进展到急性肝衰竭。治疗上以支持治疗为主，尽量避免使用有肝脏毒性药物，调整药物剂量，积极抗感染。肝衰竭时可采用人工肝治疗。

各种原因造成腹腔压力极度升高即形成腹腔间隙综合征(abdominal compartment syndrome,ACS)。临床一般用经导尿管测得的膀胱内压力表示腹内压,正常值为6.5mmHg(0.2~16.2mmHg)。由于腹内压极度升高,腹腔内血管受压造成各脏器动脉灌注和静脉回流减少,心输出量降低,膈肌上抬限制通气,导致肾、肝、脾、肺、心、肠道等多个脏器功能障碍。若不及时发现并处理,最终将发生 MODS。ACS 的早期发现并及时处理,可完全逆转相应的病理生理过程。预防上可对有 ACS 风险的患者实施"损伤控制手术",术毕不缝合腹腔。ACS 的分级及处理见表 9-28。

表 9-28 腹腔内高压或腹腔间隙综合征的分级及处理

分级	膀胱压(mmHg)	推荐处理措施
Ⅰ	10~15	维持正常容量
Ⅱ	16~25	扩容
Ⅲ	26~35	减压
Ⅳ	>35	减压并二次探查

E:排泄泌尿系统(Excretion)

腹部损伤或骨盆骨折常伴有泌尿系的损伤。除非发生难以止住的大出血,创伤后早期除保留尿管以外,一般不作特殊处理。保留尿管不仅可以引流尿液,还可以计算尿量,便于评估液体复苏的效果。成人如果尿量少于 400ml/d(或 15ml/h)就可认为是少尿。若少尿持续数小时,除了低血容量以外,还应考虑急性肾功能不全的可能。急性肾功能不全或急性肾衰是发生 MODS 的重要诱因,使多发创伤患者死亡率升高,ICU 停留时间延长,医疗费用大大增加。

挤压综合征是创伤引起急性肾功能障碍的特殊形式之一,主要见于挤压伤患者。由于长时间受压,软组织和肌肉广泛受损引起横纹肌溶解,释出的肌红蛋白阻塞肾小管引起急性肾功能障碍。少尿往往是最先出现的症状。主要措施包括:尽早开始液体复苏;碱化尿液,维持尿液 pH>6.5;利尿;纠正酸碱及电解质紊乱;必要时透析治疗。

绝大多数肾衰竭患者均需进行透析治疗。近年来,很多临床医生对 ICU 肾衰患者更倾向于早期、积极的透析治疗。因为考虑到 ICU 患者的急性肾衰通常和 MODS 紧密联系,此时透析并不仅仅是肾脏替代,还起着为 MODS 提供肾脏支持的作用。并且,创伤患者在抗休克时大量输血输液,还需补充营养制剂,导致液体超负荷、氮质血症,早期透析无疑可改善预后。急性肾衰透析的指征和时机见表 9-29。

F:骨折(Fracture)

骨折很少直接危及生命,除非合并血管伤引起大量出血,导致失血性休克。骨盆骨折出血量可达 2000ml 以上。骨折患者亟待解决的问题是疼痛和出血,因此镇痛和止血是针对骨折的首要措施。此外,尤其对于开放性骨折而言,伤口的彻底清创、预防性静脉应用抗生素也是必须的。在保证呼吸循环稳定的前提下,应争取时间尽早施行骨折复位及内固定术。国外一组资料显示,50%的多发伤伤员在受伤当天行内固定,均取得良好效果。其优点是术后易于变动体位,肢体可早期进行功能锻炼,能显著降低肺部并发症(如:ARDS)和脂肪栓塞。

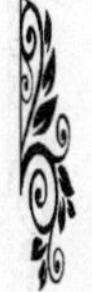

表 9-29 急性肾功能衰竭透析的指征和时机：肾脏替代或肾脏支持

透析原因	肾脏替代	肾脏支持
治疗性目的	替代肾脏功能	支持其他器官
干预时机	根据生化指标水平	根据受累脏器(肺、脑等)和临床需要
透析指征	窄	宽
透析剂量	由终末期肾病估算	以一般支持为目标

筋膜腔内肌肉血管损伤后由于组织肿胀，致筋膜腔内压力升高，血管受压，形成筋膜间隙综合征(compartment syndrome)，多见于小腿或前臂的双骨骨折，也可见于股骨、手、足骨折。重者可导致肢体坏死，最终被迫截肢。早期发现、及早切开减压是改善预后的最佳方法。

(四) 镇痛、镇静和肌松

创伤后伤处的疼痛，对创伤发生情景的不良记忆和疼痛引发的情绪心理变化，可导致患者心、肺等全身多系统功能减退，对患者转归产生不良影响。对创伤患者进行充分镇痛、镇静是非常必要的，对于部分躁动和呼吸机拮抗明显的患者甚至需要使用肌松剂。但要注意的是，循环不稳定时不可充分镇痛镇静，尤其对于胸、腹和脊柱创伤的患者还必须排除胸廓运动受限。镇痛原先多选用静脉或肌肉注射途径，近年来区域阻滞(排除感染和凝血功能障碍)和患者自控镇痛越来越多得到采用，提高了镇痛效果，并有助于撤除呼吸机。初始阶段可选用阿片类药物。非甾体抗炎类药物(NSAIDs)偶可引起凝血障碍、应激性溃疡和肾衰，但对骨骼疼痛尤为有效。给予镇静药后必须严密观察患者呼吸情况，防止发生呼吸抑制。

(五) 抗感染

机体遭受创伤后，由于各种生理屏障受到不同程度的破坏，自然界的许多细菌和机体固有的各种常驻菌均可通过不同方式侵犯创面，引起感染。并且多发创伤患者由于存在胸部创伤、静脉内导管、腹膜后损伤及腹腔脓肿等高危因素，常继发感染。因此，创面早期彻底清创，根据受伤部位、伤口类型(开放或闭合，清洁或污染)以及根据手术的需要，预防性使用抗生素是非常必要的，时间可由 3 次剂量至 1～2 周不等。

(六) 营养支持

由于创伤、应激、合并感染、发生 MODS 等原因，大多数 ICU 患者均处于高代谢状态，造成以肌肉成分为主的体重迅速减轻。这可导致呼吸肌无力，呼吸费力，撤离呼吸机时间延迟。并且营养不良还能引起免疫功能下降，伤口延迟愈合，肠黏膜萎缩。因此，早期营养支持可促进伤口愈合，减少术后并发症，缩短 ICU 停留时间。这已得到广泛证实。营养支持应当建立在对患者进行营养评估的基础上，但是至今尚没有营养评估的金标准，各种评估方法均存在一定程度的不足。临床常用氮需求来计算所需摄入氨基酸或蛋白量。总的来说，营养支持的目标是保持体重在入院时体重的 90%以上。

营养支持分为肠内营养和肠外营养。如果患者胃肠道未受创伤干扰，应首选肠内营养。即使患者不能吞咽或吞咽困难，可通过鼻胃管、鼻十二指肠管、胃造瘘或空肠造瘘的方式进行。肠内营养的优点包括：肠道微绒毛功能得以保持，黏膜屏障功能存在，

细菌移位减少，从而继发感染减少。胃肠道无法利用，或胃肠道功能不全时可进行肠外营养，即静脉营养，通过中心或外周静脉途径将预先配制的无菌营养液输入患者体内。全胃肠外营养的水和营养素需求见表 9-30。

表 9-30 全胃肠外营养的水和营养素需求

水/营养素	基于 kg 体重	70kg 患者 24h 的平均量
水	$4cm^3$/(kg·hr)(第一个 10kg)	$960cm^3$
	$2cm^3$/(kg·hr)(第二个 10kg)	$480cm^3$
	$1cm^3$/(kg·hr)(20kg 以上)	$1200cm^3$ 2640ml/24hr
碳水化合物(D_{20})	4～6g/(kg·min)(GIR)；D_{20}＝200g	2mg/(kg·min)GIR
蛋白	0.8～1g/(kg·d)—健康	56～70g/d
	1～1.2g/(kg·d)—轻度应激	70～84g/d
	1.2～1.5g/(kg·d)—中度应激(例如：透析、创伤)	84～105g/d
	1.5～2g/(kg·d)—重度应激(例如：CVVHD/HDF，烧伤)	105～140g/d
脂肪(240ml/d，20%脂肪乳)	＜1g/(kg·d)或＜0.1g/(kg·hr)	0.8g/(kg·d)或 0.03g/(kg·hr)

GIR：糖输注速度；CVVHD：持续静脉-静脉血液透析滤过；HDF：血液透析滤过

六、多发创伤和多脏器功能不全综合征

多脏器功能不全综合征(MODS)是多发创伤后常见严重并发症，位居 SICU 死亡原因的首位。有研究表明，ICU 收治的创伤患者中，有 47%发生 MODS，并且 MODS 患者的死亡率为未发生 MODS 患者的 6 倍。休克时间长、严重的全身感染、急性肾衰、重度烧伤以及急性呼吸窘迫综合征(ARDS)等，均是 MODS 的诱因之一。如何防治多发创伤后的 MODS，一直是 ICU 医生关注的重点。总的说来，目前已经得到认可的原则及措施包括：伤后早期迅速、充分的复苏，保证氧供，尽早开始肠内营养以防止细菌移位继发感染，控制出血，彻底清创，对长骨骨折予以固定，以及对重要脏器进行支持(呼吸支持、循环支持、肾脏替代/支持、营养支持等)。

(徐 宁 熊利泽)

参考文献

1. 宋志芳. 现代呼吸机治疗学——机械通气与危重病. 北京：人民军医出版社，1999
2. 葛宝丰，剡海宁，张功林. 现代创伤治疗学. 北京：人民军医出版社，2001
3. 沈岳，蒋耀光. 实用创伤救治技术. 北京：人民军医出版社，2006
4. Mervyn Singer，Andrew Webb. Oxford Handbook of Critical Care. Oxford University Press，1997
5. William C. Wilson，Christopher M. Grande，David B. Hoyt. Trauma. Informa Healthcare USA，Inc.，2007

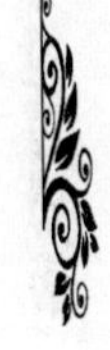

6. American Society of Anesthesiologists Task Force on Pulmonary Artery Catheterization：practice guidelines for pulmonary artery catheterization：An updated report by the anesthesiology 2003，99：988-1014
7. Meldrum DR，Moore FA，Moore EE，et al. Prospective characterization and selective management of the abdominal compartment syndrome. Am J Surg 1997，174：667-672
8. Metha RL. Anticoagulation strategies for continuous renal replacement therapies：what works? Am J Kid Dis 1996，28(5)(Suppl 3)：S8-S14
9. Metha RL. Supportive therapies：intermittent hemodialysis，continuous renal replacement therapies，and peritoneal dialysis. In：Schrier RW，ed. Atlas of Diseases of the Kidney. Philadelphia：Current Medicine，1998
10. Ulvik A，Kvåle R，Wentzel-Larsen T，Flaatten H. Multiple organ failure after trauma affects even long-term survival and functional status. Crit Care. 2007，11(5)：166
11. Ertel W，Friedl HP，Trentz O. Multiple organ dysfunction syndrome(MODS) following multiple trauma：rationale and concept of therapeutic approach. Eur J Pediatr Surg. 1994，4(4)：243-248
12. Neil M Nichol Multiple/life-threatening trauma.（http：//www. rcsed. ac. uk/eselect/cc11. htm）